ATLAS

DE

MICROBIOLOGIE

PAR LES DOCTEURS

E. DOYEN

ET

G. ROUSSEL

AVEC LA COLLABORATION DE MM.

E. CHAZAREN	F. ROTHIER
BACTÉRIOLOGISTE	PHOTOGRAPHE A REIMS

Avec 541 figures tirées en phototypie dans le texte

★

PARIS

RUEFF ET Cie, ÉDITEURS

106, BOULEVARD SAINT-GERMAIN, 106

1897

Tous droits réservés

ATLAS

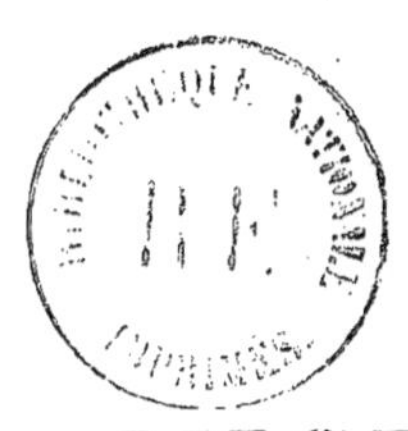

DE

MICROBIOLOGIE

PARIS. IMPRIMERIE LAHURE
9, RUE DE FLEURUS, 9

ATLAS

DE

MICROBIOLOGIE

PAR LES DOCTEURS

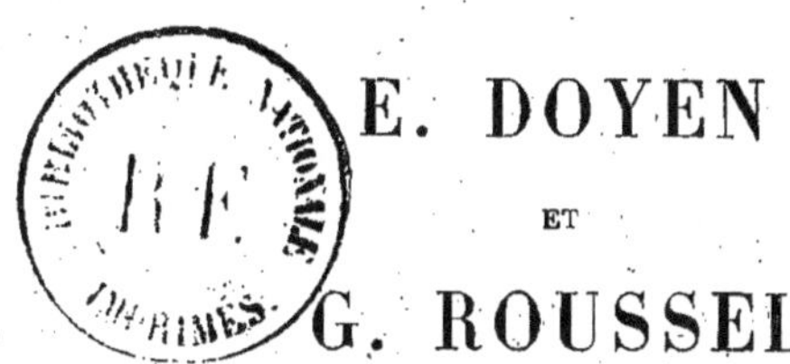

E. DOYEN

ET

G. ROUSSEL

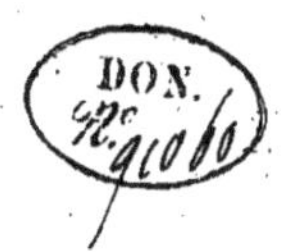

AVEC LA COLLABORATION DE MM.

E. CHAZAREN	F. ROTHIER
BACTÉRIOLOGISTE	PHOTOGRAPHE A REIMS

AVEC 541 FIGURES TIRÉES EN PHOTOTYPIE DANS LE TEXTE

PARIS

RUEFF ET Cᴵᴱ, ÉDITEURS

106, BOULEVARD SAINT-GERMAIN, 106

1897

Tous droits réservés.

ATLAS

DE MICROBIOLOGIE

L'insuffisance du dessin, déjà si flagrante en anatomie descriptive et en histologie, devient telle en Microbiologie, que les planches les plus soignées n'ont servi bien souvent qu'à jeter la confusion entre des espèces parasitaires voisines.

Une épreuve photographique seule est susceptible de représenter avec précision la structure et la morphologie des infiniment petits. On y retrouvera les moindres détails, souvent presque inappréciables à l'œil aidé du microscope, mais qu'aura fixés, dans son exquise sensibilité, la plaque de gélatino-bromure.

Nous passerons successivement en revue les Mucorinées et les Moisissures qui infectent le plus souvent nos milieux de culture : les Aspergillus et les Pénicillum ; — nous étudierons ensuite les Botrytis et les Teignes, — les Oïdium, — les Beggiatoa, — les Fusisporium, — les Cladothrix, — les Streptotrix et particulièrement l'Actinomycose, — puis les Saccharomycètes.

Cette étude préliminaire, dont l'importance croît en Microbiologie depuis qu'on y différencie des espèces pathogènes de plus en plus nombreuses, nous conduit à la description des Microcoques, des Bacilles et des Spirilles.

Nous terminerons en représentant des parasites moins bien connus, tels que les Coccidies, qui, tout en s'éloignant du règne végétal pour atteindre les degrés les plus infimes du règne animal, n'en sont pas moins, en raison de leurs dimensions exiguës, du domaine de la Microbiologie.

Nos clichés ont été obtenus dans notre laboratoire privé, à l'aide des instruments les plus perfectionnés. Nos appareils optiques proviennent de la maison Carl Zeiss, d'Iéna; les plaques sensibles orthochromatiques d'Otto Perutz jusqu'en 1892 et, depuis cette époque, les plaques isochromatiques d'Attout-Tailfer, fabriquées par la maison Lumière, de Lyon, sont celles qui nous ont donné les meilleurs résultats.

Grâce à une série de dispositifs particuliers, nous photographions sans difficulté les préparations incolores, moisissures et levures. Les préparations colorées peuvent être indifféremment teintes en bleu, en violet, en rouge ou en brun.

Les teintes les moins photogéniques donnent d'excellents résultats, si l'on modifie convenablement l'éclairage de la préparation à l'aide d'une cuve remplie d'une solution plus ou moins concentrée d'acide picrique ou de bichromate d'ammoniaque. Nous employons de préférence comme source de lumière une lampe à arc de 60 volts, débitant 16 ampères.

Les tubes et les cristallisoirs ont été photographiés à la lumière du jour, dans le laboratoire de M. Rothier.

Avant de passer à l'étude des différentes espèces microbiennes, nous sommes heureux d'adresser nos remerciements à tous les bactériologistes qui ont apporté, chacun à une partie de notre ouvrage, leur précieuse collaboration : MM. les professeurs Cornil, Laveran, Nocard, Sanfelice, Macé; MM. Roux, Metchnikoff, chefs de service à l'institut Pasteur; M. Netter, professeur agrégé à la Faculté de médecine de Paris; M. Nicolle, professeur de médecine expérimentale à Constantinople; M. le Dr Tullio Rossi Doria, assistant à la clinique gynécologique de Rome; MM. Yvon et Berlioz; MM. Sabouraud, Bodin, Borrel, Cantacuzène, etc....

Nous indiquerons l'origine de toutes celles des préparations figurées dans ce livre qui ne proviennent pas de notre laboratoire privé.

Tous nos clichés sont reproduits dans le texte, tout en étant tirés sur gélatine bichromatée.

Le lecteur appréciera les avantages de cette disposition sur les planches intercalées à part, telles qu'on les observe dans les publications analogues (Atlas de Frænkel et Pfeiffer, etc.).

C'est à M. Silvestre qu'appartient l'ingénieuse idée de réunir sur une même planche, et de tirer d'un seul coup le texte, primitivement typographié, et les figures, reproduites en phototypie.

Le mérite de l'édition revient particulièrement à MM. Rueff et Cie, qui n'ont reculé devant aucun sacrifice pour assurer à cette nouvelle publication toute la perfection et l'originalité désirables.

MUCORINÉES

Les *Mucorinées*, qui affectionnent tout particulièrement les milieux sucrés, se développent également sur la gélatine peptone ordinaire. Le moût de bière, houblonné ou non, est leur milieu de prédilection.

PHYCOMYCES NITENS

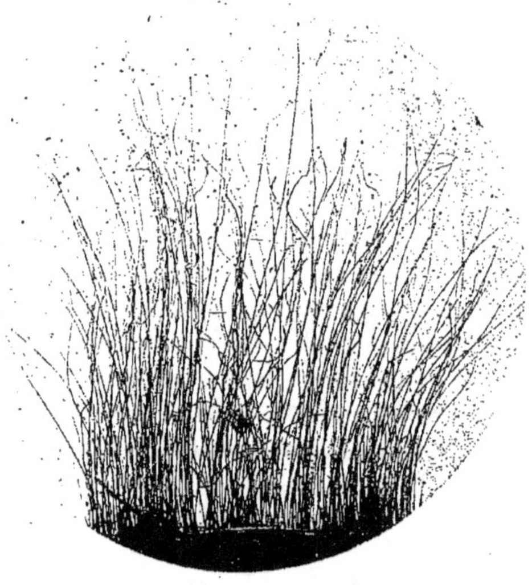

Fig. 1.

Phycomyces nitens (grandeur naturelle).

Nous figurons ci-contre une colonie de *Phycomyces brillants*, espèce remarquable par le développement de la tige ou pédicelle, qui peut atteindre 10, 15 et même 20 centimètres de longueur (fig. 1).

Un grossissement de soixante diamètres (fig. 2) nous montre le mode d'implantation des sporanges sur le pédicelle. On devine, dans l'intérieur des sporanges, l'existence des spores, qui sont encore dans le premier stade de leur développement.

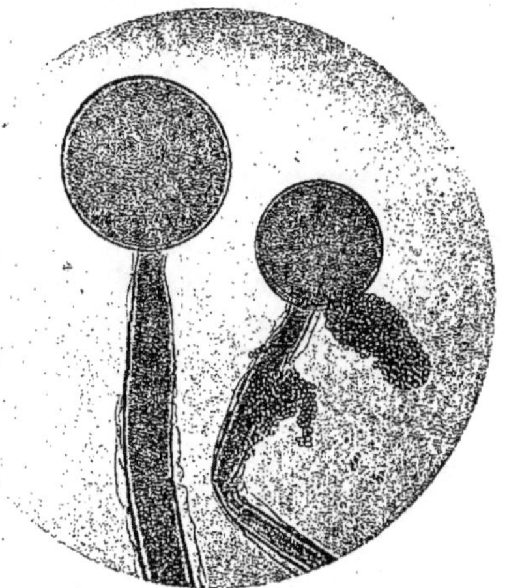

Fig. 2.

Sporanges de *Phycomyces nitens* (gr. 50 diam.).

Les spores se laissent entrevoir figure 5, où l'on distingue leur forme ovale et la disposition *régulière* de la couche périphérique.

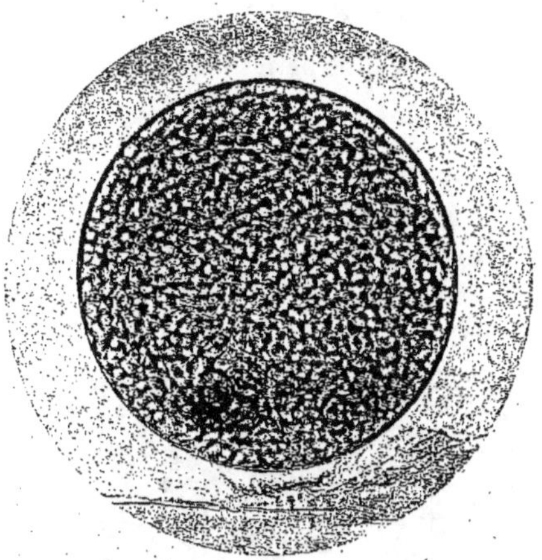

Fig. 3.

Sporange de *Phycomyces nitens* (gr. 180 diam.).

La figure 4 représente l'aspect des spores ovalaires du *Phycomyces*

nitens, qui viennent d'être mises en liberté par suite de l'écrasement
d'un sporange sous une légère pression de la lamelle.

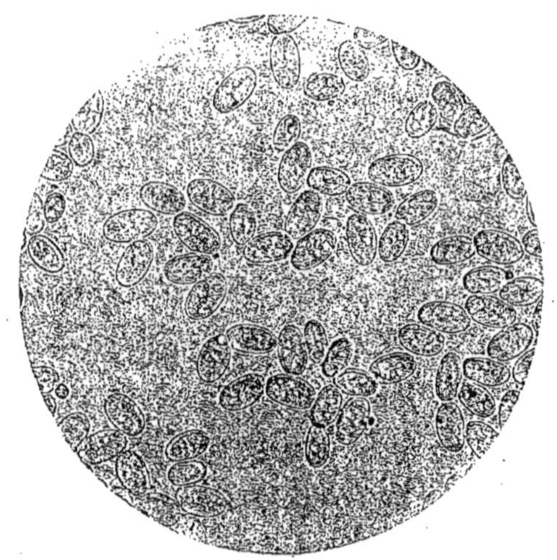

Fig. 4.

Spores de *Phycomyces nitens* (gr. 400 diam.).

MUCOR SPINOSUS

Le *Mucor spinosus* est l'un des plus petits mucors connus. La figure 5

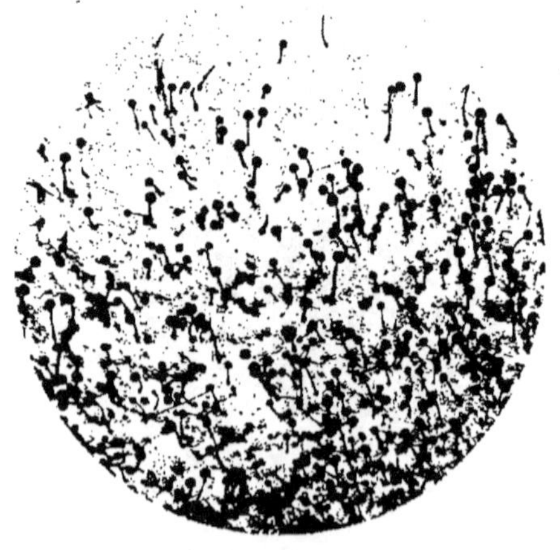

Fig. 5.

Colonie de *Mucor spinosus* (gr. 20 diam).

représente une colonie de *Mucor spinosus* sur l'agar-agar, au grossissement de 20 diamètres.

Nous représentons, figure 6, un groupe de *Mucor spinosus* au grossissement de 150 diamètres; on y observe des sporanges à tous les degrés de maturité. Les sporanges mûrs sont d'un noir intense.

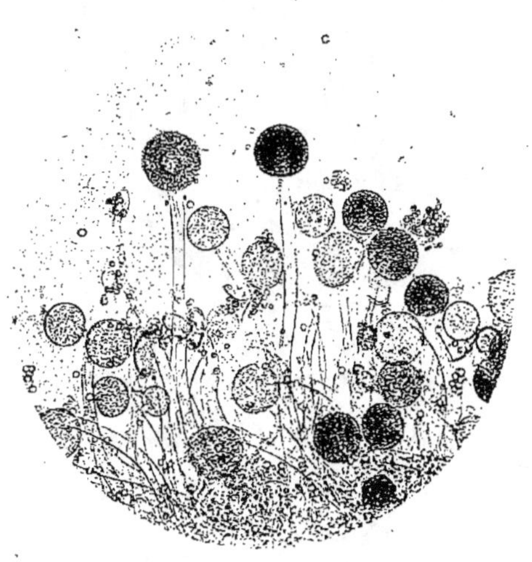

Fig. 6.

Sporanges de *Mucor spinosus* (gr. 150 diam.).

A gauche du sporange le plus volumineux, qui se trouve en haut et sur la gauche de la préparation, une columelle mise à nu par suite de la déhiscence de la membrane d'enveloppe montre deux prolongements épineux terminaux qui ont donné lieu à l'appellation de cette espèce (Jörgensen).

La figure 7 montre le développement d'un pédicelle sur les rameaux aériens du *Mucor spinosus*, qui offre à ce niveau une cloison transversale. Le sporange, très jeune, est hérissé à sa surface de petites aspérités.

MUCOR RACEMOSUS

Le *Mucor racemosus* (fig. 8) est remarquable par le développement et les ramifications enchevêtrées des rameaux aériens. Ces rameaux forment, à la surface des liquides sucrés et des milieux de culture solides, non

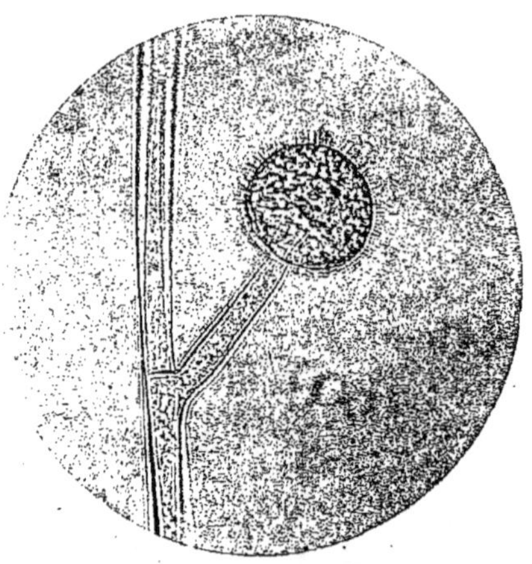

Fig. 7.

Sporange jeune de *Mucor spinosus* (gr. 400 diam.).

plus des tiges droites comme celles du *Phycomyces nitens*, du *Mucor*

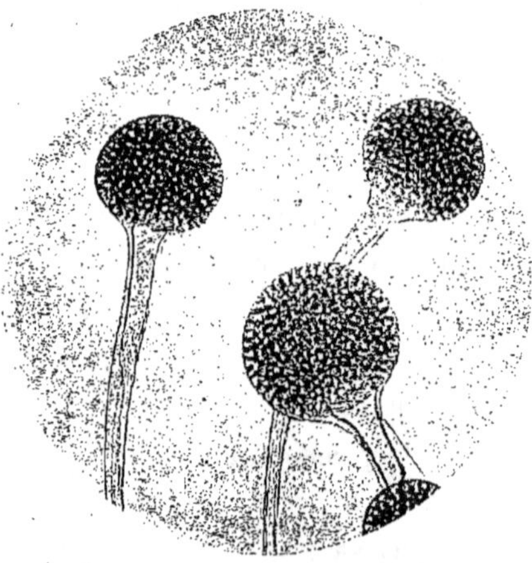

Fig. 8.

Sporanges de *Mucor racemosus* (gr. 200 diam.).

mucedo ou du *Mucor spinosus*, mais un paquet de filaments grisâtres où l'on remarque, à un examen attentif, de nombreux pédicelles surmontés chacun d'un sporange d'abord grisâtre, puis franchement noirâtre. Nous représentons, figure 8, trois de ces sporanges encore jeunes, qui laissent entrevoir leur contenu au travers de la membrane d'enve-

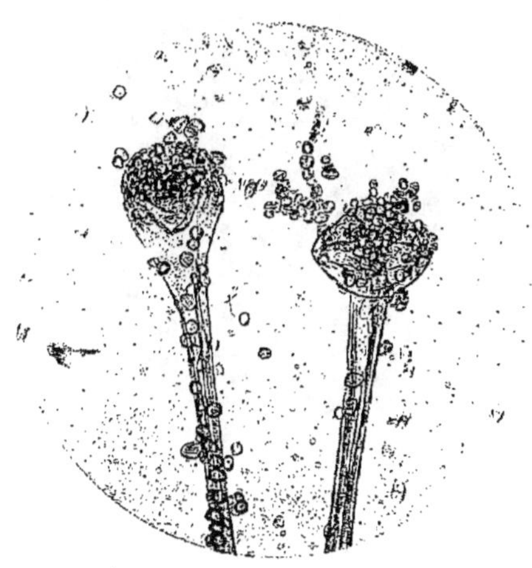

Fig. 9.

Sporanges jeunes de *Mucor racemosus* écrasés (gr. 160 diam.).

loppe. Cette membrane est plus résistante que celle du *Mucor spinosus* et se plisse après s'être rompue sous la pression de la lamelle.

On voit, figure 9, deux sporanges écrasés, ayant déversé leur contenu dans le liquide de la préparation.

MUCOR MUCEDO

Nous figurons, page 14 (fig. 10), un sporange de *Mucor mucedo* qui vient de céder à la pression de la lamelle et déverse ses spores au dehors. Les pédicelles du *Mucor mucedo* sont blanchâtres, et atteignent 10, 15 et jusqu'à 20 millimètres de hauteur.

MUCOR STOLONIFER

Le *Mucor stolonifer* ou *Rhizopus nigricans* (fig. 11 et suiv.) se développe avec rapidité sur les poires cuites, sur le pain imbibé d'une solution sucrée, etc., et présente cette particularité que ses filaments aériens donnent naissance à des prolongements de plusieurs centi-

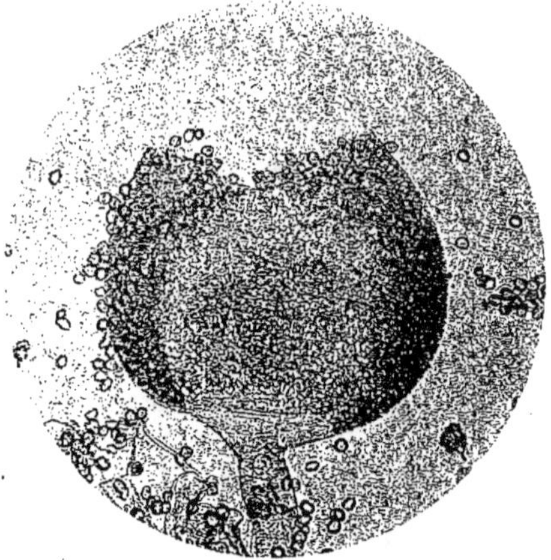

Fig. 10.
Mucor mucedo (gr. 160 diam.).

mètres, qui viennent se fixer, comme le lierre à une muraille, sur les objets voisins; de ces nouveaux points d'attache s'élancent bientôt autant de petits groupes de columelles fertiles.

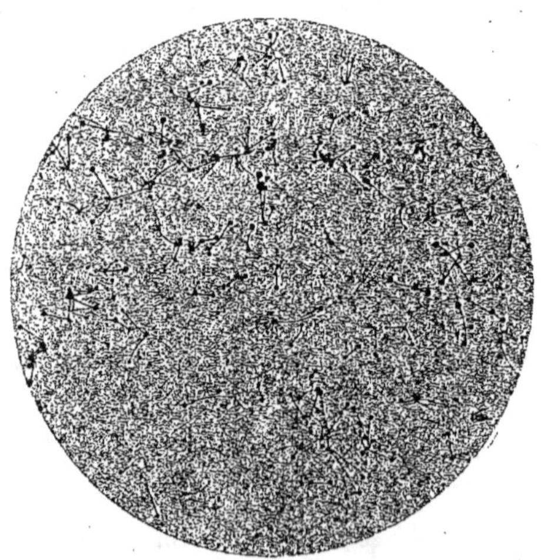

Fig. 11.
Rhizopus nigricans (Mucor stolonifer) (gr. 5 diam.).

La figure 11 représente le couvercle d'un cristallisoir où se sont développés des bouquets secondaires de *Rhizopus nigricans*.

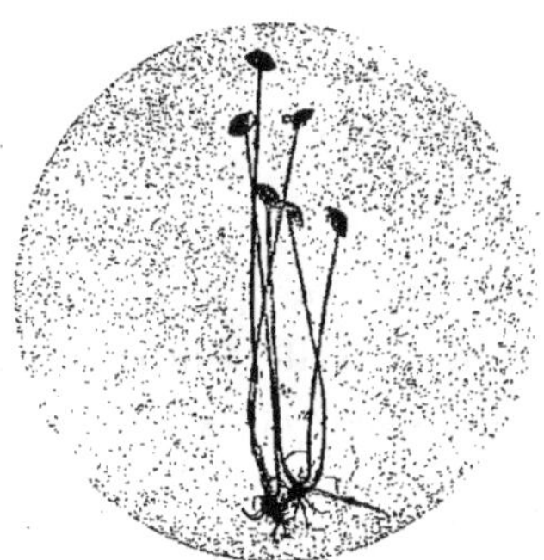

Fɪɢ. 12.

Groupe de *Mucor stolonifer* (gr. 15 diam.).

Un de ces bouquets est reproduit, figure 12, au grossissement de 15 diamètres. Les sporanges se sont rompus au montage de la préparation.

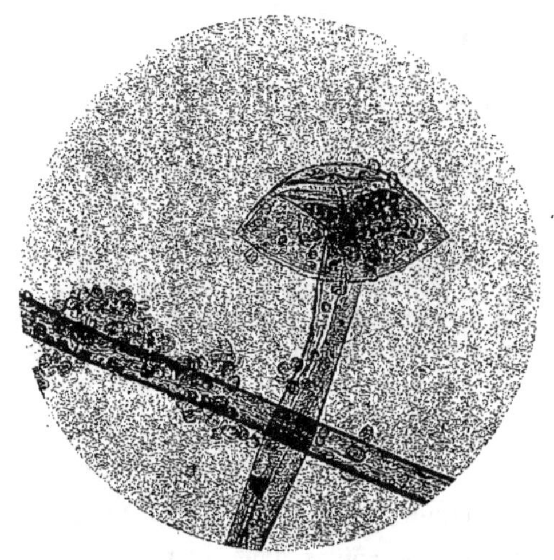

Fɪɢ. 13.

Déhiscence du *Mucor stolonifer* (gr. 200 diam.).

A un grossissement de 200 diamètres (fig. 13) on remarquera mieux le mode de déhiscence du *Mucor stolonifer*, déjà visible sur la préparation

précédente. La membrane des sporanges, très résistante, se retourne
en forme de parapluie et demeure adhérente à l'extrémité du pédicelle.

THAMNIDIUM ELEGANS

Le *Thamnidium elegans* est remarquable par son double mode de
fructification. Autour d'un pédicelle central, porteur d'un sporange
arrondi, se développent des sporangioles secondaires, portés par des
pédicelles dichotomiquement divisés. Nos cultures de *Thamnidium
elegans* proviennent du laboratoire du professeur Macé, de Nancy.

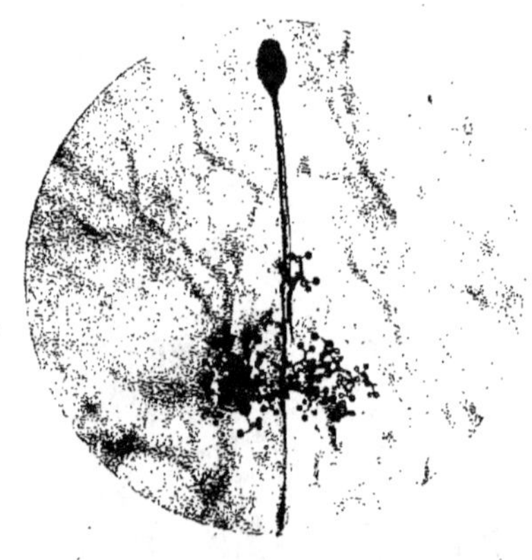

Fig. 14.

Thamnidium elegans (gr. 70 diam.)

La figure 14 représente un sporange vide et un groupe de sporangioles secondaires photographiés dans l'air sans aucun artifice de
préparation.

Il nous a été impossible de monter sous une lamelle, sans en détruire
le groupement remarquable, les éléments du *Thamnidium elegans*.

. La figure 15 démontre l'identité de structure des sporanges centraux avec ceux des autres espèces de Mucorinées. On y remarque, au milieu

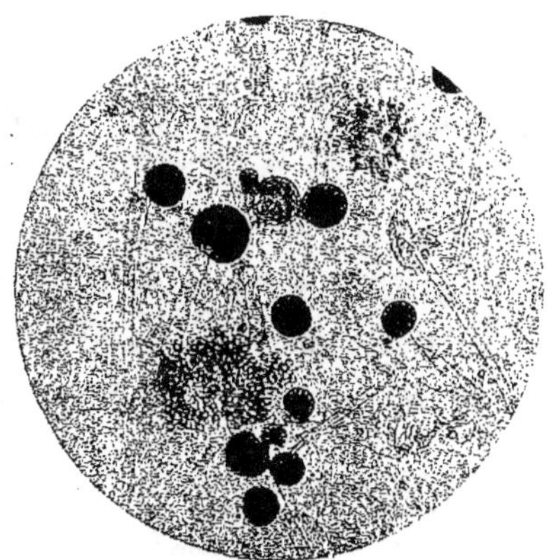

Fig. 15.

Groupe de *Thamnidium elegans* (gr. 70 diam.).

des sporanges principaux à divers degrés de maturité, deux groupes de sporangioles secondaires.

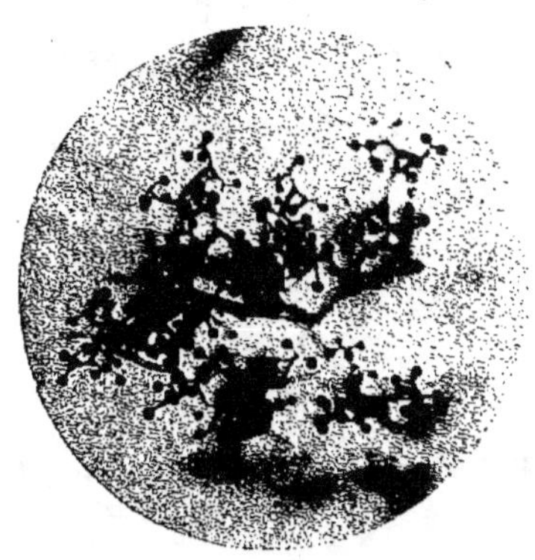

Fig. 16.

Sporangiole de *Thamnidium elegans* (gr 100 diam.).

Nous avons représenté figures 16 et 17 deux de ces sporangioles secondaires. Le premier (fig. 16) est photographié dans l'air.

Le second (fig. 17) est monté dans l'acide acétique cristallisable. On y distingue le mode de ramification du pédicelle et le groupement des spores.

PROPRIÉTÉS BIOLOGIQUES DES MUCORINÉES

Aucune de ces moisissures n'est pathogène. Elles agissent comme ferments alcooliques dans les milieux sucrés et sont susceptibles de donner dans un moût de bière houblonné, contenant 14 grammes d'extrait, de 3 à 5 pour 100 (*Mucor mucedo*), à 5,50 pour 100 (*Mucor*

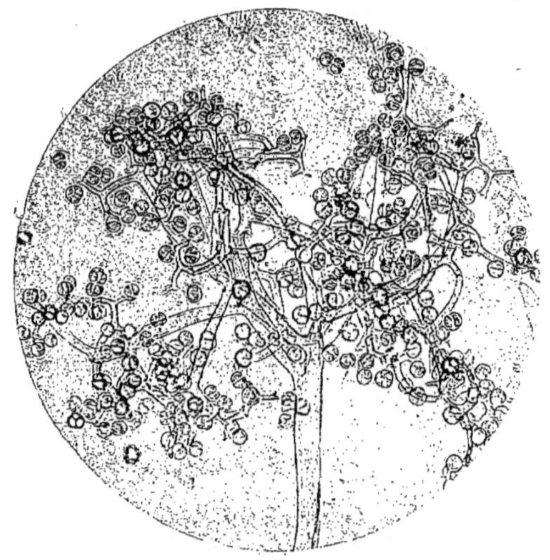

Fig. 17.

Sporangiole de *Thamnidium elegans* (gr. 180 diam.).

spinosus), 7 pour 100 (*Mucor racemosus*), et même 8 pour 100 (*Mucor erectus*) d'alcool.

Cette dernière espèce se développe sur les pommes de terre pourries et a le même aspect que le *Mucor racemosus*. On l'en distingue par son rendement alcoolique.

Le *Mucor racemosus* produit de l'invertine et fermente directement le sucre de canne interverti.

MOISSURES

ASPERGILLUS NIGER

Parmi les moisissures, le genre *Aspergillus* est l'un des mieux étudiés.

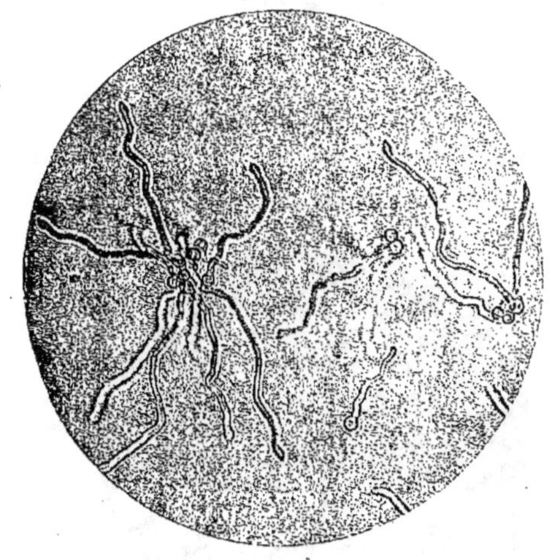

Fig. 18.

Germination des spores de l'*Aspergillus niger* (gr. 250 diam.).

Nous figurons ci-contre (fig. 18) le mode de germination des spores de l'*Aspergillus niger*.

La figure 19 représente la même culture sur plaque, plus âgée. On y constate des cristaux d'oxalate de chaux.

L'aspect d'une colonie d *Aspergillus* est reconnaissable à l'œil nu ou

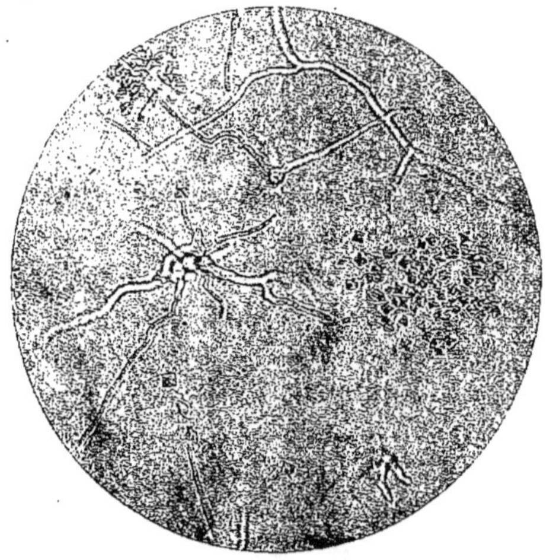

Fig. 19.

Germination des spores de l'*Aspergillus niger*. — Cristaux (gr. 250 diam.).

à un grossissement de 5 à 10 diamètres. On y remarque très bien le mode de fructification spécial aux Aspergillées.

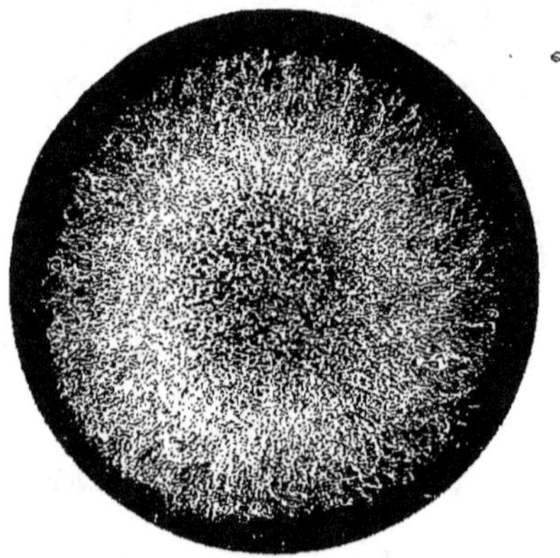

Fig. 20.

Colonie d'*Aspergillus niger* (gr. 7 diam.)

La figure 20 reproduit une colonie d'*Aspergillus niger* sur agar-agar Les têtes noirâtres tranchent sur l'aspect blanchâtre des rameaux aériens

Pour étudier la structure de l'*Aspergillus niger*, il faut examiner

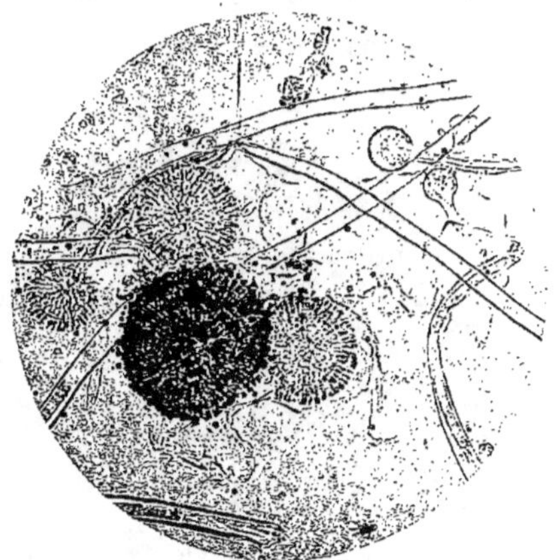

Fig. 21.

Aspergillus niger à divers degrés de maturité (gr. 200 diam.).

les têtes très jeunes, avant l'apparition du pigment noirâtre, qui bientôt voile jusqu'au moindre détail.

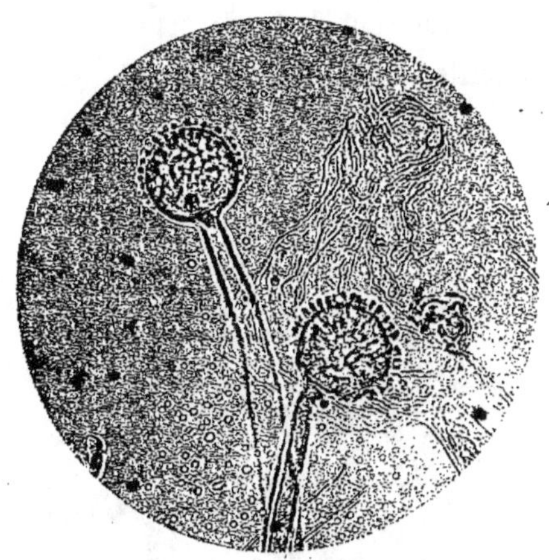

Fig. 22.

Aspergillus niger. Stérigmates principaux (gr. 350 diam.).

On remarquera (fig. 21), en haut et à droite de la préparation, une tête très jeune, encore vésiculeuse et simulant à s'y méprendre une tête de Mucor. Cet aspect est très fugace; bientôt poussent les stérigmates primitifs, visibles sur les têtes voisines, puis les stérigmates secondaires qui doivent porter les spores.

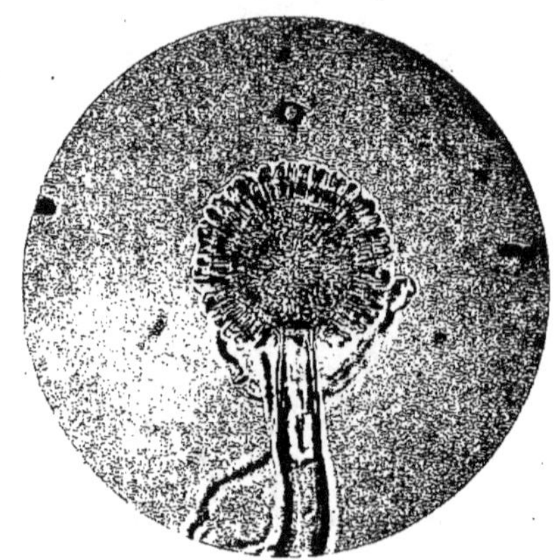

Fɪɢ. 23.

Aspergillus niger. Stérigmates secondaires (gr. 400 diam.).

La naissance des stérigmates primitifs de l'*Aspergillus niger* est particulièrement manifeste sur la figure 22.

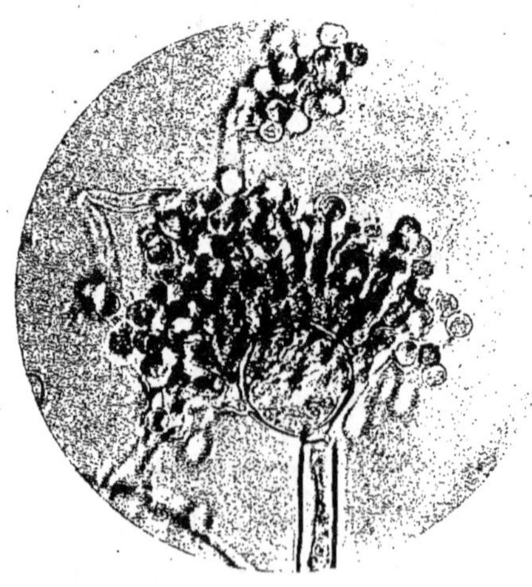

Fɪɢ. 24.

Aspergillus niger. Naissance des spores (gr. 800 diam.).

On observera (fig. 25), la naissance des stérigmates secondaires qui caractérisent la variété dite : *Sterigmatocystis*. A leur tour se produisent, à l'extrémité des stérigmates secondaires, des chapelets de spores rondes à double contour (fig. 24).

ASPERGILLUS FUMIGATUS

L'*Aspergillus fumigatus*, dont la culture est d'abord d'un vert intense,

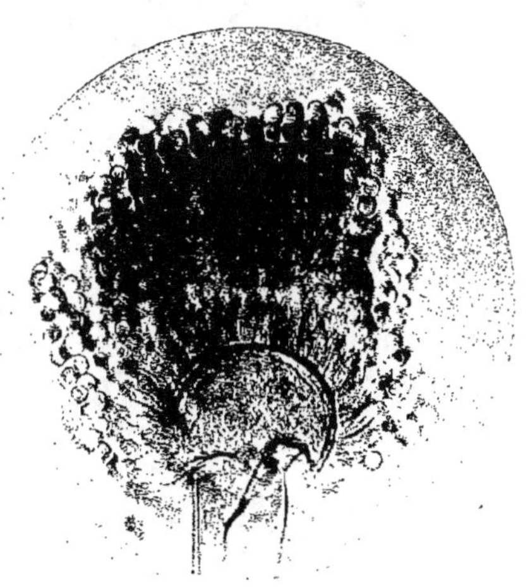

Fig. 25.
Aspergillus fumigatus (gr. 1000 diam.).

de la même teinte qu'une culture vivace de *Penicillum glaucum*, brunit peu à peu par suite de la pigmentation des spores. Cette espèce ne possède qu'une seule rangée de stérigmates.

ASPERGILLUS ORIZÆ

Il en est de même de l'*Aspergillus orizæ*, dont la culture est d'un vert plus pâle.

Comme nous le verrons plus loin, l'*Aspergillus orizæ* sert à la fabrication d'une boisson des Japonais, le *Saké*. Ses cultures sont d'un

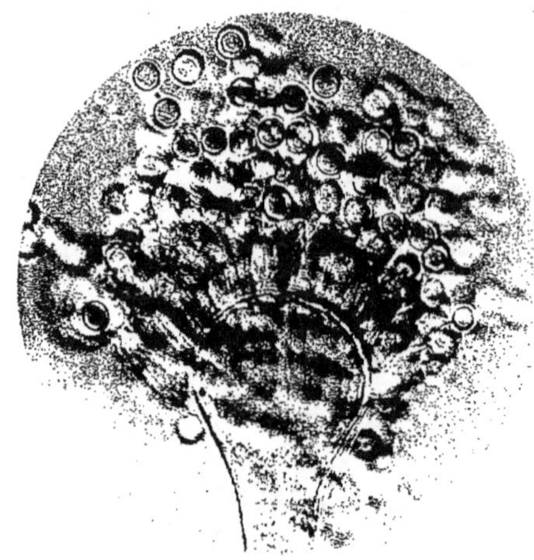

Fig. 26.

Aspergillus orizæ (gr. 1000 diam.).

beau vert pâle et ne présentent jamais l'aspect fuligineux des cultures d'*Aspergillus fumigatus*.

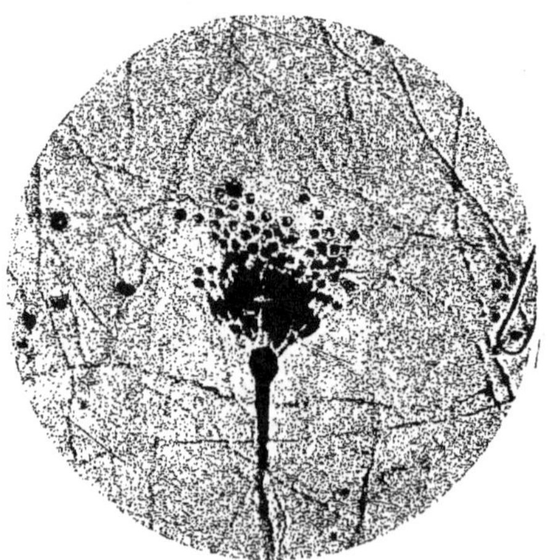

Fig. 27.

Structure d'un Stérigmatocyste (gr. 1000 diam.)

STRUCTURE D'UN STÉRIGMATOCYSTE

Le mode d'insertion des stérigmates primitifs et des stérigmates secondaires, qui caractérisent le genre Stérigmatocyste, puis le mode d'insertion des spores sur ces derniers, sont très évidents sur la figure 27, qui représente au grossissement de 1 000 diamètres un petit Stérigmatocyste d'espèce non déterminée.

STERIGMATOCYSTIS GLAUCUS

Une des variétés les plus curieuses par ses formes de souffrance est le *Sterigmatocystis glaucus* (fig. 28), qui se développe en couches duveteuses

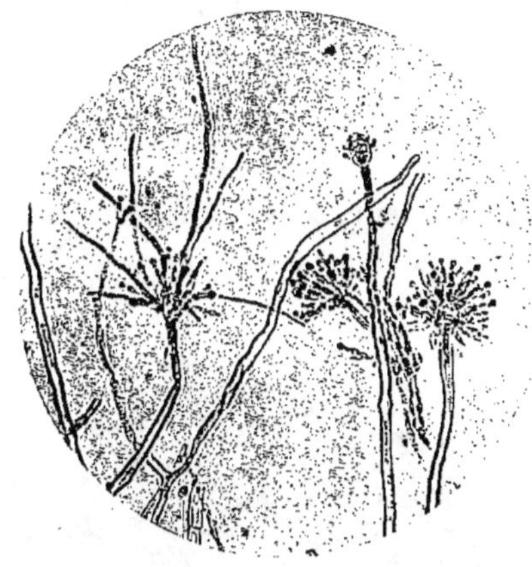

Fig. 28.

Sterigmatocystis glaucus (gr. 300 diam.).

de 4 à 6 millimètres d'épaisseur. Les fructifications sont si grêles qu'on a peine à les distinguer à l'œil nu.

Sur le moût de bière, la culture est d'un beau vert tendre.

Sur l'agar-agar au jus de viande, les organes de fructification demeurent au contraire d'un blanc éclatant.

Cette espèce présente comme particularité ce fait que les

têtes fructifères portent parfois des stérigmates d'une longueur anormale (fig. 28).

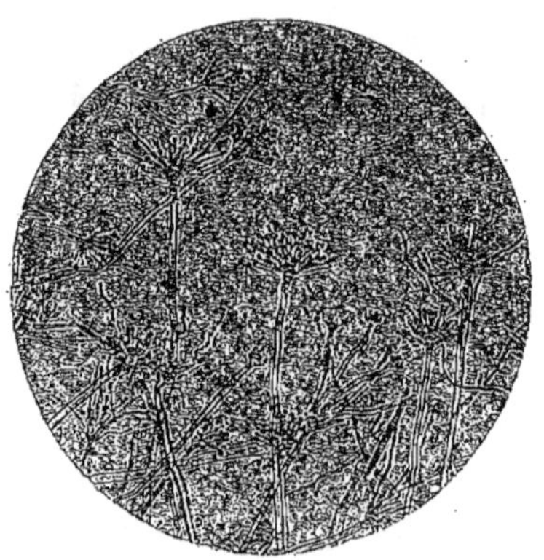

Fig. 29.

Sterigmatocystis glaucus (gr. 180 diam.).

Ces stérigmates anormaux sont susceptibles eux-mêmes de se bifur-

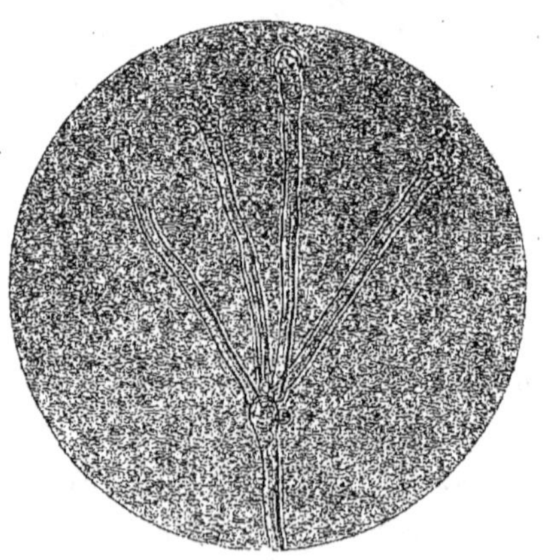

Fig. 30.

Sterigmatocystis glaucus (gr. 350 diam.).

quer et de donner naissance à des renflements conidiens sur lesquels se développent de nouveaux stérigmates, puis des spores externes (fig. 29 et 30).

Nous n'avons pas cru devoir figurer d'autres espèces d'Aspergillus : *A. flavus*, *A. glaucus*, *A. ochraceus*, etc., qui n'offrent pas en microbiologie d'intérêt particulier.

PROPRIÉTÉS BIOLOGIQUES DES ASPERGILLUS

Les Aspergillus affectionnent particulièrement les milieux sucrés et légèrement acides. Le pigment des spores ne se développe bien que sur ces derniers, et telle espèce qui croît mal et demeure d'un blanc de neige sur un milieu pauvre (*Sterigmatocystis glaucus*) prend une teinte d'un beau vert tendre sur le moût de bière.

Une des espèces que nous avons figurées, l'*A. orizæ*, jouit d'un pouvoir saccharifiant utilisé dans la préparation du *Saké*, boisson des Japonais. Cette boisson est produite par l'action saccharifiante de ce champignon sur l'amidon du riz, qui est transformé en glucose et en dextrine, tandis que les albuminoïdes sont peptonisés et deviennent solubles.

ACTION PATHOGÈNE

Certains Aspergillus sont pathogènes. On a trouvé, chez l'homme, des colonies d'Aspergillus dans un cas de kératite purulente, consécutive à une blessure de la cornée par un grain d'avoine. Quelques espèces, notamment l'*Aspergillus niger*, ont été rencontrées dans le conduit auditif externe.

Chez quelques animaux, l'injection dans le sang des spores d'*Aspergillus fumigatus* est susceptible de déterminer une mycose viscérale mortelle (pseudo-tuberculose aspergillaire du pigeon, du lapin). Il en est de même pour le poumon à la suite de l'inhalation de ces spores.

Nous représentons, figure 31, deux foyers infectieux déterminés

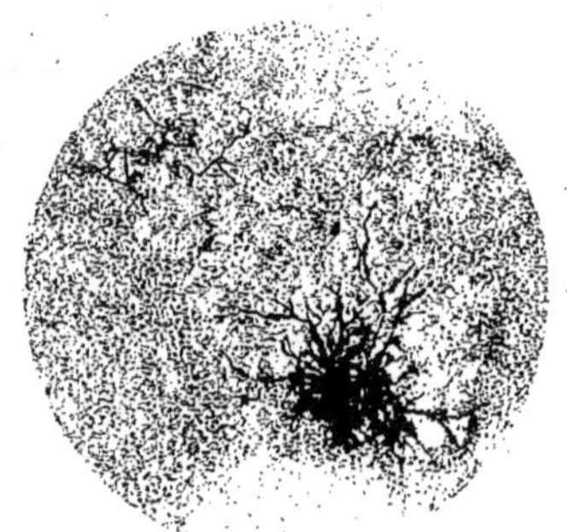

Fig. 31.

Aspergillus fumigatus dans le poumon du pigeon (gr. 150 diam.).

dans le poumon du pigeon par l'inhalation d'air chargé de spores d'*Aspergillus fumigatus*.

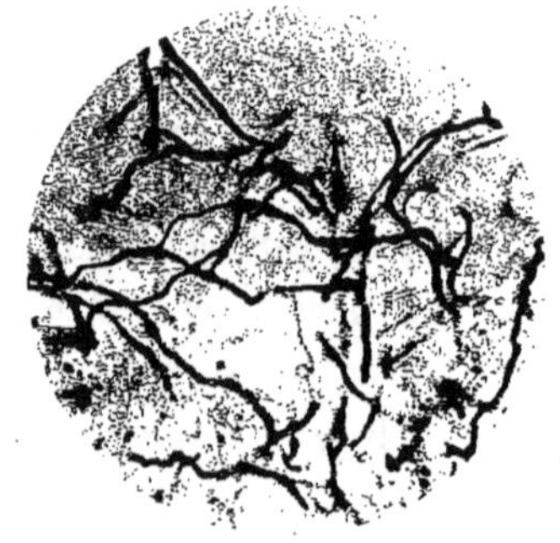

Fig. 32.

Alvéole pulmonaire du canard (Aspergillus fumigatus) (gr. 250 diam.).

La figure 32 représente le développement des tubes mycéliens dans un alvéole pulmonaire de canard.

La figure 33, une végétation en forme de pinceau à la surface d'une
nodosité péribronchique.

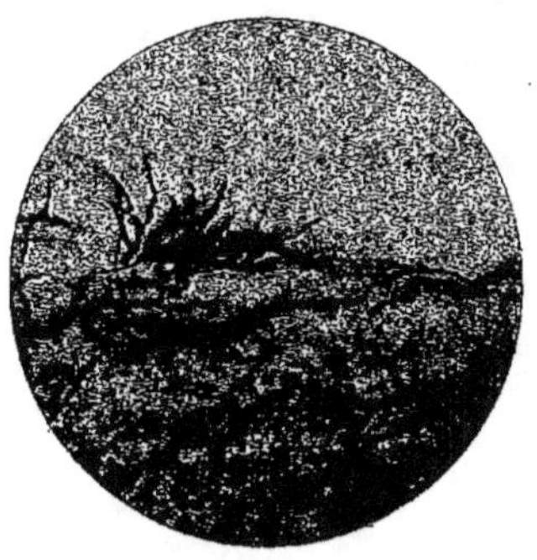

Fig 33

Alvéole pulmonaire du canard (*Aspergillus fumigatus*) (gr. 250 diam.).

Dans ce cas, le mycélium a traversé au loin le tissu pulmonaire

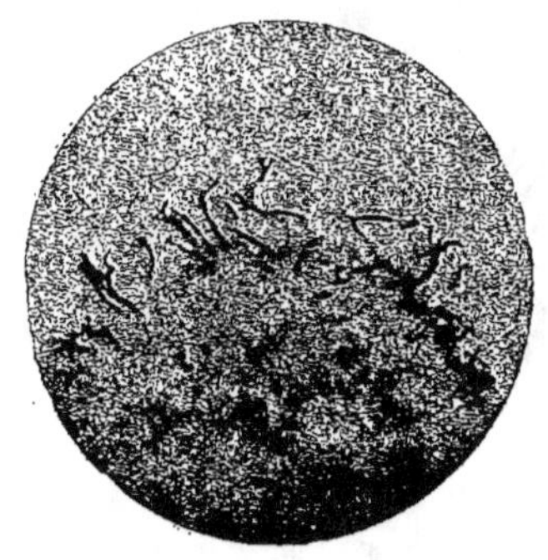

Fig. 34.

Surface de la plèvre près du point que montre la figure 33 (gr. 250 diam.).

pour former de nouveaux foyers intra-pleuraux à la surface de
la séreuse (fig. 34) et y déterminer un processus inflammatoire
intense.

Les figures 35 et 36 représentent, au grossissement de 800 diamètres, deux tubercules pulmonaires du pigeon, infiltrés par

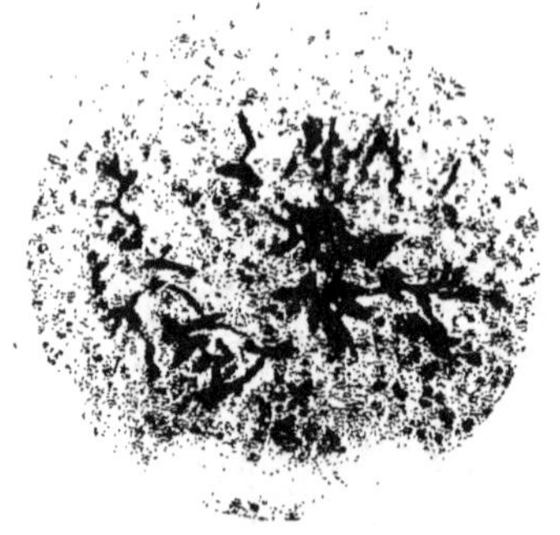

Fig. 35.

Tubercule pulmonaire du pigeon (*Aspergillus fumigatus*) (gr. 800 diam.).

l'*A. fumigatus*. Le mycélium, dans l'un d'eux (fig. 35), affecte une

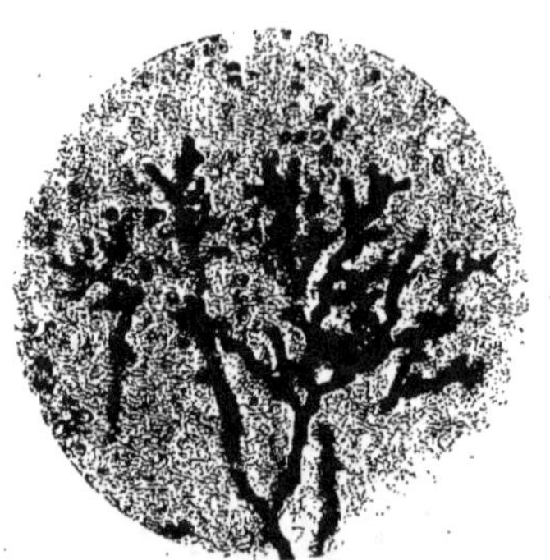

Fig. 36.

Tubercule pulmonaire du pigeon (*Aspergillus fumigatus*) (gr. 800 diam.).

disposition radiée, et, dans l'autre (fig. 36), une disposition arborescente.

Ces préparations nous ont été confiées par le professeur Cornil.

PENICILLUM

Le *Penicillum glaucum* est l'une des moisissures les plus répandues.

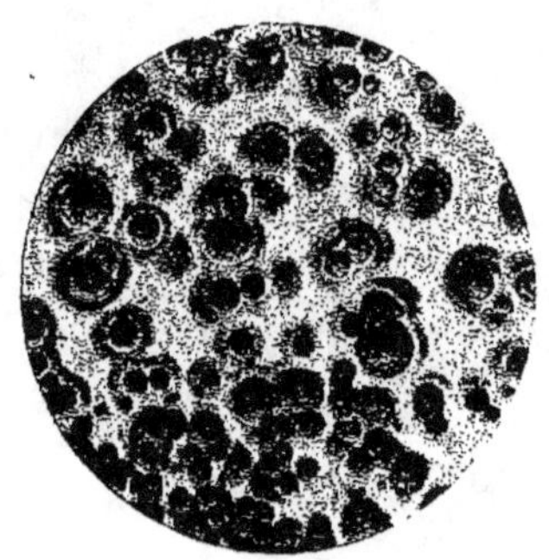

Fɪɢ. 37.

Colonies de *Penicillum glaucum* sur agar-agar (grandeur naturelle).

Elle se développe sur des milieux très divers et infecte presque toujours les plaques de culture exposées à l'air.

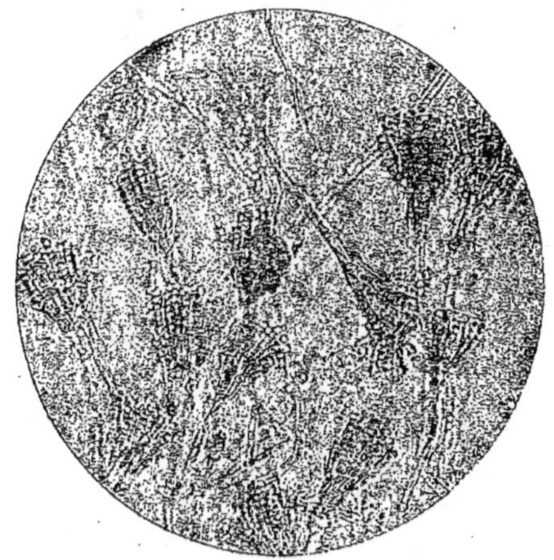

Fɪɢ. 38.

Groupe de pinceaux fructifères du *Penicillum glaucum* (gr. 200 diam.).

La figure 37 représente une série de colonies de *Penicillum glaucum* sur agar-agar. Ces colonies sont d'un vert intense; leur pourtour

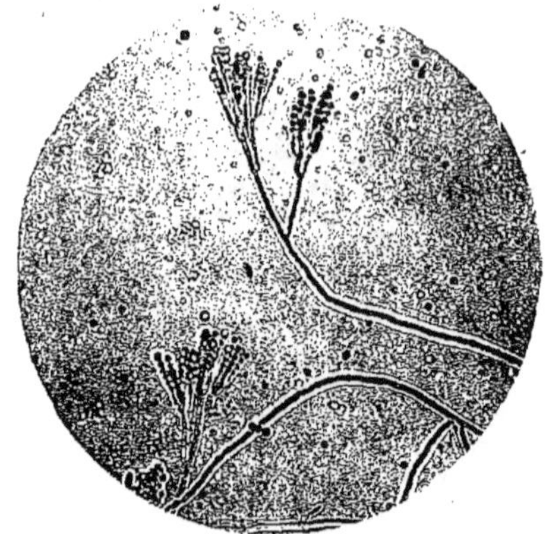

Fɪɢ. 39

Penicillum glaucum. Détail des organes de fructification.

est en général blanchâtre, le pigment se montrant d'autant plus

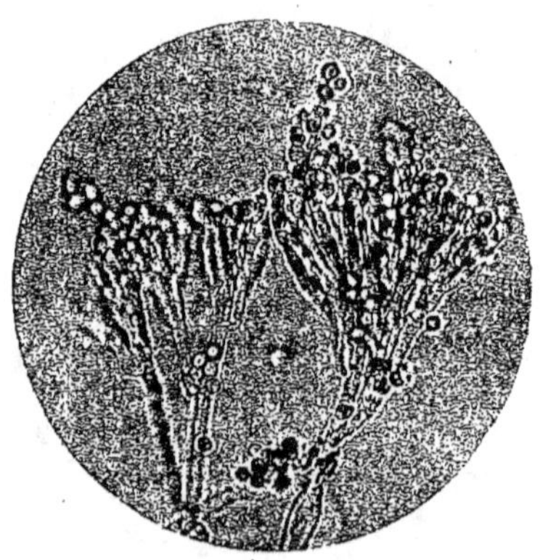

Fɪɢ. 40

Penicillum glaucum. Pinceaux fructifères (gr. 500 diam.).

accentué que les fructifications sont plus anciennes. La fructification commence au centre de la colonie.

On a décrit un certain nombre d'espèces de Penicillum que nous n'avons pas retrouvées.

Nous n'avons réussi à cultiver que deux espèces peu différentes de *Penicillum glaucum*, dont l'une liquéfie rapidement la gélatine peptoné.

Le *Penicillum glaucum* présente, comme organes de fructification, à l'extrémité d'un pédicelle non renflé, plusieurs ramifications dichotomiques au bout de chacune desquelles se développe un long chapelet de spores verdâtres.

On remarque, figure 38, une série de pinceaux fructifères.

Les figures 59 et 40 représentent le détail des organes de fructification du *Penicillum glaucum*.

Les cultures jeunes de *Penicillum glaucum* ont exactement la teinte des cultures d'*Aspergillus fumigatus*.

Les vieilles cultures deviennent, comme celles de l'*Aspergillus fumigatus*, d'un vert violacé, puis brunâtre, et finissent par ressembler à une couche de suie.

A l'abri de l'air libre, et dans des milieux peu nutritifs, dans l'urine par exemple, le *Penicillum glaucum* peut donner lieu à une végétation blanchâtre, absolument privée de pigment.

PROPRIÉTÉS BIOLOGIQUES DES PENICILLUM

Sur les milieux nutritifs liquides, le *Penicillum glaucum* forme une couche épaisse, véritable croûte ridée, et irrégulière à sa face inférieure, qui a déterminé de la part de quelques botanistes l'appellation de *Penicillum crustaceum*.

Le *Penicillum glaucum*, comme le *Mucor racemosus*, donne de l'invertine et peut transformer le sucre de canne en d'autres espèces de sucres, mais il est incapable de déterminer une fermentation alcoolique.

Les cultures ont une odeur franche de « moisi ».

Le *Penicillum glaucum* n'est pas pathogène.

MYCOSES EXTERNES DE L'HOMME ET DES ANIMAUX

TRICHOPHYTIES — FAVUS — PITYRIASIS VERSICOLORE
ERYTHRASMA

Parmi les maladies du tégument externe, un certain nombre sont aujourd'hui classées dans la catégorie des affections parasitaires.

Le *Pityriasis versicolore*, l'*Erythrasma* sont dus à l'évolution de parasites spéciaux; nous verrons que ces parasites, bien que très évidents lorsque l'on emploie pour l'examen des *Squames* épidermiques une technique spéciale (Malassez et Gram) sont encore peu connus. Leur culture sur les milieux artificiels demeure un problème insoluble. Leur classification botanique est impossible.

L'étude des maladies parasitaires du cuir chevelu est plus avancée, depuis que les Trichophytons ont pu être cultivés artificiellement et assimilés, d'après les caractères de leurs organes de fructification, au groupe des Botrytis.

L'étude des Teignes vient ainsi prendre place après celle des moisissures.

Nous décrirons d'abord les Trichophyties et la Teigne spéciale de Grüby, qui sont aujourd'hui les mieux connues au point de vue parasitaire.

Nous ne pouvons faire mieux que de reproduire, pour cette partie de notre atlas, le travail remarquable de M. Sabouraud sur les Trichophyties humaines et animales, travail qui est le document le plus récent, et de beaucoup le plus complet sur ce point intéressant de la pathologie cutanée.

Nous étudierons ensuite, avec le Dr Bodin, le *Favus*, le *Pityriasis versicolore* et l'*Erythrasma*.

Les préparations des Drs Sabouraud et Bodin ont été photographiées à Reims, dans notre laboratoire ou dans celui de notre ami M. Rothier.

LES TEIGNES

Le mot Teigne (*tinea*), qui, selon quelques auteurs, paraît dériver de l'arabe, a été employé depuis le xiie siècle pour désigner les maladies graves et rebelles du cuir chevelu.

Ces maladies étaient alors confuses dans l'esprit des médecins et le mot Teigne ne doit conserver qu'une signification de siège bien déterminée.

On désignait ainsi les affections chroniques du cuir chevelu, par opposition aux dartres et aux éruptions des autres parties du corps.

La contagiosité des Teignes était connue dans l'antiquité. Pline l'Ancien relate l'histoire d'une épidémie de *Mentagre* qui fut importée d'Égypte à Rome. Ambroise Paré remarqua la nature contagieuse de certaines teignes et recommanda l'épilation.

Mais la découverte des éléments parasitaires ne date que d'une cinquantaine d'années.

L'histoire des Teignes se divise donc en deux grandes périodes que sépare un fait capital : la découverte de leur nature parasitaire.

Schœnlein décrivit l'Achorion en 1839. Le *Trichophyton tonsurans* et le *Microsporon Audouïni* furent découverts à leur tour, de 1841 à 1843, par Grüby.

Lorry, Alibert, Biett, Willan, Mahon, avaient déjà distingué cliniquement, quelques années auparavant, le Favus des Teignes tondantes.

Le Favus est caractérisé par la production de croûtes jaunâtres arrondies, au niveau desquelles on observe des dépressions en forme de godets.

Le Godet favique est tellement caractéristique que son aspect seul entraîne le diagnostic de la lésion et de son parasite.

Les cheveux, aux points altérés, sont ternes, secs, et n'offrent plus qu'une faible adhérence.

L'odeur des godets faviques rappelle celle de la souris.

L'*Achorion Schœnleinii*, le parasite du Favus, peut envahir les ongles et même les parties glabres, où il détermine des lésions spéciales.

Tout autre est l'aspect des Teignes tondantes : ces dernières doivent leur appellation à cette particularité, que les cheveux envahis se cassent uniformément à quelques millimètres au-dessus de la surface de la peau.

On distingue, chez l'homme, deux variétés de Teigne tondante : la Teigne Trichophytique, causée par le *Trichophyton tonsurans*, et la Teigne spéciale de Grüby, autrefois confondue avec la Pelade, et occasionnée par le développement du *Microsporon Audouïni*.

Les Teignes se développent surtout sur les jeunes sujets et sévissent particulièrement dans la classe pauvre.

La cause déterminante est toujours la contagion, par transmission directe ou indirecte du parasite d'un individu malade à un sujet sain.

Il est possible aussi que, dans certains cas, la contagion soit d'origine animale, car le chien, la poule, la souris, le cheval, le chat et d'autres animaux sont susceptibles d'être atteints de Teignes qui présentent avec le Favus et les Teignes tondantes une grande analogie.

La durée des Teignes est habituellement longue. On les observe souvent, les Teignes tondantes surtout, en vastes foyers épidémiques, développés en quelques semaines et comptant parfois cent cas et plus.

Les Teignes sont des maladies tout à fait bénignes en ce sens qu'elles n'altèrent pas la santé générale et que toute leur évolution est indolore. Elles sont bénignes aussi en ce sens qu'elles guérissent toujours, même spontanément, et ne dépassent guère l'époque de la puberté.

Elles ne sont donc redoutables qu'en raison de leur ténacité.

Leur durée peut atteindre et dépasser trois ans, pendant lesquels les enfants contaminés demeurent contagieux et, comme tels, privés de l'école ou hospitalisés. Les traitements les mieux conduits n'aboutissent à la guérison que dans un laps de temps de six mois à un an.

Si bénignes que soient, par conséquent, ces affections au point de vue de la santé générale, il est nécessaire de les étudier et de les bien connaître pour arriver à restreindre le nombre énorme de cas que les grandes villes en présentent, et aussi pour chercher des méthodes thérapeutiques plus efficaces que celles dont on dispose aujourd'hui.

De même que l'*Achorion Schœnleinii*, les parasites des Teignes tondantes peuvent s'inoculer à la peau glabre. Leur développement produit à la surface de la peau des *cercles* connus vulgairement sous le nom d'*Herpès circiné* et caractérisés par une bordure de squames, de vésicules, de pustules ou de croûtes. On voit souvent l'Herpès circiné coexister sur le même sujet avec la Teigne tondante.

Les ongles peuvent être atteints; ils sont alors diversement altérés, très épaissis, jaunâtres, exfoliés en surface.

L'homme adulte peut également contracter cette maladie à la barbe.

Les altérations du poil sont alors analogues aux altérations des cheveux de l'enfant.

Nous avons vu plus haut qu'il existe deux variétés de Teigne tondante.

Tout d'abord on avait cru qu'un seul et même parasite, le *Trichophyton tonsurans* (Grüby 1841), était la cause unique de toutes les lésions que nous venons de passer en revue.

Il est aujourd'hui bien démontré qu'il existe, en dehors de la Teigne trichophytique, une Teigne toute spéciale à l'enfant et exclusivement localisée au cuir chevelu, Teigne dont le parasite est incapable de se développer, comme on l'observe au contraire pour le Trichophyton, au niveau de la peau glabre, des ongles ou de la barbe, chez l'adulte. Cette teigne spéciale est causée par le *Microsporon Audouïni* de Grüby; nous la dénommerons Teigne à petites spores.

L'autre tondante, la Teigne *trichophytique*, comprend de nombreuses formes cliniques, qui semblent correspondre à des parasites différents. C'est ainsi que les Trichophytons des animaux sont seuls capables d'envahir les poils de la barbe chez l'homme adulte.

Nous aurons donc à étudier successivement :

1° Les *Trichophyties*, et, parmi ces dernières, nous distinguerons la Teigne tondante de l'enfant et les Trichophyties d'origine animale, qui, seules, sont susceptibles de s'inoculer à la barbe de l'homme adulte et de causer le Sycosis parasitaire.

2° *La Teigne tondante spéciale à petites spores*, de Grüby, qui est due au *Microsporon Audouïni*.

Ces deux maladies, bien qu'absolument différentes et chacune spécifique, méritent d'être étudiées côte à côte, à cause de leurs nombreux points de ressemblance, qui ont favorisé leur confusion jusqu'à ce jour.

Les Trichophytons appartiennent au groupe des Botrytis.

Les Botrytis sont des moisissures à rameaux aériens grisâtres, dont les fructifications (fig. 147, 148 et 149) ont l'aspect de grappes microscopiques.

Le *Botrytis cinerea*, qui se développe très bien sur le vin ou sur le moût de bière, exhale en culture une odeur de souris.

Le premier Botrytis pathogène connu a été le *Botrytis Bassiana*, le champignon de la *Muscardine* du ver à soie.

Sa découverte date de 1855. Elle a donc précédé de quelques années la découverte des parasites du Favus et des Teignes tondantes.

D'un autre côté, le Trichophyton ayant été décrit dans les cheveux, par Grüby, bien avant qu'on ait pu déterminer sa classification botanique (Duclaux, 1886), nous croyons bien faire en étudiant, avec le Dʳ Sabouraud, les trichophyties analytiquement et en commençant par l'étude du cheveu, pour suivre ensuite les parasites dans les différents stades de leur développement.

TEIGNE TRICHOPHYTIQUE

ET LA

TEIGNE SPÉCIALE DE GRÜBY

LES TRICHOPHYTIES

Avant d'étudier les trichophyties, au double point de vue anatomo-pathologique et mycologique, deux questions préjudicielles se posent et doivent être d'abord mises en lumière :

1° *L'influence de la composition chimique du milieu de culture;*

2° *Le fait du commensalisme de plusieurs espèces cryptogamiques, dont une seule pathogène, dans les diverses lésions mycosiques que peuvent créer les Trichophytons.*

I° — Influence de la composition chimique du milieu de culture sur la forme des cultures cryptogamiques.

Si l'on prend pour milieu de culture une gélose peptonisée et maltosée, en augmentant d'une culture à l'autre la proportion de maltose et en faisant successivement décroître la quantité de peptone, on obtiendra, avec le même germe, différents aspects des cultures[1].

---

[1]. Toutes les cultures que nous figurerons dans cette partie de notre Atlas (cultures sur tubes et sur cristallisoirs) sont représentées grandeur naturelle. (Dr DOYEN),

Les figures 41 et 42 montrent un trichophyton d'origine humaine :

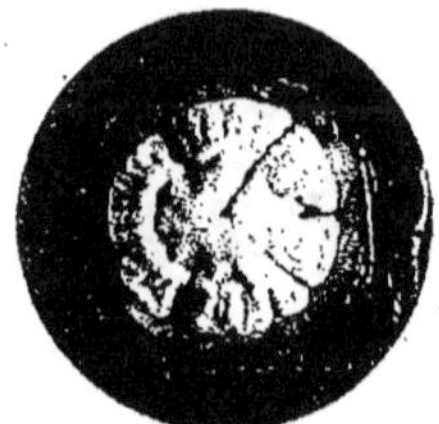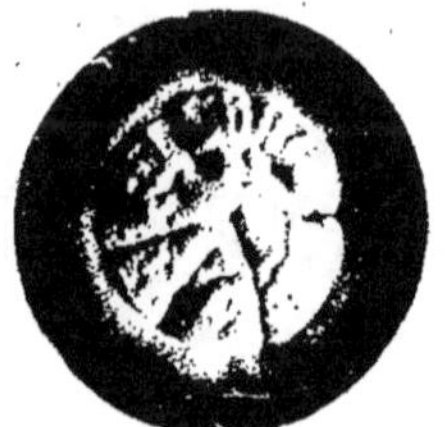

Fig. 41.   Fig. 42.

Trichophyton d'origine humaine, culture adulte (1 mois) sur le milieu de la formule n° 1.

Culture d'un mois sur une gélose contenant :

Milieu n° 1.
Eau	100,00
Agar-agar	1,30
Peptone	0,40
Maltose[1]	5,50

Les figures 43, 44, 45 montrent le même être, en culture âgée de

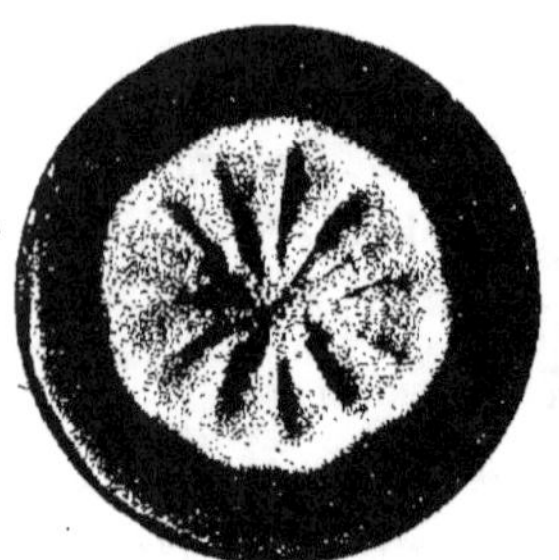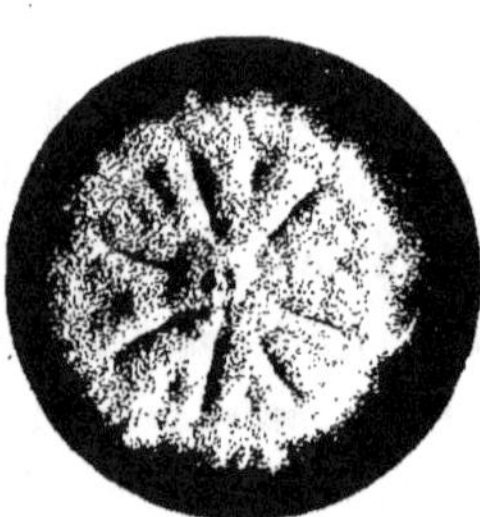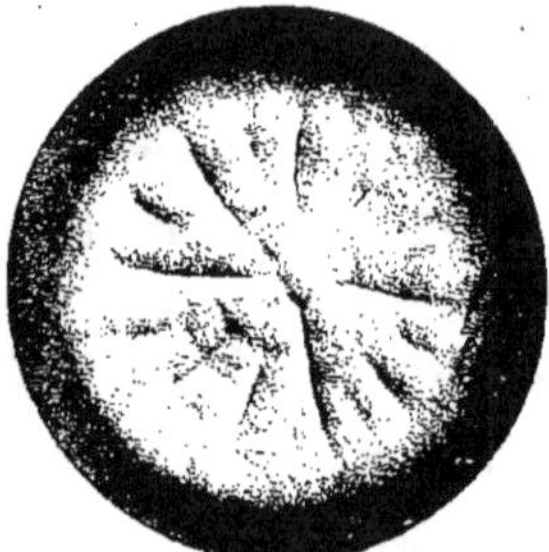

FIG. 43.   FIG. 44.   FIG. 45.

Même espèce que figures 41 et 42, cultures adultes. Milieu *d'épreuve*, formule n°2.

3, 4 et 5 semaines, sur un milieu qui ne diffère du premier que par la proportion de peptone et de maltose.

Milieu n° 2.
(milieu d'épreuve).
Eau	100,00
Agar-agar	1,30
Peptone	0,50
Maltose	5,80

1. La peptone employée a été la peptone granulée *Chassaing*, la maltose venait de l'*Usine de Creil*.

De même les fig. 46, 47, 48, sur un troisième milieu contenant :

Milieu n° 3.
Eau 100,00
Agar-agar 1,50
Peptone 0,60
Maltose 5,70

On voit que la deuxième et la troisième série de ces cultures sont beau-

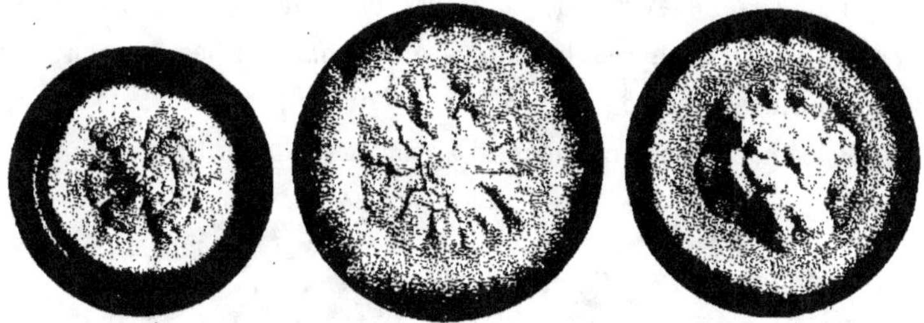

Fig. 46.   Fig. 47.   Fig. 48.

Même espèce que figures 41, 42, 45 etc., cultures adultes. Milieu différent, formule n° 3.

coup plus vivaces que la première, que la deuxième est remarquable par sa disposition géométrique, que la troisième est la plus exubérante.

Une autre espèce de trichophyton humain encore non classée et assez rare, nous donne corollairement les cultures différentes que voici sur les mêmes milieux que la série précédente.

Fig. 49. Milieu n° 1.
Fig. 50. Milieu n° 2.
Fig. 51. Milieu n° 3.

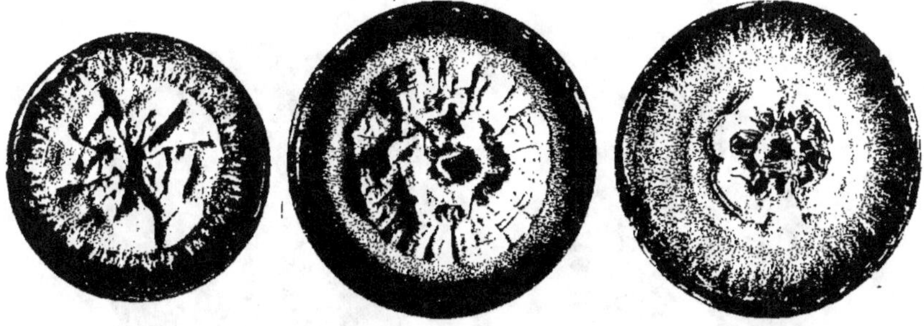

Fig. 49.   Fig. 50.   Fig. 51.

Variations de formes d'une même espèce Trichophytique suivant le milieu de culture

Or ces cultures ont une forme et un aspect caractéristique inva-riables si elles sont pratiquées sur un milieu de culture toujours chimiquement identique et placé dans les mêmes conditions physiques d'aération et de température.

II. — Les associations cryptogamiques dans les trichophyties.

Les *associations cryptogamiques* ont été mentionnées par Kràl (de Prague) en ce qui concerne le favus ; elles sont aussi de règle presque sans exemption dans les trichophyties humaines et animales. Elles se montrent dans les cultures sous deux formes :

Tantôt le champignon commensal apparaît sur la culture trichophy-

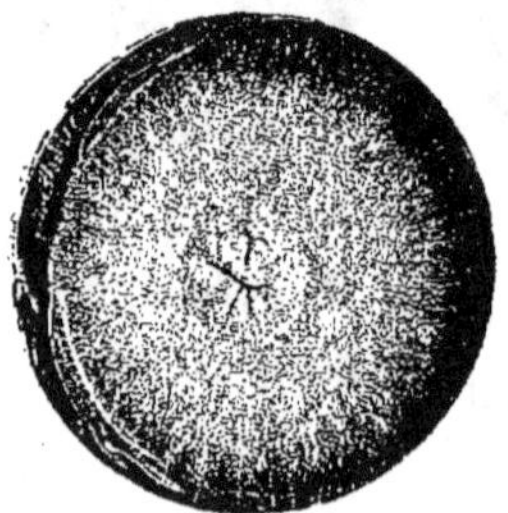
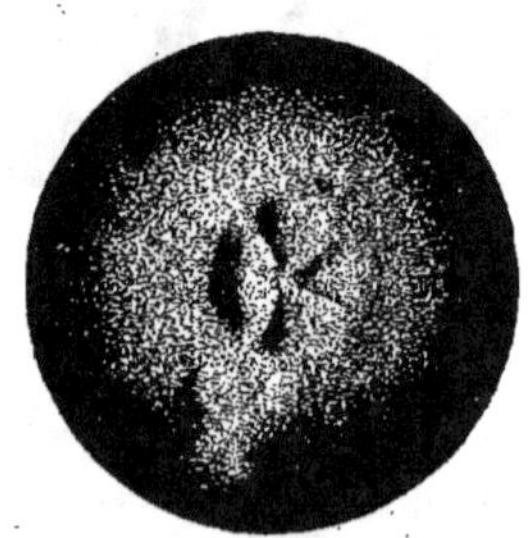

Fig. 52.   Fig. 53.

Commensalisme parasitaire dans les cultures trichophytiques. Colonies isolées.

tique sous forme de colonies isolées (fig. 52, 53). Tantôt le trichophyton et son commensal sont plus étroitement juxtaposés dans le champ de la culture, ainsi que les deux exemples suivants le démontrent (fig. 54, 55).

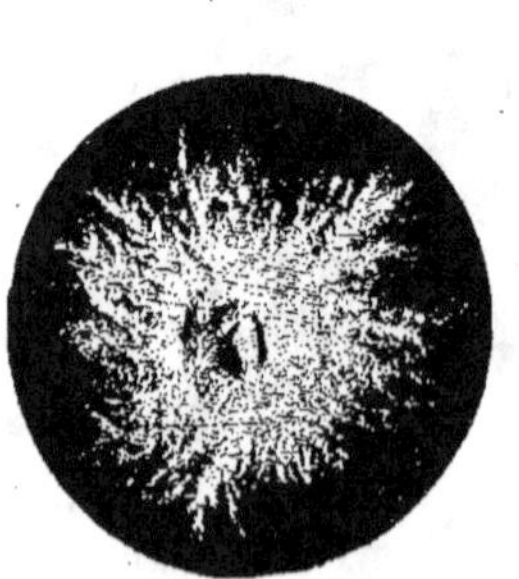
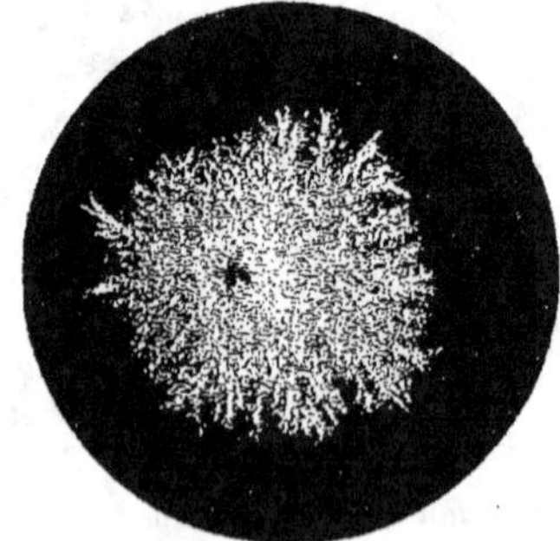

Fig. 54.   Fig. 55.

Commensalisme.

Fig. 54. — Juxtaposition totale du Trichophyton et de son Commensal.

Fig. 55. — *Le même* Trichophyton séparé de son Commensal.

Les champignons commensaux des trichophytons sont d'espèces peu nombreuses et se retrouvent presque toujours les mêmes. En voici quelques cultures (fig. 56-61), sur gélose peptone maltosée (milieu n° 2).

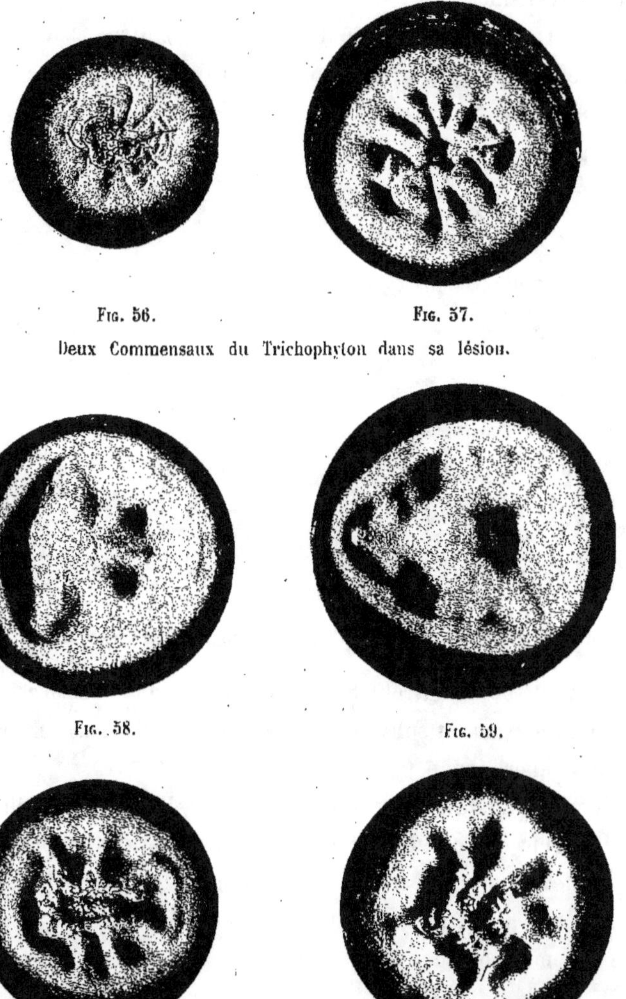

Fig. 56.   Fig. 57.

Deux Commensaux du Trichophyton dans sa lésion.

Fig. 58.   Fig. 59.

Fig. 60.   Fig. 61.

Deux autres Commensaux des Trichophytons dans leur lésion. Les fig. 58-59, 60-61 représentent deux à deux le même champignon.

Les milieux très sucrés, peu azotés, conviennent mieux aux trichophytons qu'à leurs commensaux. Les milieux peu sucrés, très azotés, conviennent mieux aux commensaux des trichophytons qu'aux trichophytons eux-mêmes.

Il s'ensuit qu'après une série de cultures en milieux azotés, on peut ne plus retrouver trace du trichophyton initial.

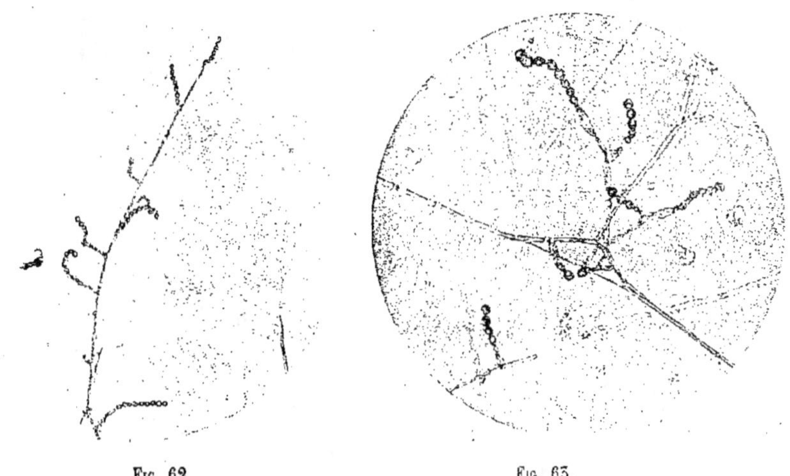

Fig. 62.

(gr. 200 diam.)

Fig. 63.

(gr. 400 diam.)

Commensal ayant pris la place d'un Trichophyton dans la culture trichophytique primitive.

Les fig. 62, 63, montrent les fructifications d'un *oospora* qui s'est ainsi progressivement substitué au trichophyton dans sa culture après plusieurs générations.

Les deux points que nous venons d'établir, l'importance du milieu dans la forme des cultures et le fait des associations cryptogamiques sont d'une importance capitale et ne doivent jamais être perdus de vue, non seulement dans l'étude des trichophytons, mais dans toute recherche mycologique.

LES TRICHOPHYTIES D'ORIGINE HUMAINE

Le trichophyton, dans le cheveu (teigne tondante trichophytique), est essentiellement constitué par des filaments mycéliens réguliers, composés de cellules à double contour qui sont des spores mycéliennes (fig. 64). Les spores sont articulées en chapelet. Ces chapelets envahissent le cheveu suivant sa direction même, c'est-à-dire que le

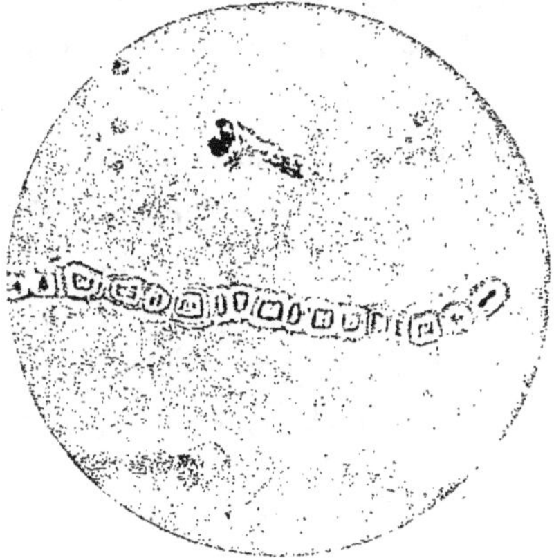

Fig. 64.
Forme du Trichophyton dans le cheveu. [Chaîne mycélienne sporulée] (gr. 1000 diam.)

mycélium pousse de bas en haut. Ils se bifurquent de distance en distance. Cette division du mycélium sporulé s'opère par bifurcation simple ou dichotomie.

C'est dans le cheveu qu'il faut étudier le trichopyhton parce que

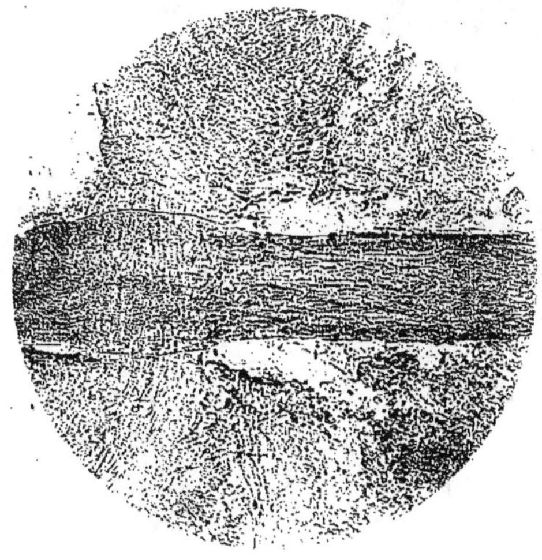

Fig. 65.
Trichophyton endothrix *dans* le cheveu de la teigne tondante (gr. 100 diam.).

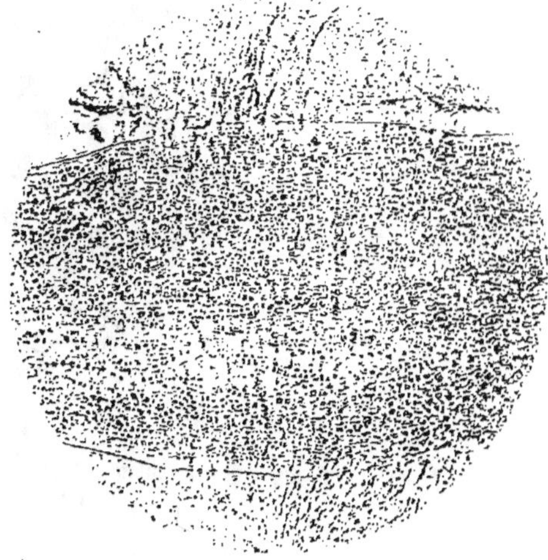

Fig. 66.
Le même cheveu à un grossissement différent (gr. 250 diam.).

c'est en ce point que ses éléments cellulaires sont le plus égaux, *le plus semblables*, et aussi le plus différenciés (spore mycélienne). Dans la squame ou l'ongle, les éléments du trichophyton sont irréguliers et trop variables (cellules mycéliennes non sporulées, mycélium de plusieurs diamètres, spores mycéliennes atypiques, etc....) pour servir à la différenciation microscopique d'espèces parasitaires voisines.

Le cheveu des trichophyties tondantes, dans l'immense majorité des cas, montre le parasite constitué par des files de spores, toutes *contenues dans l'épaisseur* même du cheveu et ne dépassant pas sa cuticule d'enveloppe [trichophyton endothrix] (fig. 65-66).

En examinant un cheveu placé sur le bord de la lésion trichophytique, on peut trouver un cheveu moins envahi; alors les filaments sont assez peu nombreux pour ne pas se masquer l'un l'autre, et pour qu'on distingue entre eux le tissu propre du cheveu (fig. 67).

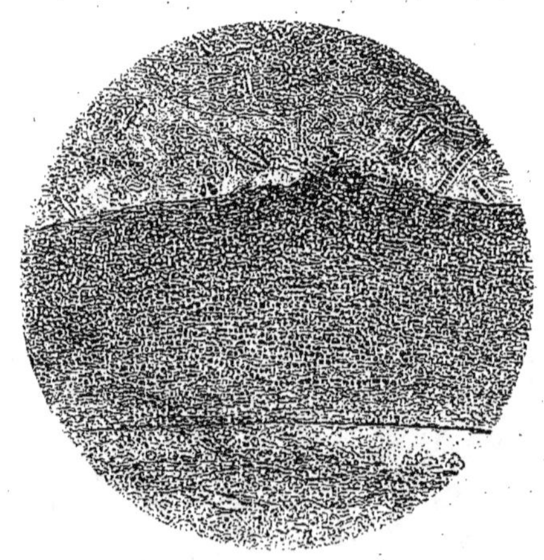

Fig. 67.

Cheveu trichophytique. Les filaments du parasite sont plus distincts près du bord même du cheveu (gr. 200 diam.).

Mais si l'on examine les cheveux du centre des plaques malades, on y trouve les éléments parasitaires tellement tassés qu'ils occupent la totalité du cheveu (fig. 68); c'est ce qui explique sa fracture spon-

tanée dans cette maladie. On sait que le cheveu cassé à peu de distance
de la peau est le symptôme caractéristique des teignes tondantes.

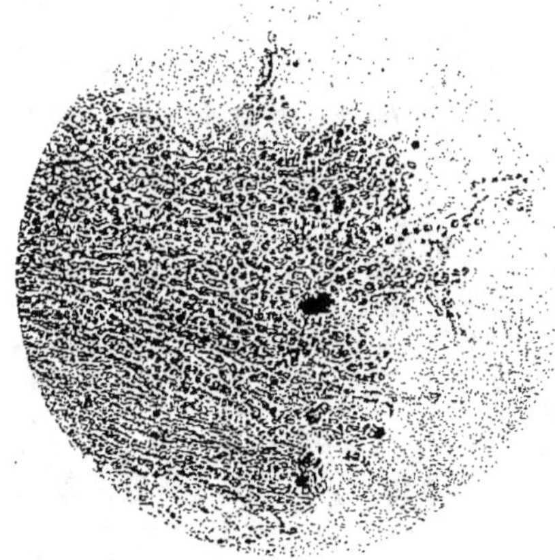

Fig. 68.
Trichophyton endothrix, cheveu complétement envahi (gr. 280 diam.).

Quand on pousse très loin la dissolution du cheveu dans une solution potassique concentrée (40 0/0), on peut observer que certaines
tondantes sont causées par un *trichophyton à mycélium résistant*. Le

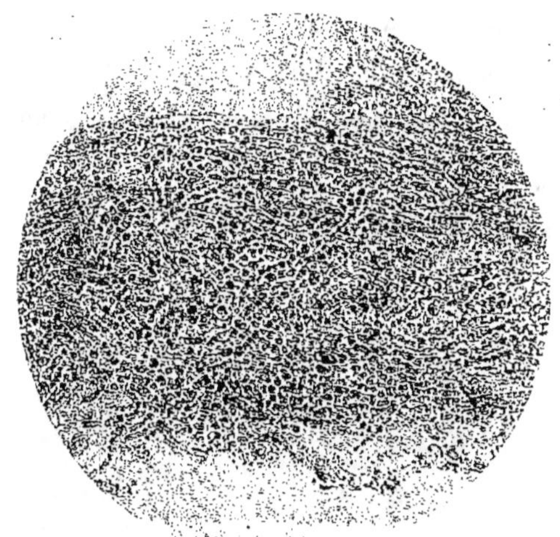

Fig. 69.
Cheveu dissocié par l'action de la potasse. Les filaments mycéliens restent entiers (gr. 280 diam.).

cheveu dissous, les filaments du parasite sont dissociés, mais les spores ne s'égrènent pas (fig. 69).

On peut ainsi parvenir à faire disparaître la substance propre du cheveu en respectant les filaments parasitaires. C'est alors qu'on peut le mieux vérifier la *parfaite similitude de toutes les spores entre elles, les*

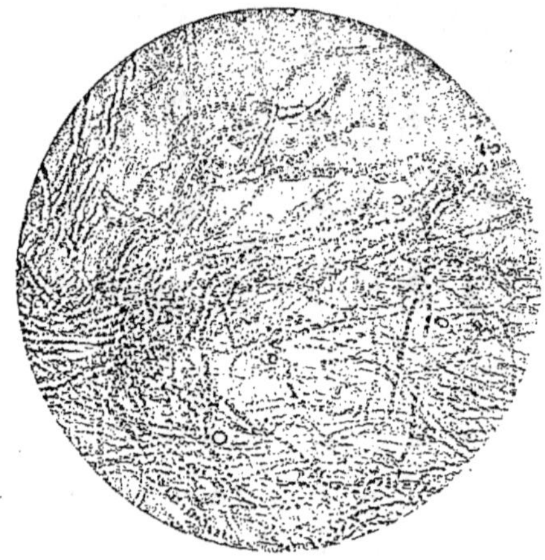

Fɪɢ. 70.

Mise en liberté du Trichophyton par la complète dissolution du cheveu (gr. 280 diam.).

rubans qu'elles forment par leur juxtaposition, enfin la division des filaments par dichotomie (fig. 70).

En examinant ces filaments à de plus forts grossissements, la double

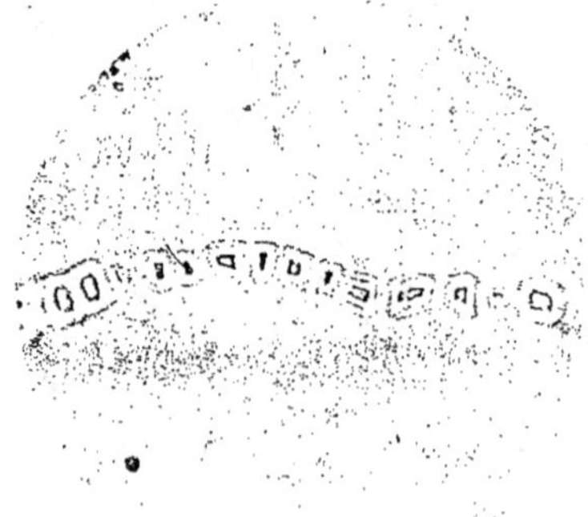

Fig. 71.

Même préparation (gr. 1000 diam.).

enveloppe des spores, le mode d'articulation de ces spores entre elles, la régularité du ruban qu'elles forment deviennent plus évidents (fig. 71).

Ce trichophyton endothrix à mycélium résistant fournit sur une gélose au moût de bière[1] des cultures très particulières. Comme celles de la plupart des trichophytons, elles peuvent être obtenues pures d'emblée sinon de toute association *cryptogamique*, au moins de toute association bactérienne, en partant de la racine du cheveu malade (fig. 72).

En portant ces cultures sur une même gélose au fond d'un matras, on peut laisser la culture prendre son développement spontané en tous sens. Elle affecte la forme d'un soleil de poudre jaune ayant en son centre une calotte hémisphérique (fig. 73-75).

Et à mesure que la culture vieillit, les *rayons arborescents* de son pourtour prennent de plus en plus d'importance dans sa forme objective (fig. 76, 77, 78, 79, 80).

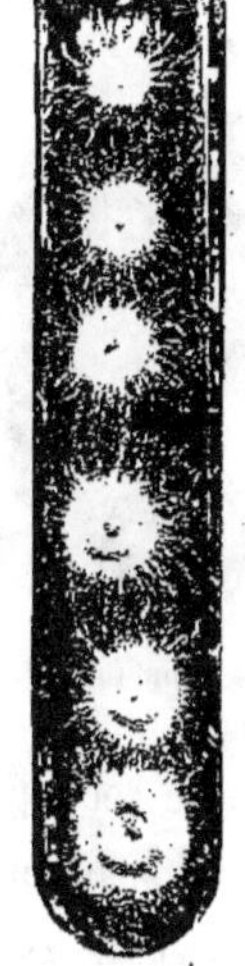

Fig. 72.
Culture sur moût de bière, culture directe d'un cheveu atteint de *Trichophyton endothrix à mycélium résistant*.

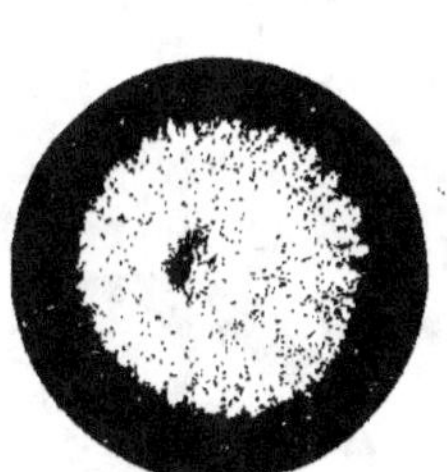

Fig. 73.
Même culture que fig. 72.
Age, 3 semaines.

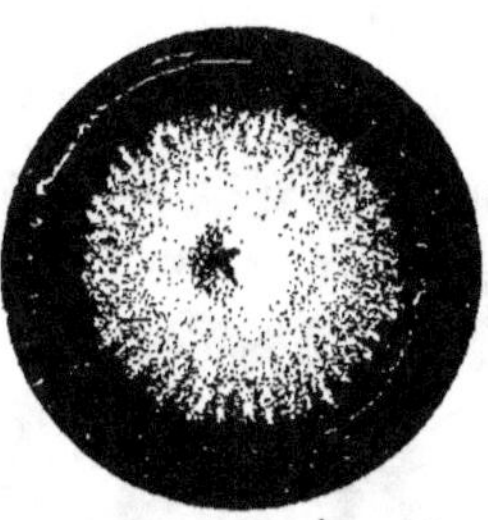

Fig. 74.
Même culture que fig. 72.
Age, 4 semaines.

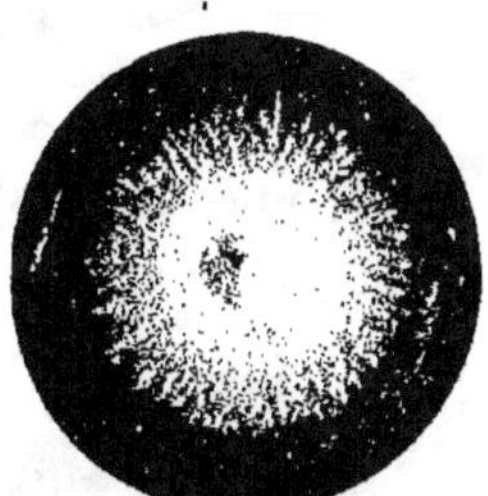

Fig. 75.
Même culture que fig. 72.
Age, 4 semaines.

[1]. Nous notons expressément la composition du moût de bière dont nous nous sommes servis constamment, c'est le moût de bière *simple* ou dédoublé : Maltose 92 gr. ; Albuminoïdes 1 gr. 7 : dextrines 5 gr. (pour mille).

2

Si l'on porte cette espèce trichophytique *à mycélium résistant* sur le
milieu (formule n° 2) dont nous avons donné plus haut

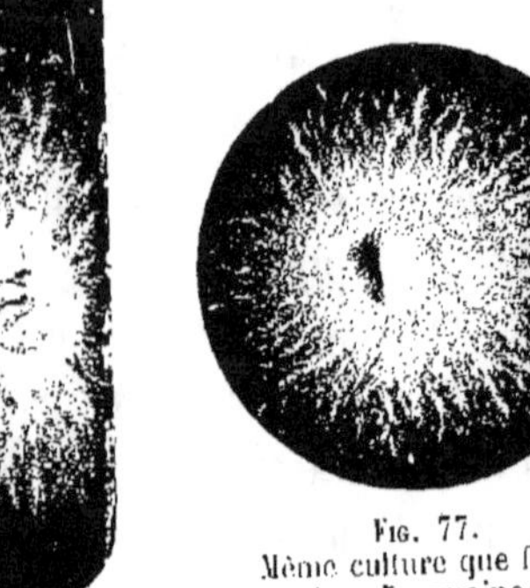

Fig. 77.
Même culture que fig. 72.
Age, 5 semaines.

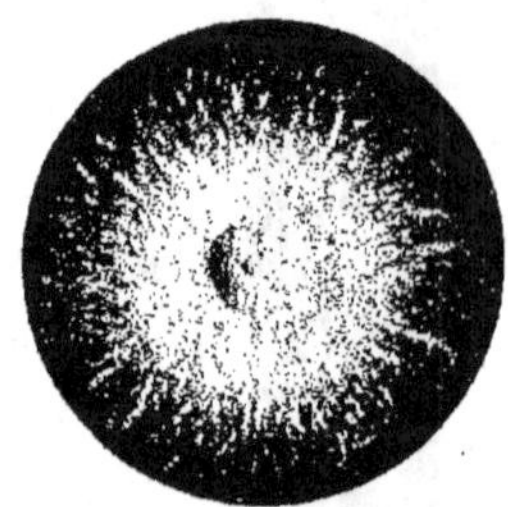

Fig. 78.
Même culture que fig. 72.
Age, 5 semaines.

Fig. 76.
Même culture que
fig. 72.
Age, 5 semaines.

la composition centésimale, milieu dont une recherche
empirique a établi la formule et que nous appelons
milieu d'épreuve parce qu'il donne aux trichophytons leur aspect

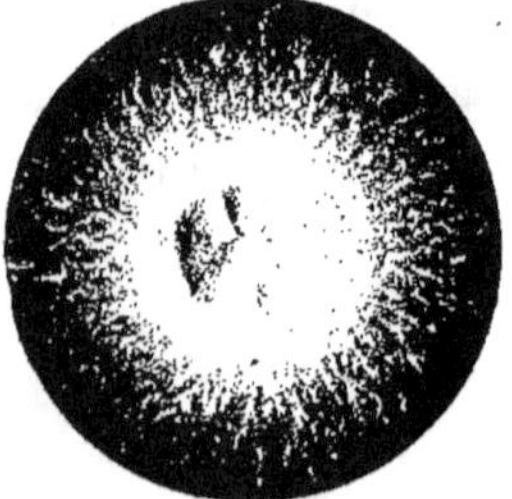

Fig. 79.

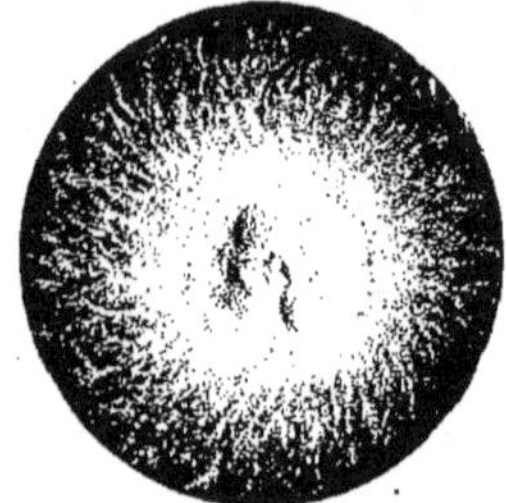

Fig. 80.

Mêmes cultures que fig. 72. Age, 6 semaines.

différentiel le plus accusé, les cultures prennent une disposition
cratériforme absolument caractéristique (fig. 81, 82, 83).

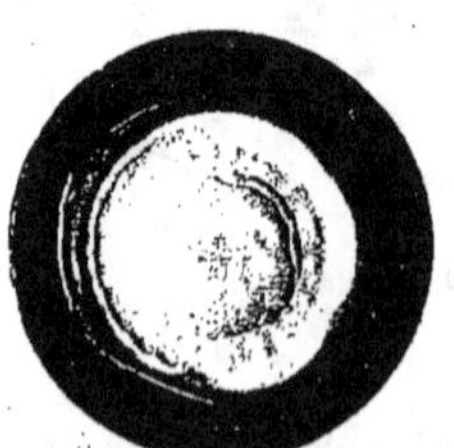

Fig. 81.

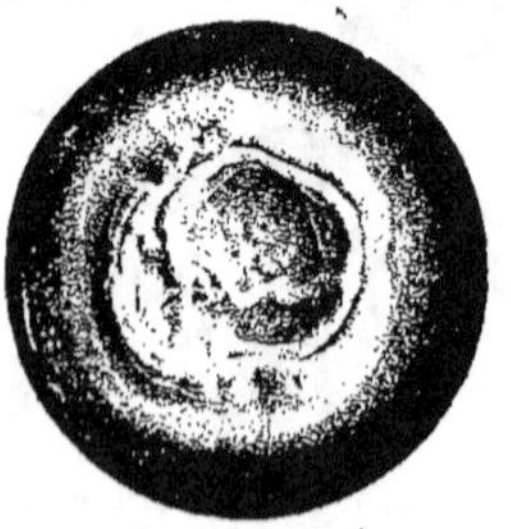

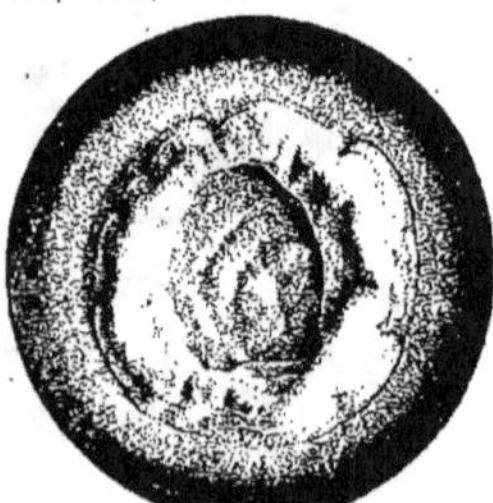

Fig. 82.

Fig. 83.

Mêmes cultures trichophytiques portées sur milieu d'épreuve (cultures cratériformes).
Comparer aux cultures du T. à mycélium fragile sur même milieu (fig. 92-97).
Fig. 81. Age 3 semaines. — Fig. 82 et 83. Age 4 et 5 semaines.

La teigne tondante trichophytique peut être causée par une espèce parasitaire différente de la précédente. La localisation du parasite *dans* le cheveu est la même, il remplit l'intérieur du cheveu sans dépasser

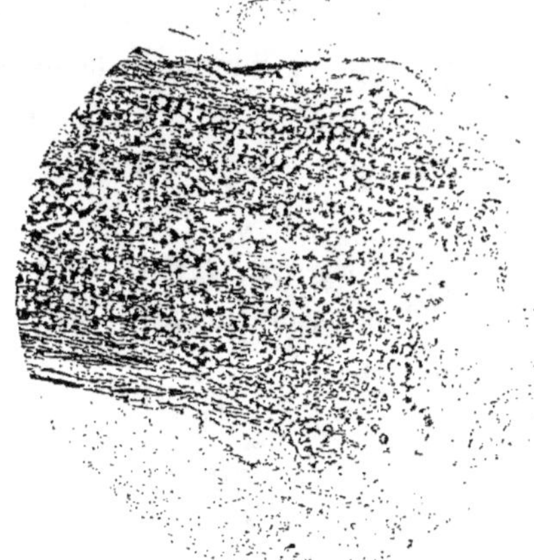

Fig. 84.

Trichophyton endothrix à mycélium fragile (gr. 250 diam.).

sa cuticule (fig. 84). Mais ici les spores ne sont plus carrées, elles sont rondes, en sorte que le mycélium sporulé n'est plus un *ruban*,

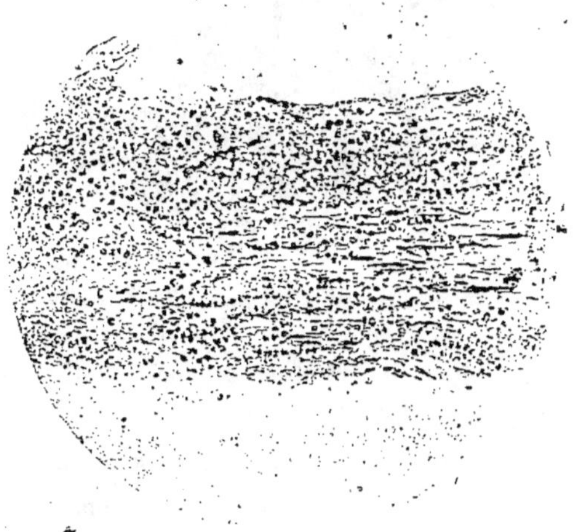

Fig. 85.

Même cheveu après l'action de la potasse (200 diam.).

c'est un *chapelet*. Quand on examine le corps même d'un cheveu malade, l'agmination des spores en files régulières y est moins évidente que quand il s'agit d'un mycélium résistant. Ici le cheveu est bourré de spores, comme un sac de noix. Si l'on pousse un peu loin la dissolution du cheveu dans la solution potassique, on observera que dans cette espèce, au contraire de ce que nous avons vu pour l'espèce trichophytique précédente, les files de spores s'égrènent facilement (fig. 85).

C'est un *trichophyton à mycélium fragile*. Si l'on écrase tant soit peu la préparation (fig. 86), les spores toutes dissociées seront alors juxtaposées sans ordre apparent.

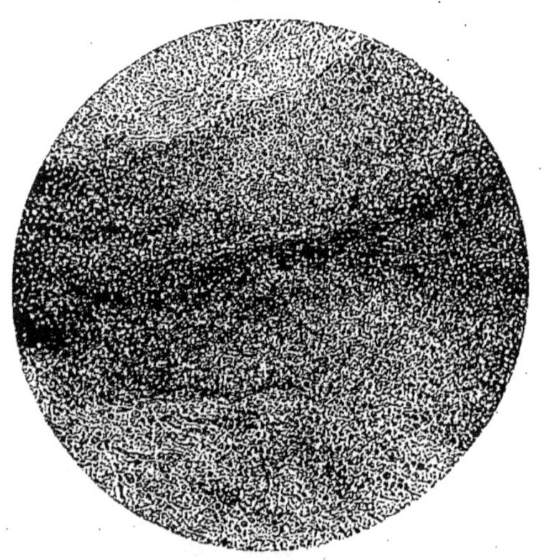

FIG. 86.
Même cheveu écrasé sous la lamelle (200 diam.).

Et dans la préparation on observera des quantités de spores égrenées, libres et flottantes (fig. 87).

La culture du trichophyton endothrix à mycélium fragile, obtenue sur la gélose au moût de bière, se présente comme un cône marqué de scissures rayonnées. Cette culture est d'un brun gris et ressemble à une pâte de carton (fig. 88, 89, 90).

A la longue elle s'entoure de fins rayons en nuage, immergés dans l'épaisseur du milieu (fig. 91).

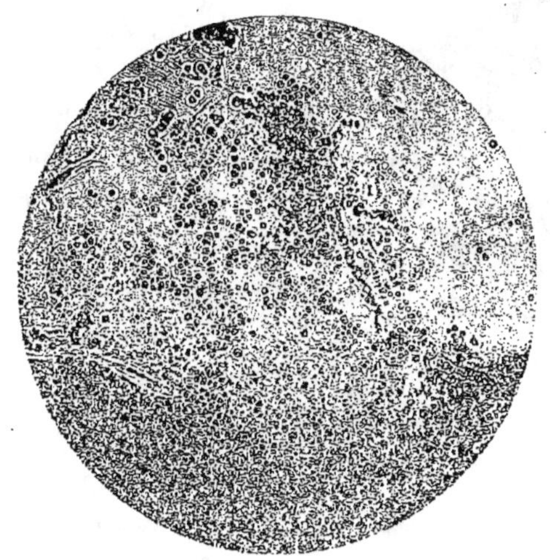

Même cheveu. Les spores sont entièrement mises en liberté (200 diam.).

Sur la gélose maltosée (formule n° 2), milieu d'épreuve dont la composition est donnée plus haut, la culture du trichophyton *endothrix* à

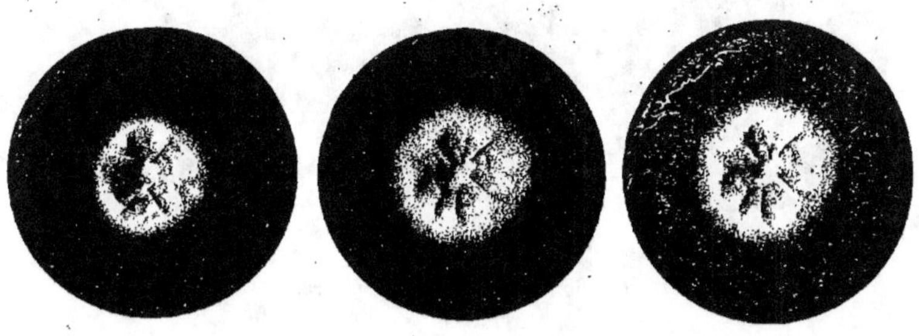

Cultures du Trichophyton endothrix à mycélium fragile sur gélose au moût de bière. Comparer aux cultures de Trichophytons à mycélium résistant sur le même milieu (Fig. 73 et suiv.). Elles sont de même âge.

mycélium fragile, diffère absolument de celle du trichophyton *endothrix à mycélium résistant*. Celui-ci donnait une culture *cratériforme* (fig. 81,

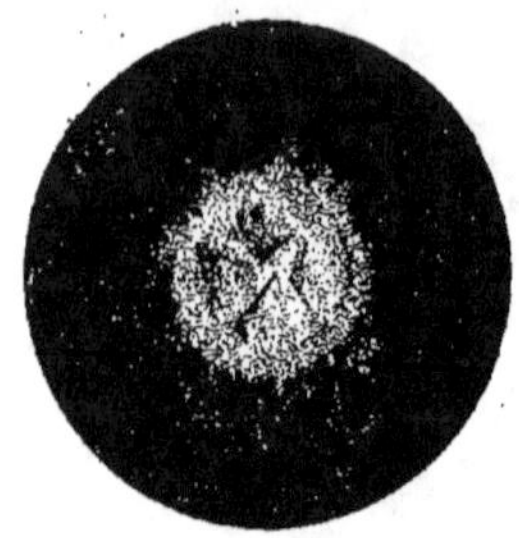

Fig. 91.

Même culture. Age, 5 semaines.

82, 83); le trichophyton à mycélium fragile fournit une culture *acuminée* (fig. 92, 93, 94). C'est un cône très aplati, partagé en secteurs réguliers par des scissures plus ou moins profondes.

Et à mesure que la culture vieillit, ces scissures se multiplient avec une régularité géométrique (fig. 95, 96, 97).

L'immense majorité des tondantes trichophytiques est causée par l'une ou par l'autre des deux espèces que nous venons de présenter, et dont la première est la plus fréquente.

I.) *Le T. endothrix à mycélium résistant, à culture cratériforme.*

II.) *Le T. endothrix à mycélium fragile à culture acuminée.*

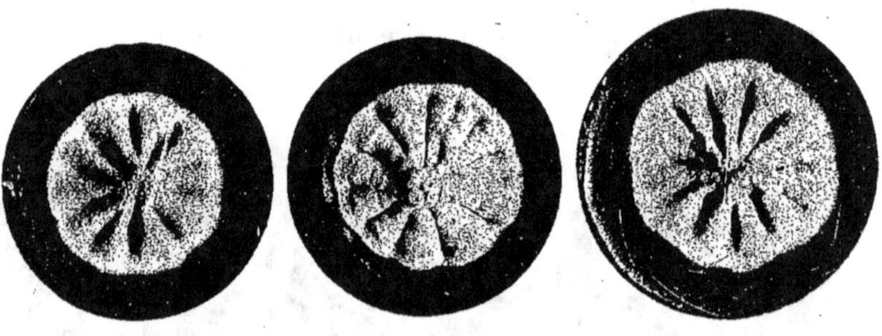

Fig. 92.   Fig. 93.   Fig. 94.

Cultures du T. à mycélium fragile sur milieu d'épreuve. Cultures *acuminées*.
(Voir fig. 81, 82, 83). Age, 5 et 4 semaines.

Il faut ajouter que le parasite, dans tous les cheveux d'une même tête, est identique. Le cheveu est plus ou moins envahi, mais *dans tous les cheveux d'une même tête*, la morphologie du parasite (dimension et forme de la spore, agmination des spores entre elles, habitat dans le cheveu) est absolument identique. Semblablement, les cultures faites avec des cheveux malades quelconques de la même tête sont toujours pareilles.

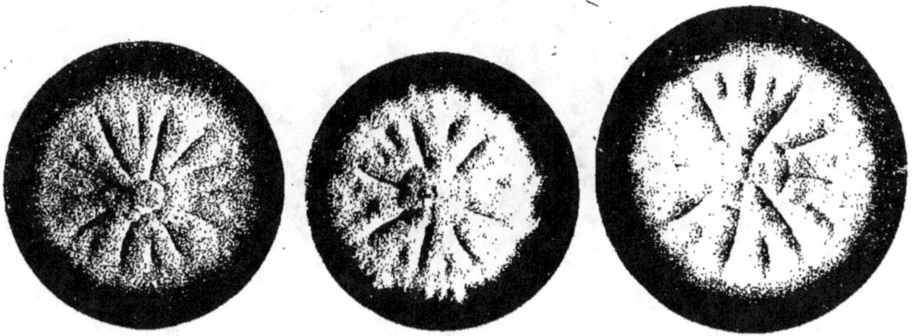

Mêmes cultures. Age 5 et 6 semaines.

Dans quelques cas, le trichophyton, cause de la tondante, offre des détails morphologiques différents. La spore est ovoïde, sans double contour, etc. La culture, dans ces cas, est particulière (fig. 98) sur moût de bière, et aussi sur le milieu d'épreuve (fig. 99).

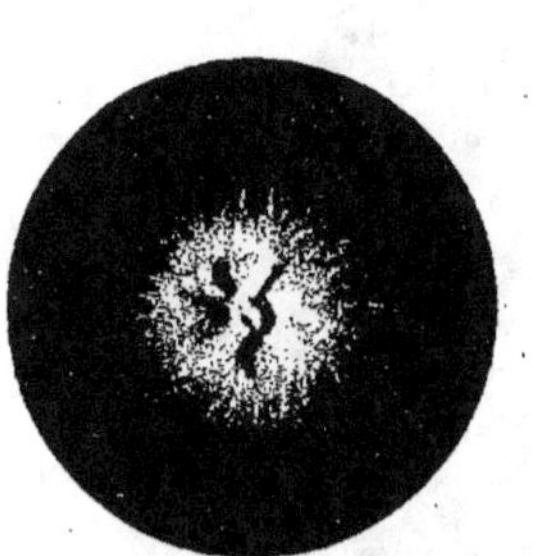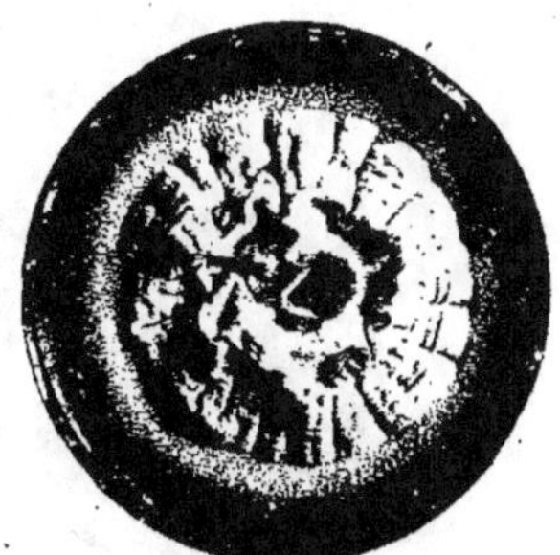

Culture d'un T. endothrix (rare) sur moût de bière.   La même sur milieu d'épreuve.

On trouve ainsi de temps à autre, et sur un grand nombre de tondantes trichophytiques de provenances diverses, quelques espèces atypiques encore non classées (fig. 100).

Ces cas forment à peine 10 pour 100 du total des tondantes dues aux trichophytons endothrix. Tous les cheveux de la même tête donnent

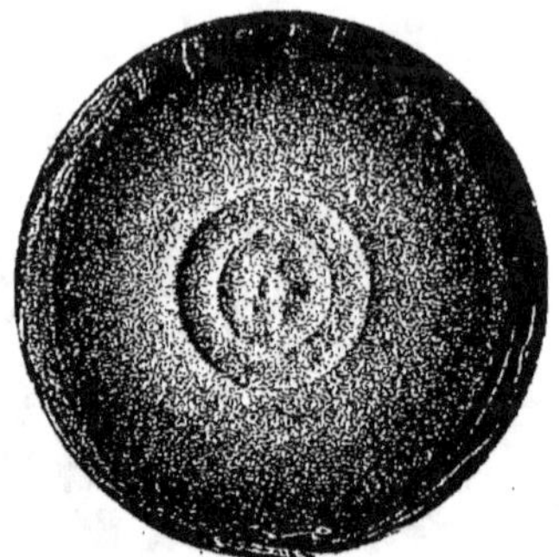

Fig. 100.
Autre espèce rare de **T. endothrix** (milieu d'épreuve).

lieu encore à une culture semblable, et de même, tous les individus contaminés dans une épidémie familiale.

LES TRICHOPHYTIES ANIMALES TRANSPORTÉES SUR L'HOMME

Il y a des teignes tondantes trichophytiques de caractères objectifs particuliers, présentant des surproductions diverses (abcès folliculaire.

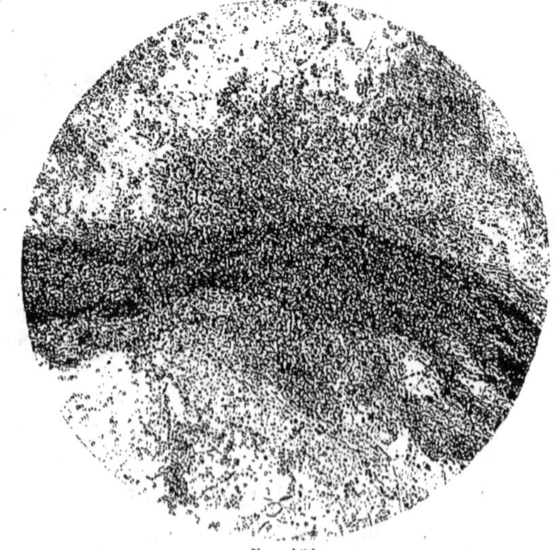

Fig. 101.
T. ectothrix d'origine animale. Cheveu de l'homme (100 diamètres).

impétigo, kérion...) qui montrent un trichophyton *ectothrix*, situé en dehors du cheveu, entre lui et sa gaine folliculaire (fig. 101).

Ici le parasite au lieu d'être inclus dans le cheveu lui forme comme une écorce adhérente (fig. 102) et on peut voir que cette gaine parasitaire n'existe que dans la portion radiculaire du cheveu.

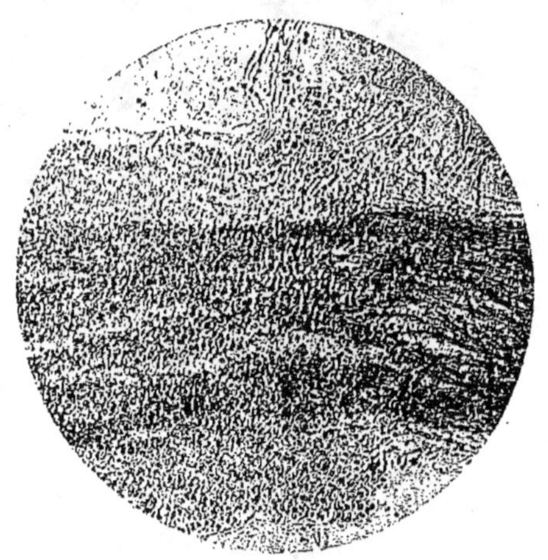

Fig. 102.
Racine d'un poil envahi (180 diam.).

Ces cas forment l'infime minorité des trichophyties du cuir chevelu, mais au contraire la totalité des trichophyties de la barbe présentent cette localisation spéciale du parasite.

Suivant le cas, la morphologie du parasite est différente. Certains cas présentent des spores très grosses, d'autres des spores relativement petites. Le mycélium est quelquefois résistant, d'autres fois il est fragile. Enfin certaines espèces ectothrix offrent ce caractère de présenter leurs spores mycéliennes nucléées. Leur noyau rond et central est d'une couleur sépia (fig. 105).

La plus grande partie des filaments parasitaires adhère au cheveu et est extirpée avec le cheveu ou le poil. Cependant quelques filaments pénètrent et dissocient les éléments épidermiques du follicule (fig. 104).

Cette localisation spéciale des trichophytons ectothrix, non plus dans le poil mais autour de lui, n'est pas un accident mais une règle absolue qui se reproduit sur tous les cheveux ou poils malades de la

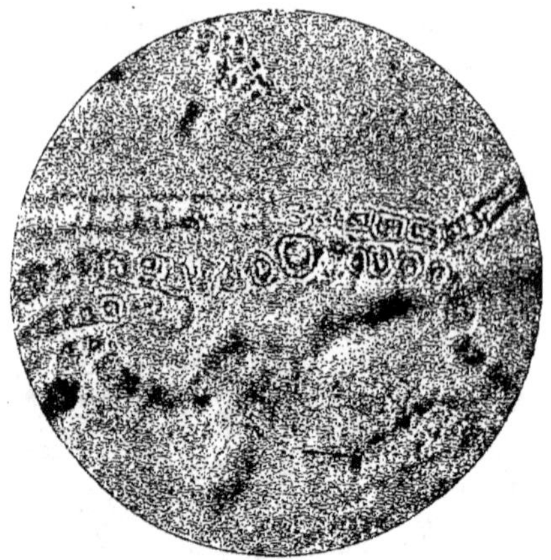

Fig. 105.

Spores mycéliennes nucléées d'un T. ectothrix (gr. 1000 diam.).

région. Et cette systématisation se retrouve jusques autour des poils follets les plus minuscules (fig. 105).

Ce type microscopique des T. *ectothrix* correspond aux trichophytons

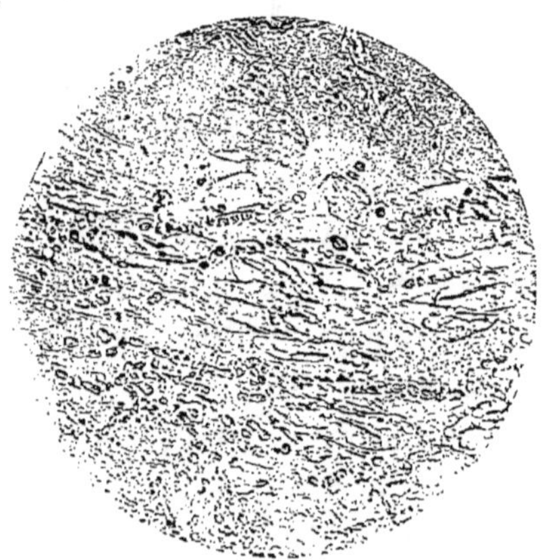

Fig. 104.

Épiderme folliculaire autour de la racine d'un poil malade.

animaux quand ils sont volontairement ou accidentellement inoculés à l'homme, ainsi que de très nombreuses expériences l'établissent.

Le plus grand nombre des trichophyties d'origine animale que l'on rencontre sur l'homme se rattache au groupe des T. *Ectothrix à*

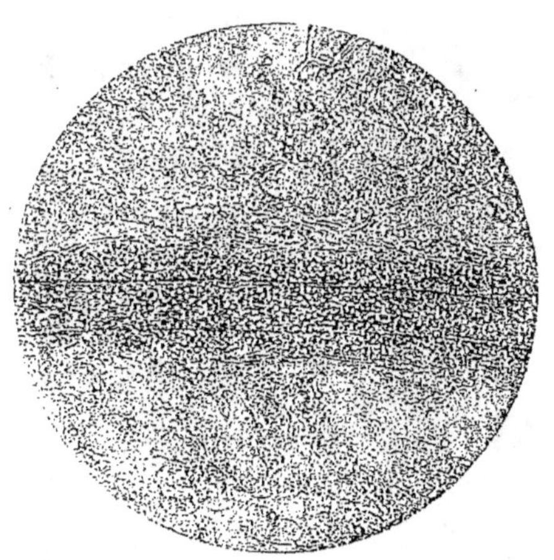

Fig. 105.

Poil follet atteint par un **T. ectothrix** (150 diam.).

cultures blanches qui causent des lésions trichophytiques suppurées. Ces trichophytons, dont la vitalité en culture est extraordinaire, sont des organismes *pyogènes*, quand ils possèdent leur virulence maxima et leurs lésions sont suppurées, pour cette cause et non d'autre.

De plus chacune des espèces de ce groupe, quand elle n'est pas de virulence atténuée, cause sur l'homme une lésion spécifique de caractères objectifs spéciaux.

A ce groupe appartient d'abord le trichophyton du chat dont la lésion est l'*herpès iris vésiculeux de Biett* (fig. 106).

On le rencontre le plus souvent chez l'enfant du premier âge et chez la femme, très rarement chez l'homme. Chez l'enfant, comme chez la femme, on ne le rencontre guère que sous la forme de trichophytie des régions glabres, très rarement chez l'enfant sous la forme de tondante.

Sa culture sur moût de bière est tout à fait spéciale (fig. 107, 108).
Sa caractéristique est d'être d'un blanc pur, d'un blanc de neige.

Cette culture, qui présente sur moût de bière les rayons périphé-
riques que toutes les cultures trichophytiques présentent sur ce milieu, offre en outre cette particularité d'être duveteuse en son centre.

Sur une grande surface plane

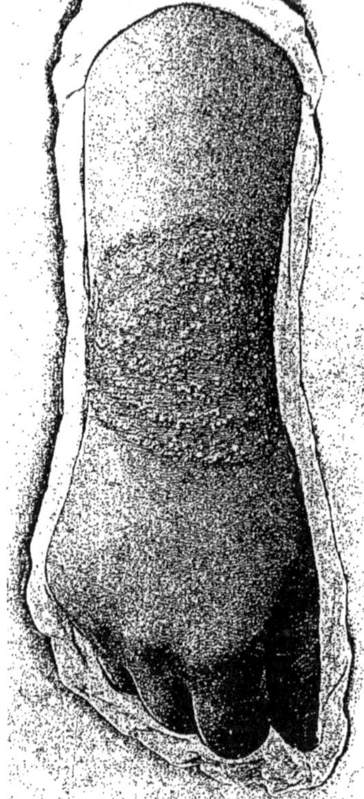

Fig. 106.

Herpès iris vésiculeux de Biett. T. ectothrix
du chat.

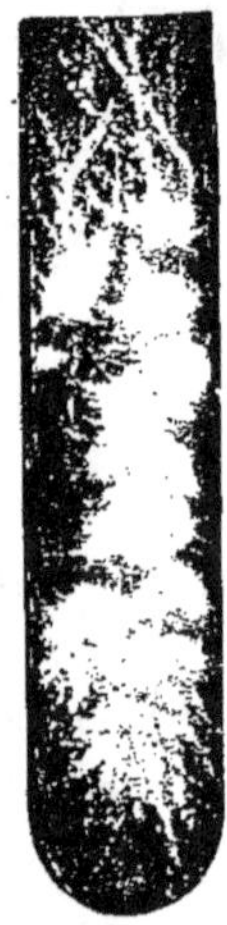

Fig. 107.

T. ectothrix du
chat. Culture di-
recte de la lésion
sur tube de moût
de bière gélosé.

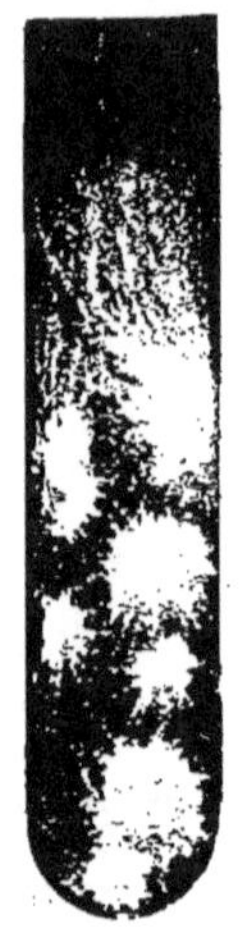

Fig. 108.

T. ectothrix du
chat. Culture faite
avec le *pus* de la
même lésion.

de gélose au moût de bière, la culture, qui couvre un décimètre
carré en moins de cinq semaines, se présente avec un centre
occupé par des cercles concentriques, finement duveteux. D'innombrables rayons fins et flexueux occupent sa périphérie. Ces
rayons sont couverts d'une poudre blanche ressemblant à de la
farine (fig. 109).

Le trichophyton du chat fournit la culture la plus belle de

tout le groupe des T. *ectothrix à cultures blanches*, mais le trichophyton

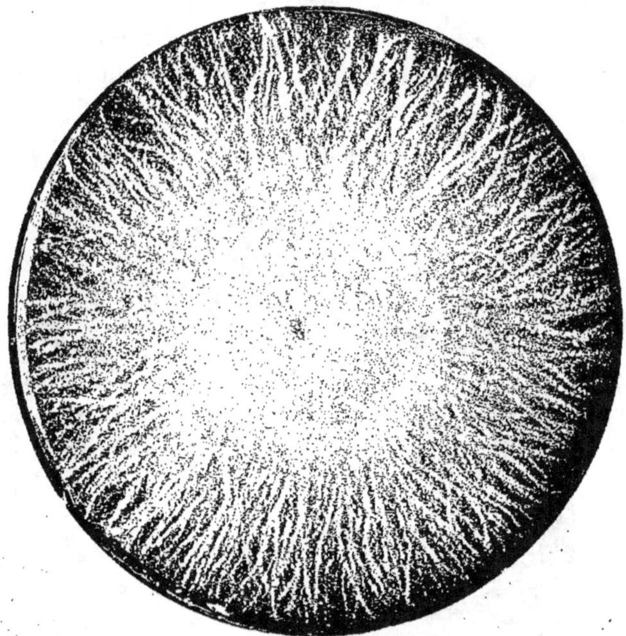

Fig. 109.
Culture de Trichophyton du chat après 5 semaines (moût de bière gélosé).

du cheval, qui appartient au même groupe, est infiniment plus fréquent

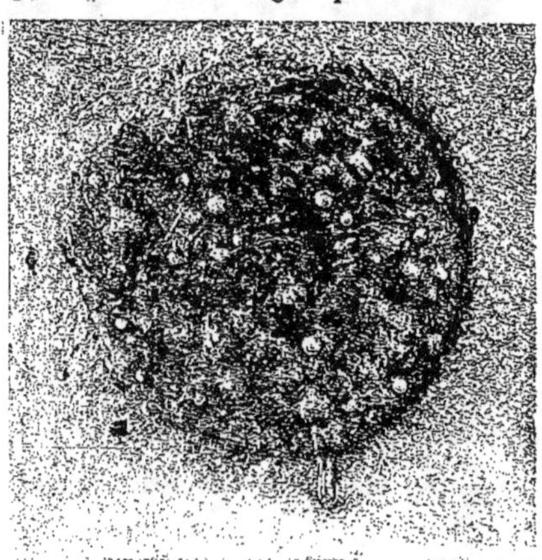

Fig. 110.
Le Sycosis. Perifolliculite agminée. Trichophyton du cheval.

chez l'homme. Sa lésion est plus caractéristique aussi et plus grave.

Cette lésion est le « sycosis », gâteau surélevé, exulcéré, suintant, couvert d'abcès folliculaires. C'est une périfolliculite agminée en placards.

Elle se montre ordinairement à la barbe chez l'homme adulte en

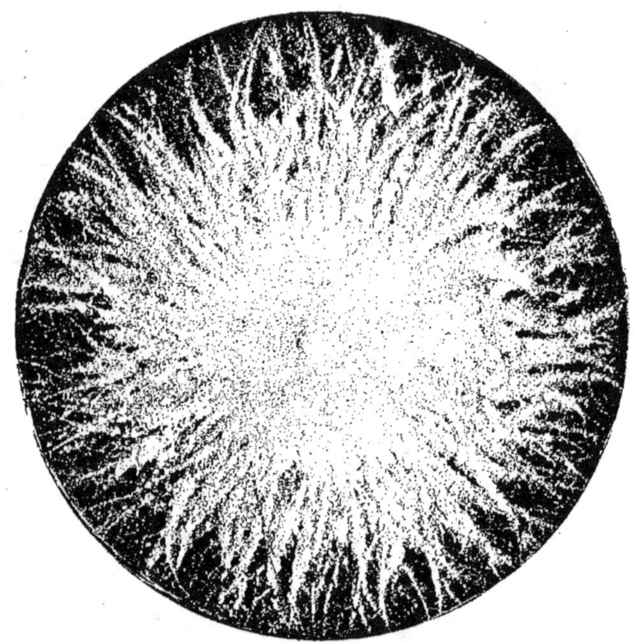

Fig. 111.

Culture du Trichophyton du cheval après 5 semaines (moût de bière gélosé).

Comparer cette figure à la figure 109. Les deux cultures ont été faites ensemble sur un milieu fait en même temps dans le même vase. Leur ensemencement a été pratiqué ensemble. Elles ont passé par les mêmes conditions d'aération, de température. Elles ont été interrompues au même moment.

contact fréquent avec le cheval. Elle peut se rencontrer comme tondante chez l'enfant et même chez l'adulte ; elle est exceptionnelle chez la femme.

Sur moût de bière, sa culture ressemble beaucoup à celle du trichophyton du chat (fig. 111). Mais la partie duveteuse du centre est beau-

coup moins prononcée. Ses rayons périphériques sont gros et lan-
céolés, moins fins et flexueux que ceux de la culture précédente.
Ils sont marqués par une poussière blanche semblable à du plâtre.

Enfin la couleur de la culture est saumonée et non
pas rigoureusement blanche comme celle du trichophyton du chat.

Sur pomme de terre, cette espèce se différencie
nettement de la première, car le trichophyton du
chat forme un épais relief sur le milieu, relief
couvert d'un duvet court et serré, tandis que le trichophyton du cheval forme sur le même milieu
(fig. 112) un relief mince, une plaque de poudre
blanche et fine, quelquefois de surface un peu gau-
frée.

Pour se convaincre de l'absolue spécificité de
ces deux trichophytons, il faut les cultiver sur un
milieu moins nutritif que le moût de bière pur,
sur une gélose au moût de bière, dilué au 1/10, par
exemple, alors ces deux cultures cesseront absolument
de se ressembler (fig. 113 et 114).

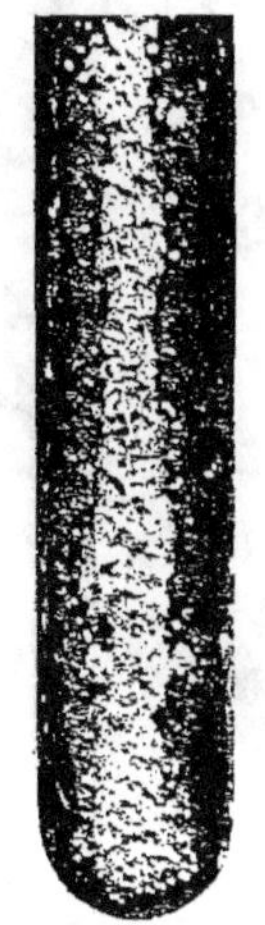

Fig. 112.

T. ectothrix du
cheval. Culture
sur pomme de
terre.
Age, 3 semaines.

Pour différencier les espèces de ce groupe, le
meilleur milieu de culture est le moût de bière dilué au 1/5e.
Le trichophyton du cheval prend sur ce milieu l'aspect indiqué par
la figure 115.

Un trichophyton du veau qui appartient au même groupe prend sur ce
milieu la forme indiquée par la figure 116. On le retrouve ordinairement
chez les bergers, les nourrisseurs, etc....

Le même milieu permet de différencier le trichophyton du porc
également du même groupe (fig. 117), retrouvé chez un boucher de
l'abattoir spécial des porcs de Paris.

Enfin il existe dans le même groupe des espèces ou variétés, bota-
niquement très proches des précédentes, et dont l'origine animale ne
saurait faire de doutes, mais qui n'ont été rencontrées que sur
l'homme et dont l'animal d'origine est inconnu (fig. 118, 119).

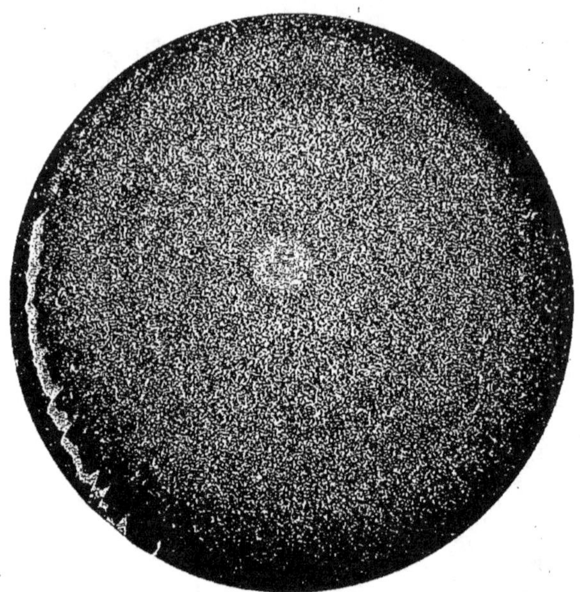

Fig. 115. — T. ectothrix du chat. Même espèce que la fig. 109. Culture de 10 semaines sur gélose au moût de bière au 1/10°.

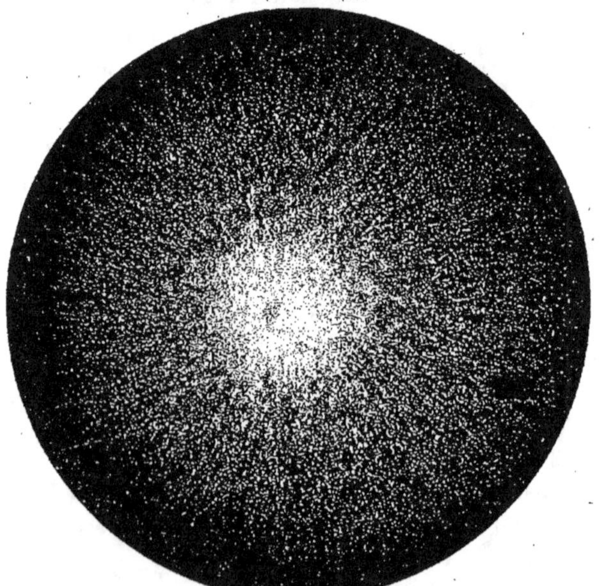

Fig. 114. — T. ectothrix du cheval. Même espèce que la fig. 111. Culture de 10 semaines sur gélose au moût de bière au 1/10°.

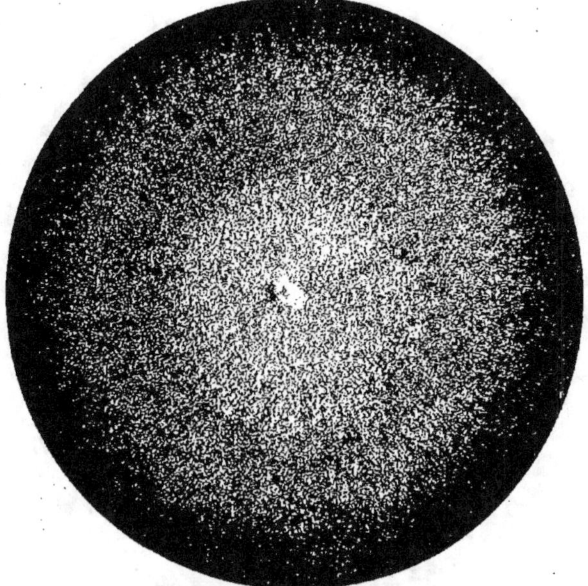

Fig. 115. — T. ectothrix du cheval. Même espèce que les fig. 111. et 114.
Culture de 7 semaines sur gélose au moût de bière au 15°.

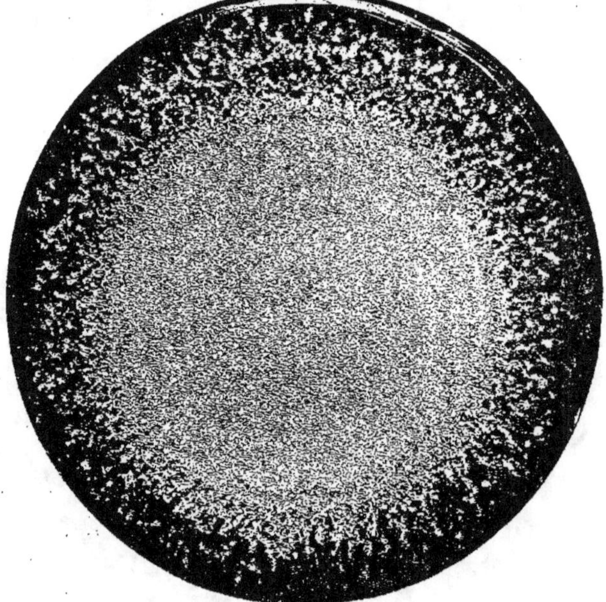

Fig. 116. — T. ectothrix du veau. Même milieu que la figure précédente. Même âge.

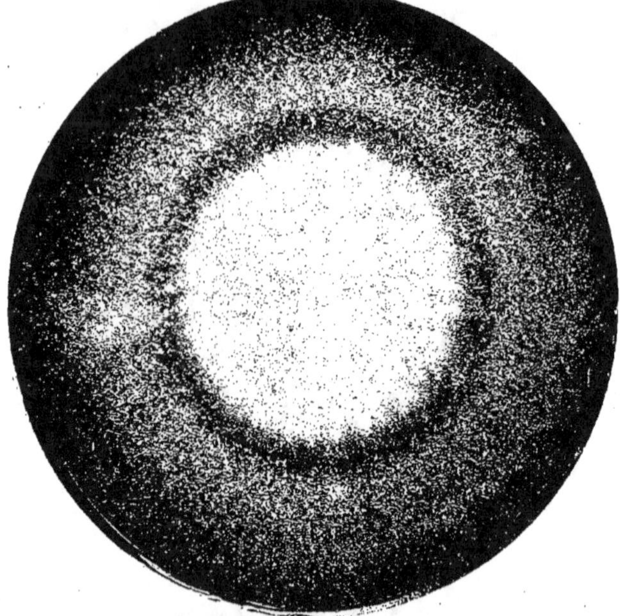

Fig. 117. — Trichophyton du porc. Même milieu que la figure 115. Même âge.

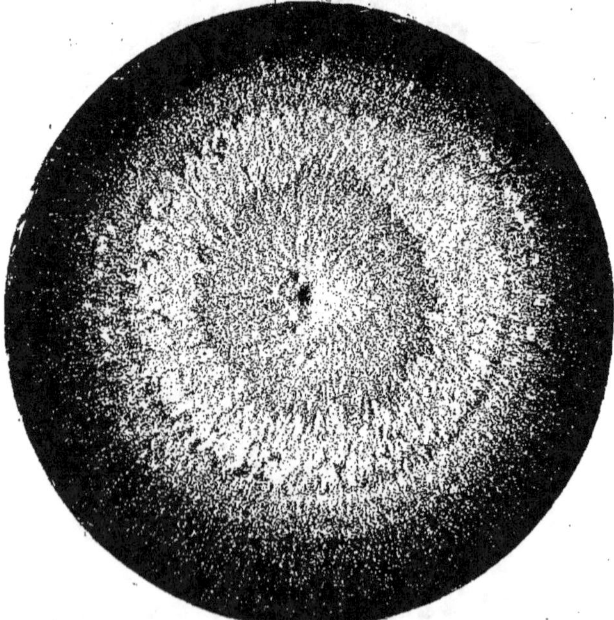

Fig. 118. — T. du même groupe, mais dont l'animal d'origine est inconnu.

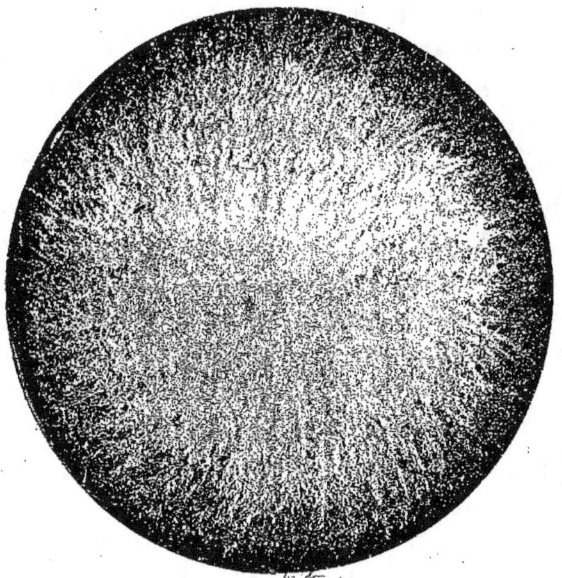

Fig. 119. — Autre Trichoph. du même groupe, d'origine inconnue.

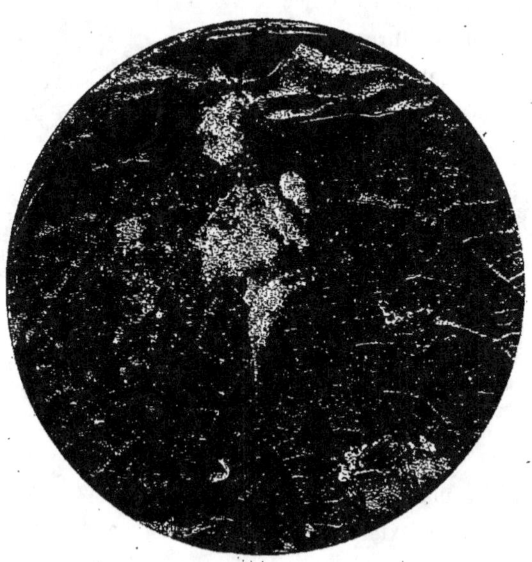

Fig. 120. — Culture du Trichoph. du cheval (fig. 111), sur la feuille du mûrier.

L'extrême vitalité de ces espèces, même quand elles sont portées sur des milieux artificiels pauvres, a fait penser à leur origine saprophyte. Cette origine n'est pas démontrée mais ces espèces se cultivent très bien sur le bois, les graines, sur la feuille du mùrier (fig. 120) et même, quoique pauvrement, sur le liquide exclusivement minéral de Winogradsky.

LES TRICHOPHYTIES DE LA BARBE

Les trichophyties de la barbe chez l'homme sont exclusivement causées par des trichophytons ectothrix, c'est-à-dire d'origine animale. La plupart relèvent du trichophyton du cheval à cultures blanches (fig. 111) étudié plus haut. Mais il existe des trichophyties de la barbe de forme moins inflammatoire que le sycosis et qui ont pour cause une deuxième espèce d'origine équine que ses caractères botaniques rapprochent du groupe des trichophytons à cultures blanches, sans qu'elle en fasse cependant partie, au point de vue objectif des cultures (fig. 121).

Cette espèce observée dans une épidémie équine de 250 chevaux avec sept contagions humaines, a fourni sur moût de bière les cultures suivantes (fig. 121-122 et suiv.), d'une couleur jaune-brun

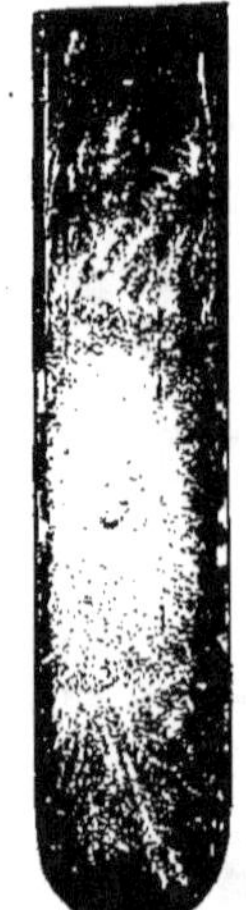

Fig. 121.

T. ectothrix à culture jaune, (2ᵉ espèce d'origine équine), moût de bière gélosé.

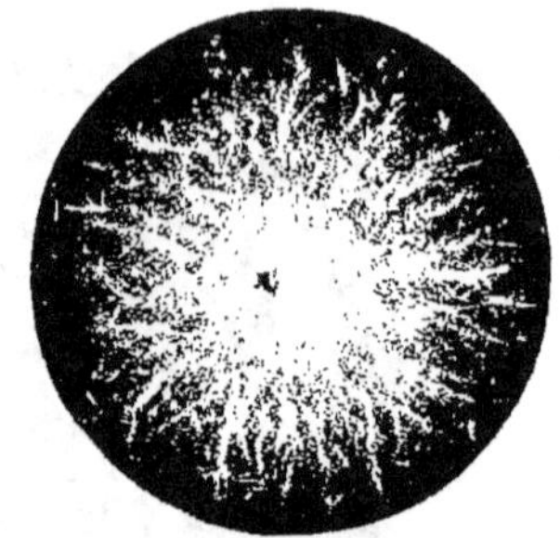

Fig. 122.

T. ectothrix à culture jaune. Culture de 4 semaines en matras, moût de bière gélosé.

rappelant celle du trichophyton *endothrix à mycélium résistant* sur le même milieu, mais dépourvues de grosse éminence centrale.

De plus les spores externes de ces cultures sont facilement déhiscentes et donnent lieu à des colonies secondaires quand le vase de culture a été agité (fig. 123).

Les figures 124 et 125 montrent l'aspect que prennent ces colonies sur le milieu d'épreuve.

Ces cultures qu'on pourrait prendre à tort comme représentant une

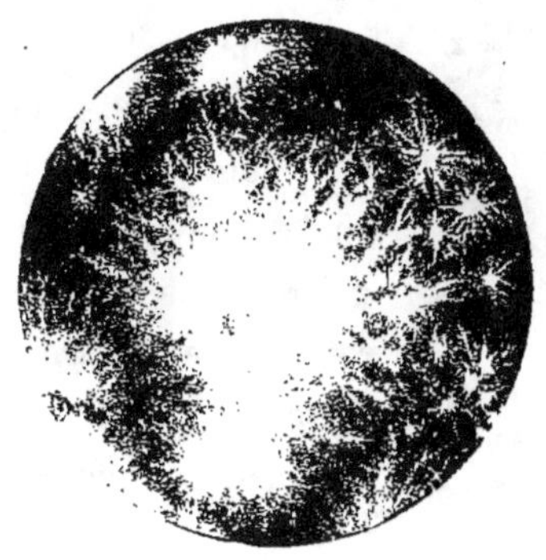

Fig. 125.

T. ectothrix à culture jaune. Culture de 4 semaines en matras (même milieu).

simple variété des premières espèces endothrix, d'origine humaine, décrites plus haut, est tout à fait spéciale, non seulement par

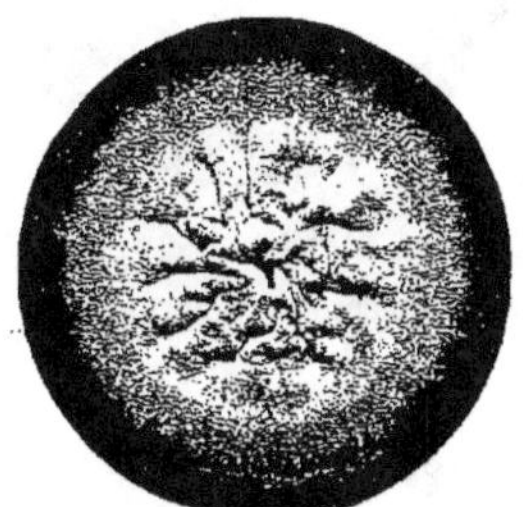 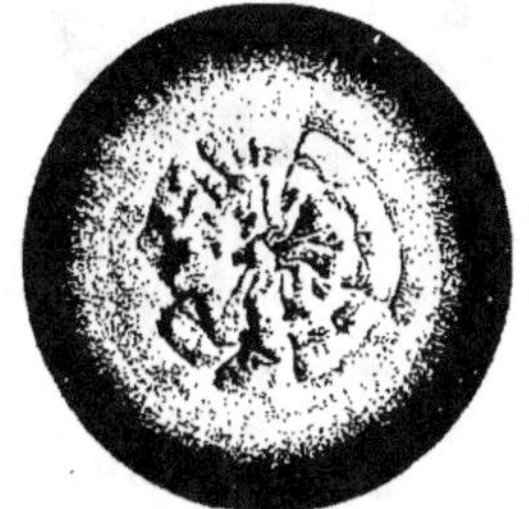

Fig. 124.   Fig. 125.

Culture du même Trich. sur milieu d'épreuve, 4 semaines.
Cultures craquelées vermiculaires, jaunes.

ce fait qu'elle végète hors du poil, à sa base (T. ectothrix), mais encore par ce fait botanique très important que sa culture est la seule culture trichophytique qui donne lieu à des ébauches de *périthèque*.

C'est encore une autre espèce trichophytique d'origine animale, probablement d'origine aviaire, qui cause les trichophyties pilaires sèches de la barbe chez l'homme. Cette espèce fournit sur moût de bière (fig. 126) une culture d'un beau rose, fleur de pêcher, dont la face dorsale est d'un violet framboise. Sur gélose maltosée (formule du milieu d'épreuve) la culture garde sa couleur d'un rose pâle et tendre, elle a des tendances à prendre sur ce milieu une forme mamelonnaire et contournée (fig. 127, 128).

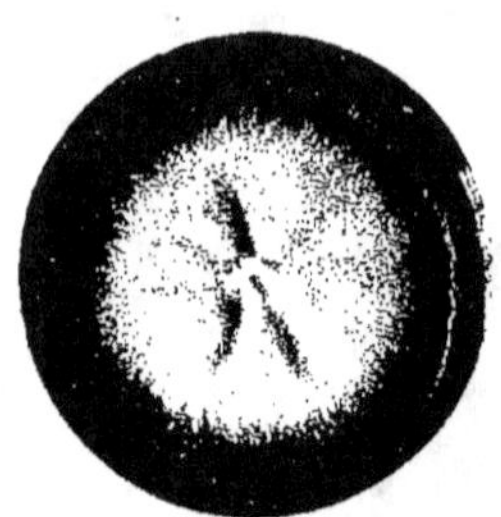

Fig. 126.

Espèce de Trich. ectothrix d'origine aviaire (?). Cultures roses sur moût de bière gélosé (6 semaines).

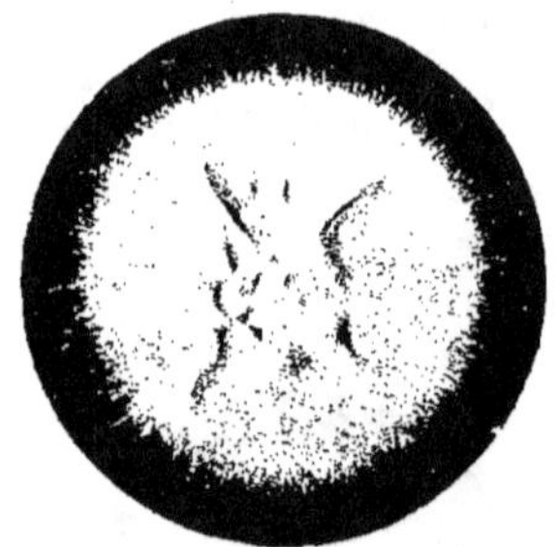

Fig. 127.

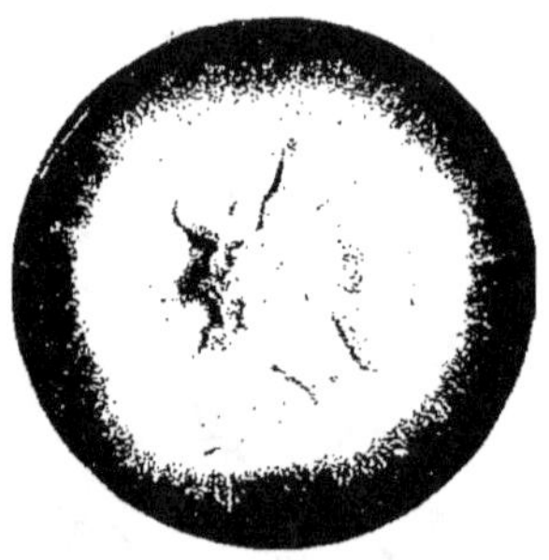

Fig. 128.

Même espèce. Culture de six semaines, sur milieu d'épreuve. (Formule n° 2.)

LES TRICHOPHYTIES EXOTIQUES

Il est vraisemblable que les trichophytons qui sont très nombreux en un même pays ne sont pas les mêmes en tous pays.

La *teigne imbriquée* (Patrick Manson) des îles du Pacifique, qui se caractérise par une lésion si proche de nos trichophyties d'Europe, (fig. 129) et qui s'en distingue cependant par sa chronicité, par sa tendance à l'extension indéfinie (fig. 130) et surtout par sa forme spéciale (la constance de plusieurs cercles d'exfoliation épidermique inscrits les uns dans les autres), doit être due à une espèce très voisine de nos *trichophytons ectothrix* d'Europe.

La squame (fig. 151) montre des filaments sporulés qui se multiplient

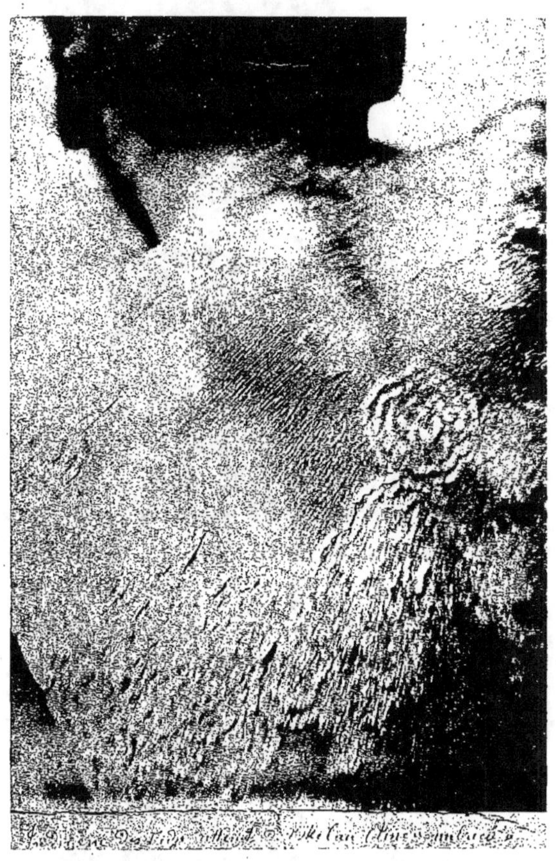

Teigne imbriquée de Patrick Manson. (Cette photographie nous a été confiée par M. le Dr Bonnafy, médecin en chef de la marine, qui a publié récemment une excellente monographie sur le sujet.)

par dichotomie. Ces filaments sont presque absolument identiques à ceux que montrent les trichophyties serpigineuses sèches de nos pays.

La culture de ce parasite n'a pu être obtenue des squames trop vieilles apportées en Europe. Mais il est extrêmement probable qu'elle se rapporterait à un type voisin de ceux que nous venons d'étudier.

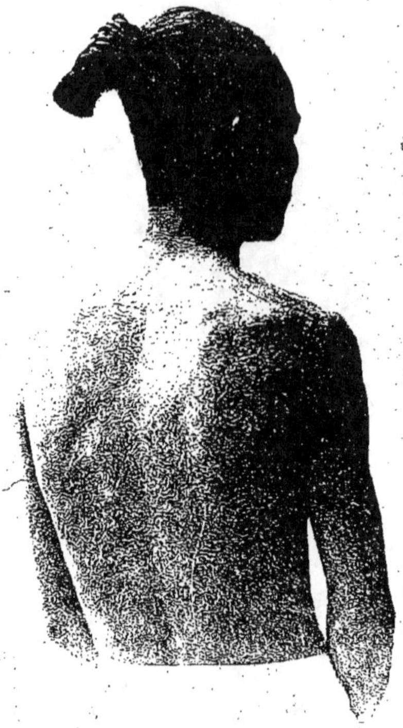

Fig. 150.

Teigne imbriquée de Patrick Manson. (Cette photographie envoyée par Patrick Manson
à M. le Dr Thin (de Londres) a été donnée par lui à M. le Dr Vidal, de qui nous l'avons reçue.)

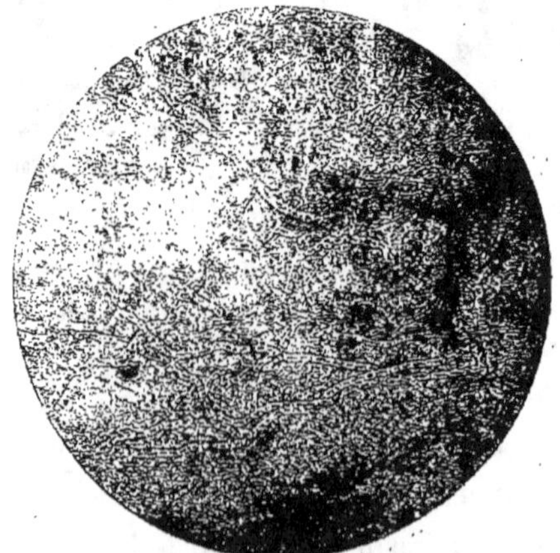

Fig. 151.

Squame de teigne imbriquée.

ÉTUDE MYCOLOGIQUE DES TRICHOPHYTONS

Les trichophytons dans la vie parasitaire, cheveu, poil, squame et ongle, ne fournissent que des spores mycéliennes ou des filaments mycéliens et jamais de spores externes portées sur des hyphes sporifères ; au contraire, dans la vie en culture artificielle, en quelques jours, les cul-

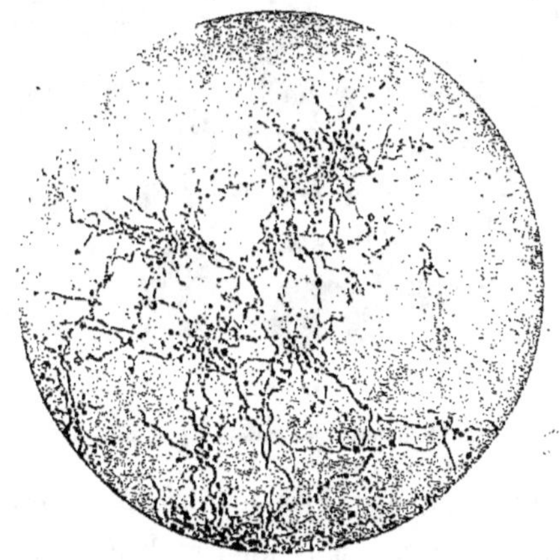

Fig. 132.

Culture trichophytique jeune. Sporulation externe commençante (gr. 250 diam.).

tures jeunes, formées de filaments mycéliens non sporulés, se couvrent de spores externes, supportées chacune par un pédicule court (fig. 132).

Au bout de huit ou dix jours, la culture en goutte suspendue est devenue tellement touffue et tellement couverte de spores, qu'elle forme un tissu impénétrable à l'œil. Et c'est sur le bord de la culture qu'on peut voir le mode de suspension des spores sur les hyphes sporifères (fig. 133).

Dans certaines des espèces dont nous connaissons la culture (*T. endothrix*) les filaments mycéliens donnent lieu latéralement à des spores externes solitaires, et cela sur de grandes parties de leur longueur.

Les spores sont chacune isolées. La cellule qui leur a donné naissance est courte. La spore est supportée sur un rameau fructifère très bref (fig. 134).

Sous ce rapport, le *trichophyton endothrix à mycélium fragile* est celui dont la sporulation externe est le plus disséminée. Ce caractère

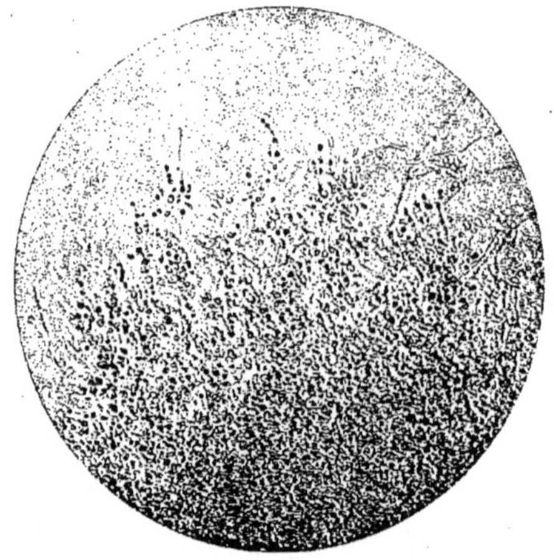

Fig. 133.

Culture trichophytique adulte (gr. 250 diam.).

rapproche ce parasite du groupe des *Sporotrichum* de Link. Mais sur certaines espèces, sans que les filaments mycéliens perdent

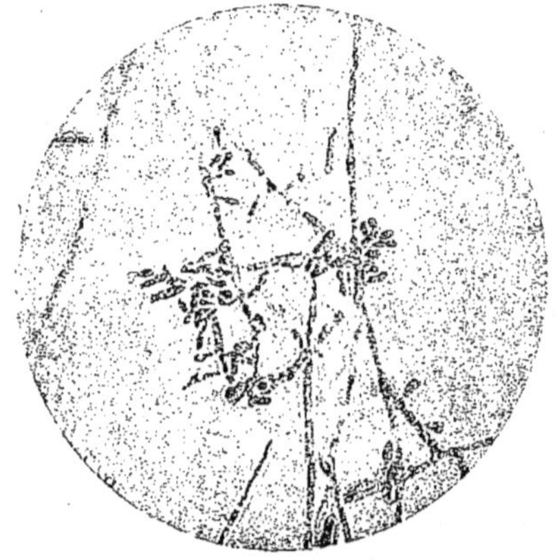

Fig. 154.

Spores accessoires, portées directement sur le mycélium (gr. 600 diam.).

le pouvoir d'émettre latéralement des spores externes isolées, ces spores ont une tendance manifeste à s'agminer en forme de grappes termi-nales (fig. 156).

En affaiblissant le pouvoir nutritif du milieu de ces cultures, on peut

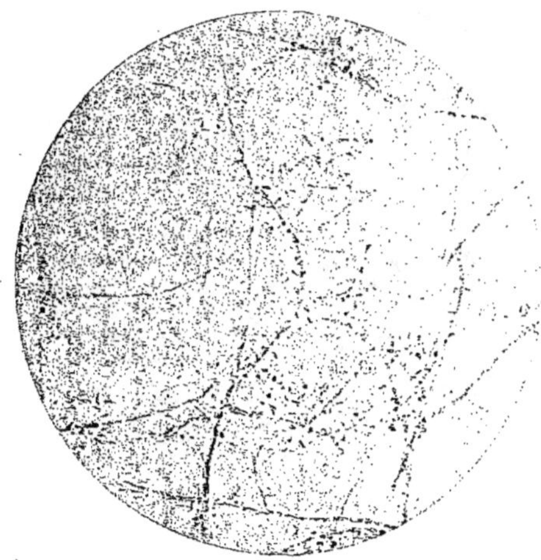

Fig. 155.

Sporulation externe disséminée. Trich. à mycélium fragile (gr. 500 diam.).

voir que la sporulation externe redevient latérale et isolée (fig. 157).

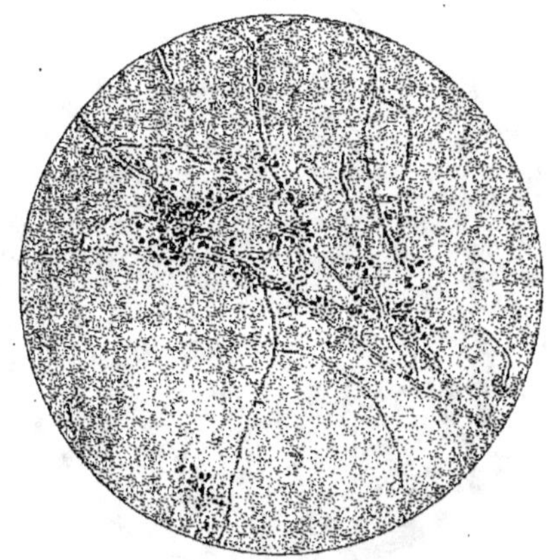

Fig. 156.

Sporulation externe. Tendance à l'agmination en grappe (gr. 200 diam.).

Au contraire, quand le milieu nutritif est riche, et dans certaines espèces *ectothrix*, on peut voir l'hyphe sporifère se différencier de plus en plus. Il n'y a plus de spores isolées latérales aux mycéliums.

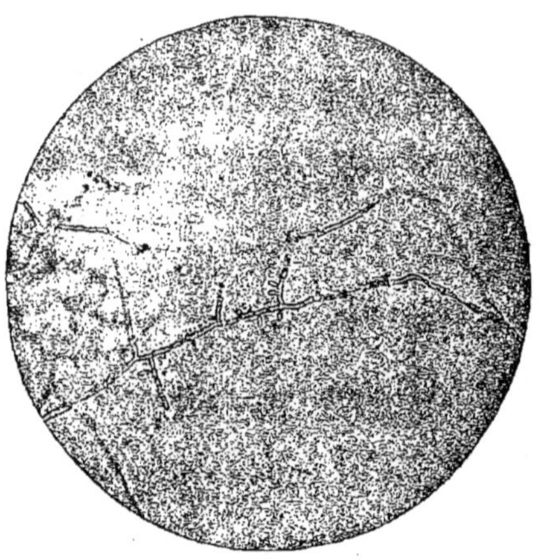

Fig. 137.

Sporulation externe en milieu pauvre. Les spores externes redeviennent solitaires (gr. 250 diam.).

Les spores forment des grappes tout à fait différenciées (fig. 138).

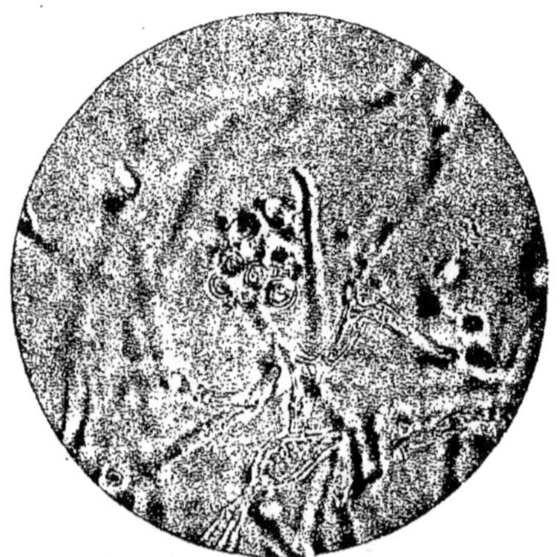

Fig. 138.

Sporulation par grappes. L'hyphe sporifère se différencie des filaments non fructifères (gr. 1000 diam.).

Les espèces *ectothrix* fournissent d'autres formes de reproduction que la spore externe en grappe. Ce sont de longs fuseaux multiloculaires (fig. 159).

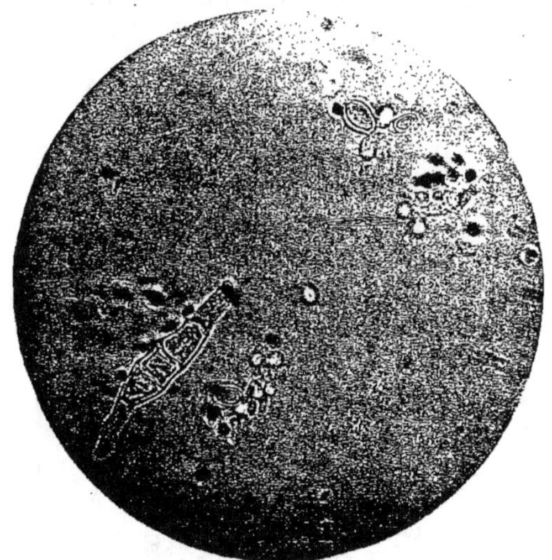

Fig. 159.
Chlamydospores des espèces à cultures blanches (gr. 850 diam

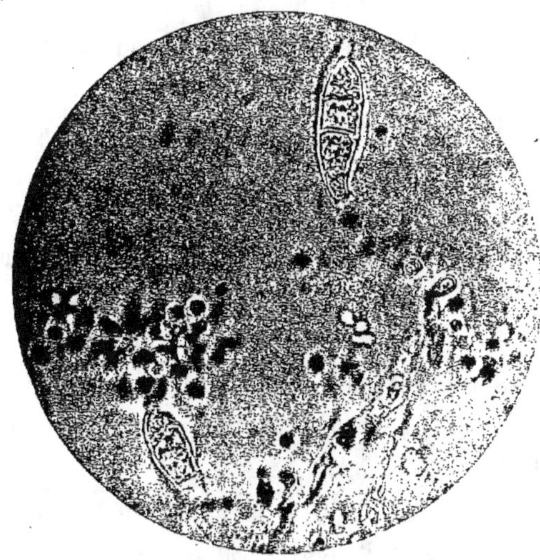

Fig. 140.
Chlamydospores à éperon saillant. Forme chlamydosporée supportant deux grappes
(gr. 800 diam.).

Ces fuseaux peuvent dans une grappe occuper la place d'une spore ou celle du pédicule de la grappe (fig. 140).

Beaucoup sont terminées par un éperon saillant. Leur forme variable, leur enveloppe épaisse à double contour, leur siège souvent terminal

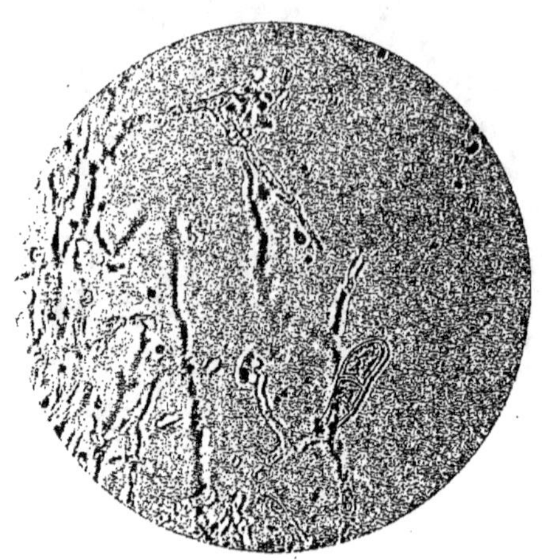

Fig. 141.
Chlamydospore terminale (gr. 500 diam.).

au mycélium (fig. 141) et ce fait que les fuseaux sont plus nombreux quand la culture est vieille et qu'elle souffre, enfin leur nombre inversement proportionnel à celui des spores externes tendent à faire considérer ces organes comme des *chlamydospores*.

En dehors de ces formes spéciales, il faut mentionner l'existence de filaments vrillés en spirale qu'on trouve dans presque toutes les cultures trichophytiques et qui sont peut-être le rappel de formes de fructification de familles voisines. Enfin il faut mentionner aussi parmi les filaments sporifères fertiles, l'existence de mycéliums inféconds et stériles qui prennent une forme rappelant celle d'une branche d'épines dépouillée de feuilles (fig. 142).

Quand une culture trichophytique vieillit, ou que le milieu nutritif devient impropre à sa végétation, les spores mycéliennes reparaissent. Elles ont une forme vésiculeuse, chaque vésicule remplaçant un article mycélien (fig. 143).

La masse de ces cellules renflées et vacuolaires remplace progressi-

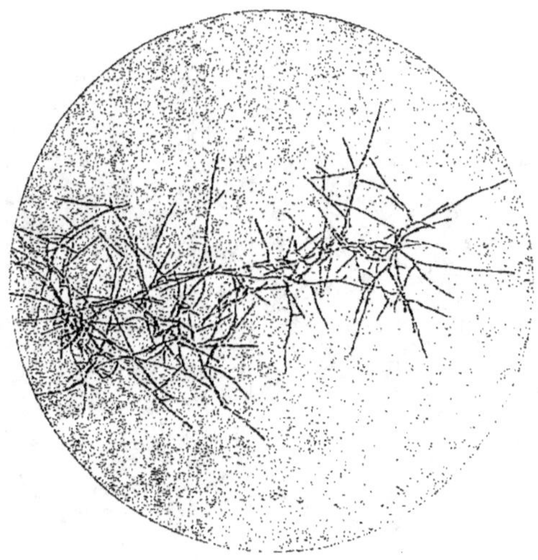

Fig. 142.

Filaments mycéliens terminaux stériles (gr. 200 diam.).

vement le mycélium fin et élancé du début (fig. 144). Ce sont là des formes de dégénérescence.

On peut faire naître, dans les cultures trichophytiques, d'autres

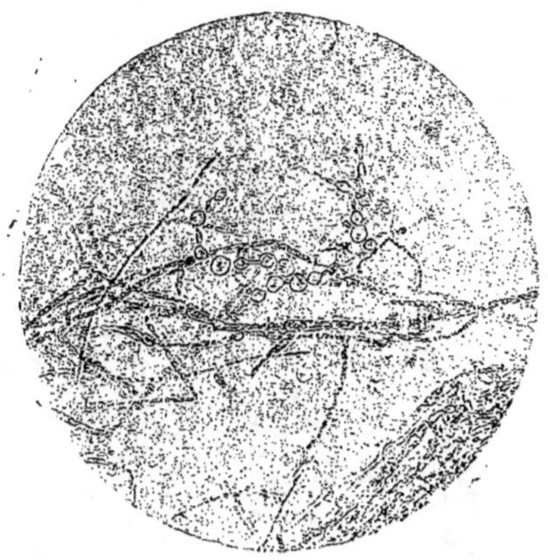

Fig. 143.

Spores mycéliennes de dégénérescence. Spores grosses et vésiculeuses (gr. 400 diam.).

formes de spores mycéliennes qui semblent plutôt des formes de résistance et d'adaptation que des formes de dégénérescence (fig. 145).

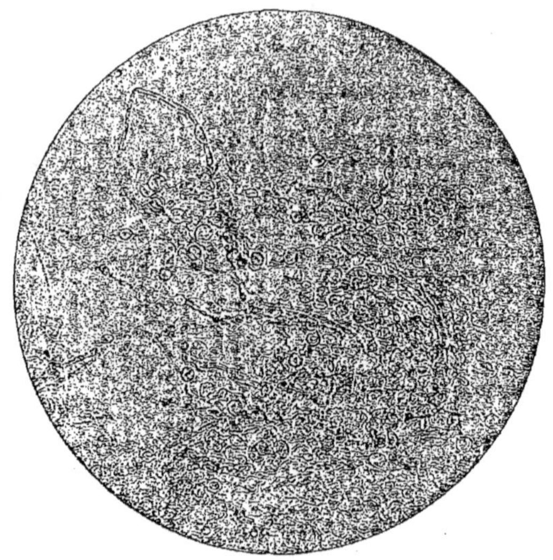

Fig. 144.

Spores mycéliennes de dégénérescence. Spores grosses et vésiculeuses (gr. 400 diam.).

Ce sont des spores mycéliennes carrées qui rappellent extrêmement

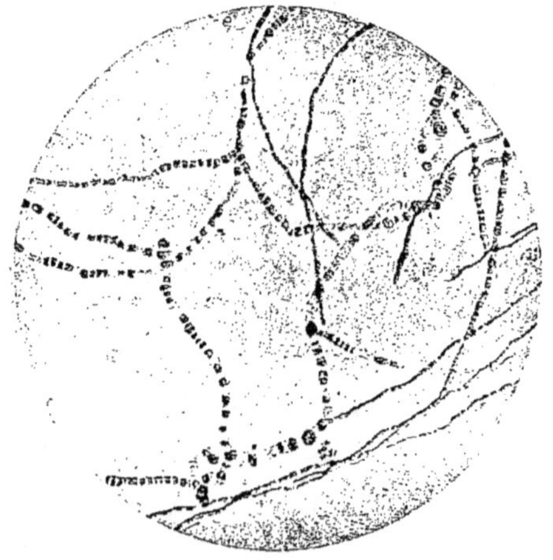

Fig. 145.

Spores mycéliennes d'adaptation aux milieux azotés (gr. 300 diam.).

par leur aspect et leurs dimensions, les formes du même végétal dans sa vie parasitaire (fig. 146).

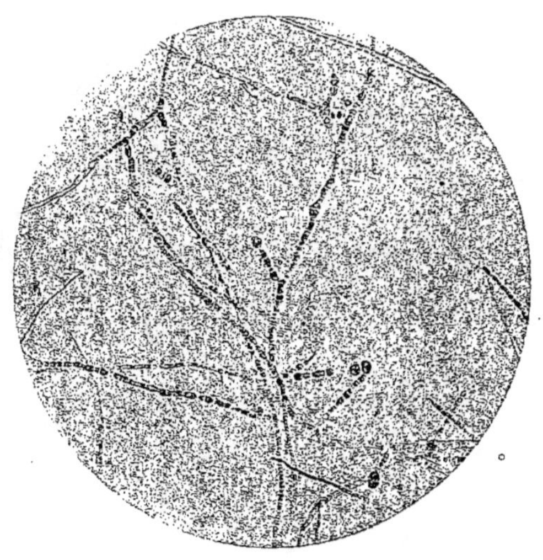

FIG. 146.

Spores mycéliennes d'adaptation aux milieux azotés (gr. 300 diam.).

Elles naissent dans les milieux liquides très azotés. Ce fait est à rapprocher de la remarque qui précède, car dans la vie parasitaire, le trichophyton se nourrit forcément aux dépens d'azote albuminoïde.

TAXONOMIE DES TRICHOPHYTONS. — LES BOTRYTIS

A quelle famille de Mucédinées rapporter les trichophytons? Leur sporulation externe en grappe les rapproche nettement du groupe des *Botrytis* dont on connaît déjà des représentants saprophytes et parasitaires. (*B. tenella, cinerea, Bassiana*, etc....)

Le *Botrytis Bassiana* en culture n'est pas identique aux trichophytons. Son mycélium est plus fin, ses grappes sont composées de spores plus petites, etc. (fig. 147).

Il est impossible cependant de nier l'étroite parenté morphologique des *Trichophytons* et des *Botrytis*. L'agmination des spores en grappe,

4

leur pédicule court sont autant de points de ressemblance frappante (fig. 148 et 149).

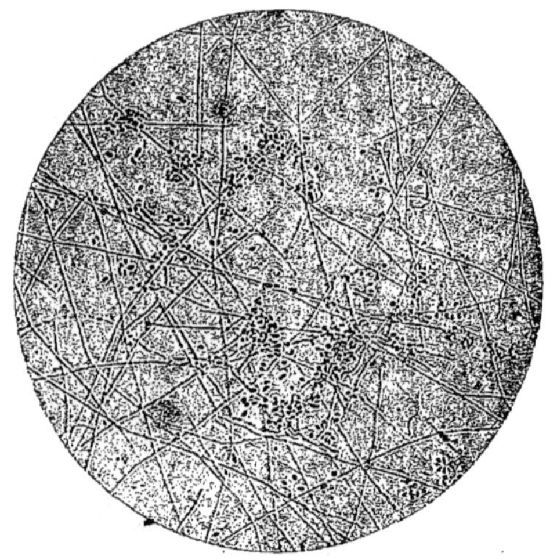

Fig. 147.

Botrytis Bassiana, culture en goutte de 6 jours (gr. 250 diam.).

Faut-il ajouter que dans sa vie parasitaire le Botrytis de la mus-

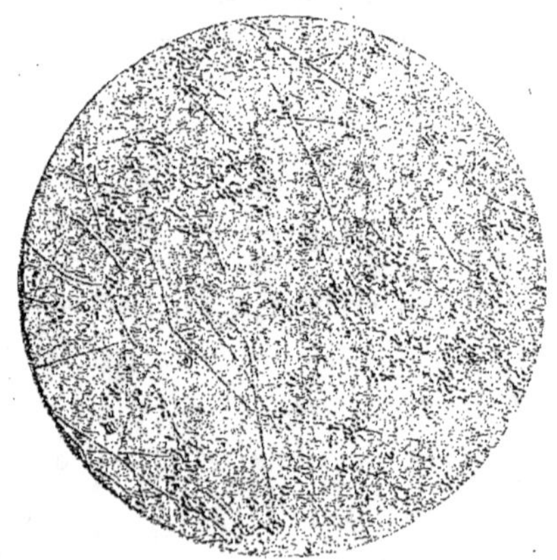

Fig. 148.

Botrytis Bassiana, culture en goutte de 6 jours. Mise au point superficielle montrant le relief des grappes (gr. 250 diam.).

cardine, comme les trichophytons dans la vie parasitaire ne montre que

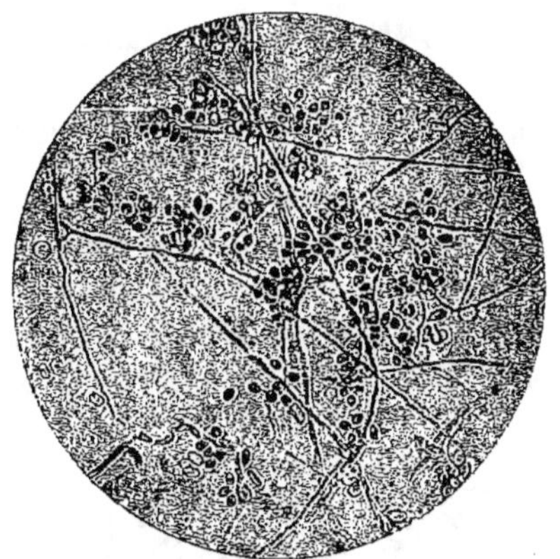

Fig. 149.

Botrytis Bassiana, culture en goutte de 6 jours. Détail de la grappe (gr. 500 diam.).

des mycéliums grêles ou sporulés, mais jamais de spores externes comme

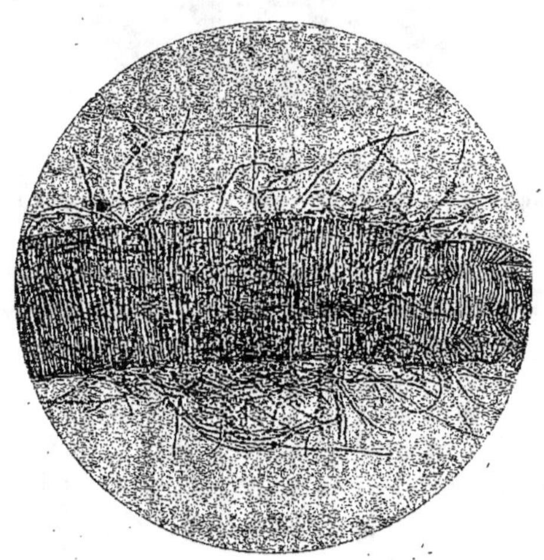

Fig. 150.

Trachée respiratoire d'un ver à soie, envahie par le parasite de la muscardine.

dans la vie en culture. Ainsi le prouve cette figure (150) qui montre
le B. Bassiana végétant dans une trachée respiratoire de ver à soie.

LA TONDANTE A PETITES SPORES. — MALADIE DE GRÜBY

MICROSPORUM AUDOUÏNI (GRÜBY)

Non seulement on croyait, jusqu'à ces derniers temps, à l'unité du Trichophyton ; non seulement on confondait entre elles les espèces de trichophytons endothrix, et celles-ci avec les trichophytons animaux, mais dans le tableau clinique grossier de la Trichophytie on confondait une autre mycose humaine, toute différente, n'ayant avec

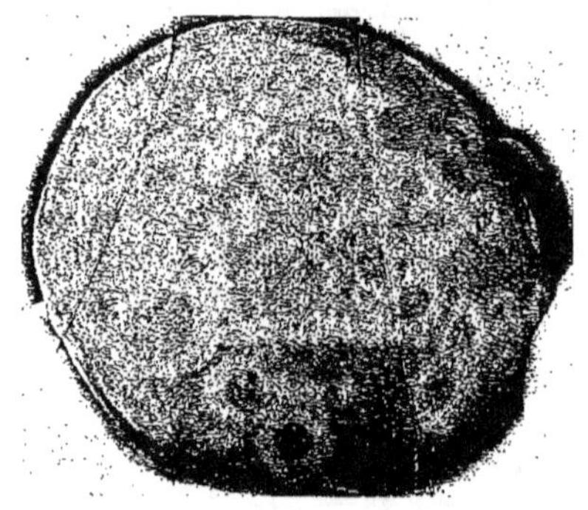

Fig. 151.

Plaques multiples de tondante à petites spores de Grüby, — après l'épilation.

la trichophytie aucune ressemblance, si ce n'est qu'elle attaque le cheveu : une mycose aussi différente de la trichophytie de tous sièges, dont nous venons de parler, que peut l'être *le Favus*.

Cette maladie est plus fréquente que la teigne tondante trichophytique. Elle attaque exclusivement le cheveu, et se caractérise par des plaques couvertes de squames grisâtres (Pityriasis alba parasitaire), plaques sur lesquelles les cheveux sont gris et décolorés. Quand ces cheveux malades sont épilés, leur portion radiculaire cassée dans l'épiderme dessine une cocarde grise, quelquefois marquée en surface par un centre et un liséré rouge (fig. 151). Cette forme en cocarde ne s'observe que sur les lésions larges de 4 centimètres.

Le *microsporum Audouïni* (Grüby) qui cause cette tondante spéciale est, comme son nom l'indique, formé de spores extrêmement petites (2-3 µ) (fig. 152).

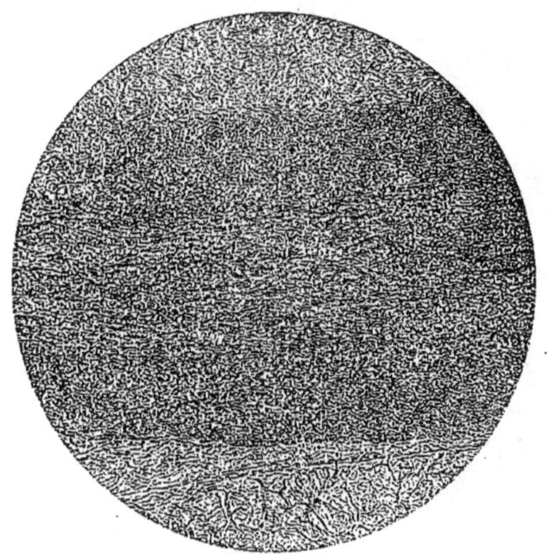

Fig. 152.
Microsporum Audouïni autour du cheveu de la teigne à petites spores (gr. 150 diam.).

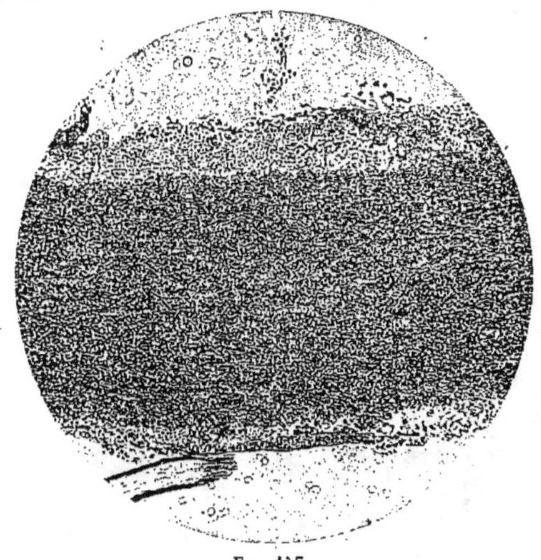

Fig. 155.
La gaine aérienne du *Microsporum Audouïni* autour du cheveu (gr. 200 diam.).

Ce parasite n'attaque pas l'intérieur du cheveu comme le *trichophyton endothrix*, il n'habite pas nou plus exclusivement sa gaine folliculaire

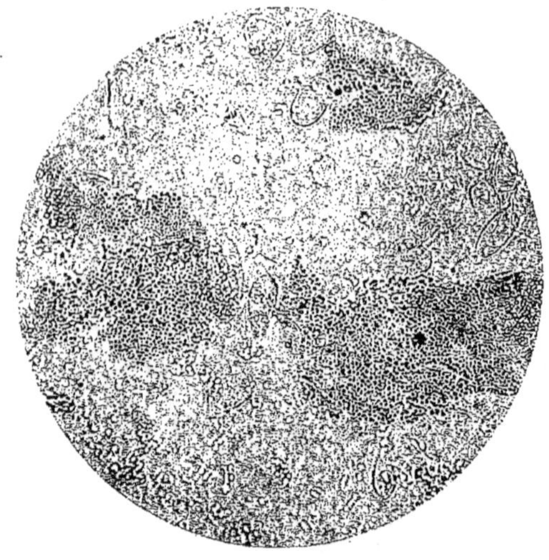

Fig. 154.

L'enveloppe de spores du *Microsporum Audouïni* après décortication du cheveu (gr. 200 diam.).

comme le *trichophyton ectothrix*; il forme autour de la partie radi-

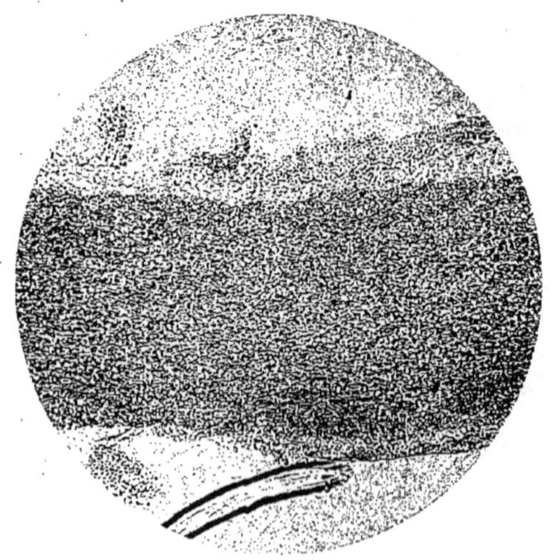

Fig. 155.

Microsporum Audouïni autour du cheveu (gr. 200 diam.).

culaire et aussi de la partie aérienne du cheveu, dans la hauteur de 5 millimètres environ une gaine continue de spores (fig. 153).

De plus, sa direction n'est pas ascendante comme celle de tous les trichophytons. Sa progression se fait au contraire en sens inverse de la croissance du cheveu, c'est-à-dire de haut en bas.

Quand par l'action de la potasse on arrive à décortiquer le cheveu de son enveloppe de spores pour mettre en pleine lumière les fragments de cette gaine (fig. 154), on peut voir que les spores du parasite sont agrégées l'une près de l'autre, comme les cailloux d'une mosaïque, sans former de files articulées distinctes (fig. 154 et 155).

Qu'on suppose une baguette enduite de colle et saupoudrée de sable fin. Tel est l'aspect du cheveu atteint par le *microsporum Audouïni*.

Ce parasite, admirablement décrit en 1843 par M. Grüby sous le nom de *microsporum Audouïni*, fut nié pendant cinquante ans et ses caractères microscopiques confondus avec ceux des trichophytons.

Même au point de vue objectif, cependant, il s'en distingue, car sur une lésion non traitée, le cheveu qu'il entoure montre une gaine pseudo-épidermique de 5 millimètres de haut, au-dessus de l'orifice pilaire. C'est la gaine parasitaire.

Cette maladie est la teigne tondante cliniquement connue sous le nom de *teigne rebelle*. Elle n'atteint que le cuir chevelu de l'enfant et ne cause jamais ni lésion pilaire de la barbe chez l'adulte, ni lésion mycosique de l'ongle.

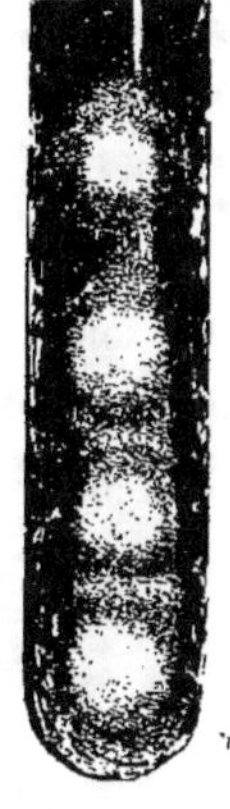

Fig. 156.

Culture directe du cheveu atteint de *Microsporum Audouïni*, gélose au moût de bière (2 semaines).

Cultures. — Si l'on porte un fragment de cette gaine parasitaire sur les mêmes milieux de culture que nous connaissons, la culture sera tout autre que celle des trichophytons. Et d'abord on peut obtenir d'emblée des séries de cultures pures en partant du cheveu, sans rencontrer les associations cryptogamiques qui, dans les trichophyties, sont constantes (fig. 156).

Ces semences portées au fond d'un matras sur une gélose au moût de bière donnent des cultures tout à fait spéciales (fig. 157, 158, 159).

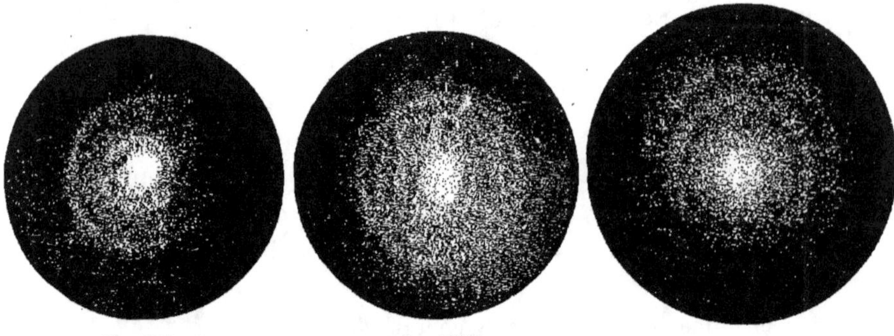

Fig. 157.   Fig. 158.   Fig. 159.

Cultures du *Microsporum Audouïni* sur gélose au moût de bière, 2, 3 et 4 semaines.

Elles sont caractérisées par un bouquet de duvet central parfaitement blanc, autour duquel se forment peu à peu une série de cercles concentriques duveteux, séparés par des cercles glabres.

Si l'on porte ces semences sur la gélose peptone maltosée (formule

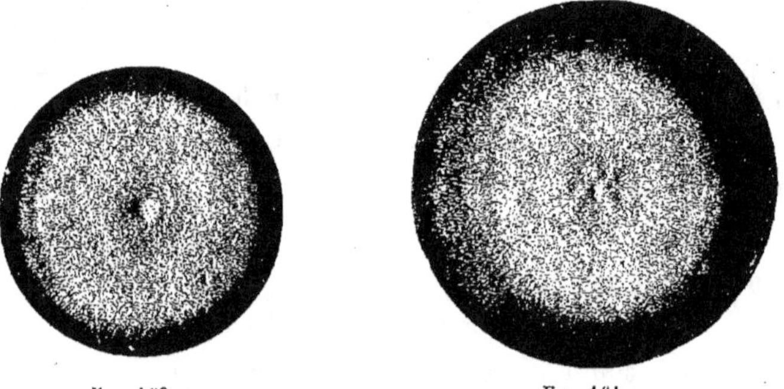

Fig. 160.   Fig. 161.

Cultures du *Microsporum Audouïni* sur milieu d'épreuve (3 et 4 semaines).

n° 2) milieu d'épreuve, la culture donne lieu à un tapis *duveteux* d'un blanc grisâtre, amiantacé, le plus souvent marqué au centre par un ombilic duveteux saillant (fig. 160, 161).

La culture d'un grand nombre d'exemplaires de cette mycose permet de distinguer sur ce milieu d'épreuve quelques variétés qui semblent fixes, mais qui sont encore peu étudiées. Les cultures suivantes appar-

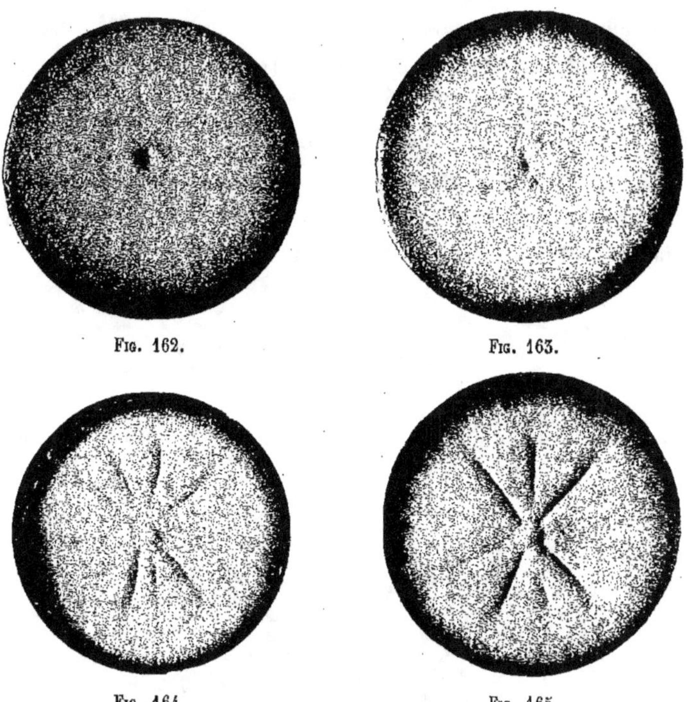

Fig. 162.   Fig. 163.

Fig. 164.   Fig. 165.

Microsporum Audouïni, gélose peptone maltosée, milieu d'épreuve.

tiennent deux par deux au même individu. Elles sont toutes pratiquées
sur un milieu chimiquement identique (fig. 162, 163, 164, 165).

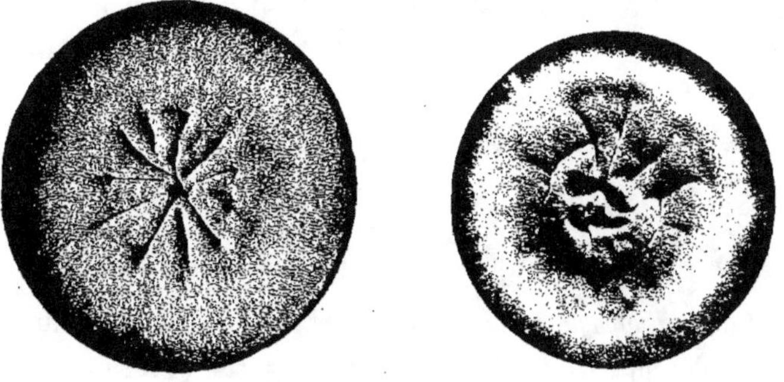

Fig. 166.   Fig. 167.

Microsporum Audouïni du cheval, culture sur milieu d'épreuve : 4 et 6 semaines.

Cette maladie qui ne se rencontre chez l'homme que dans l'enfance et seulement au cuir chevelu sous la forme de tondante, existe aussi chez le cheval, et de même pendant les premières années. C'est l'herpès contagieux vulgaire des poulains (fig. 166, 167).

Les différences héréditaires de la culture équine et de la culture humaine permettent de croire que ce sont deux espèces distinctes d'un même groupe botanique. En vieillissant, la culture équine qui forme un tapis grisâtre, s'entoure d'un cercle de duvet saillant et blanc (fig. 167).

Mycologie — Taxonomie

Au point de vue botanique, le *microsporum Audouïni* est absolument

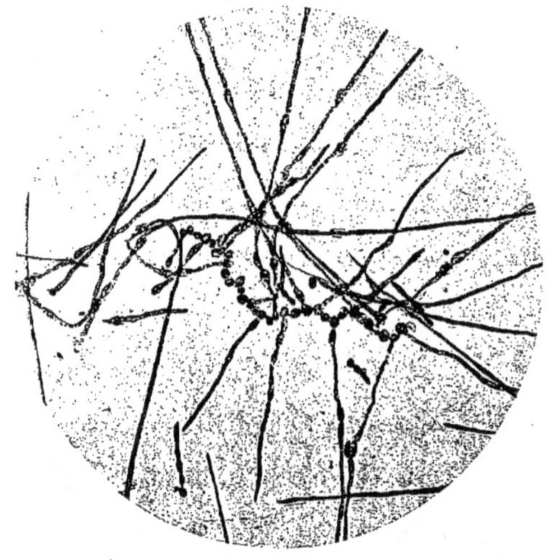

Fig. 168.

Naissance du mycélium jeune du *Microsporum Audouïni* en culture (gr. 200 diam.).

distinct des *trichophytons*. Ce n'est pas un Botrytis, sa fructification n'est pas la grappe. D'abord son mycélium n'est pas régulier comme celui des trichophytons, il est fuselé et massué (fig. 168), chaque cellule mycélienne présentant un renflement, en sorte que quand la culture est adulte, tous ses filaments mycéliens sont régulièrement moniliformes (fig. 169).

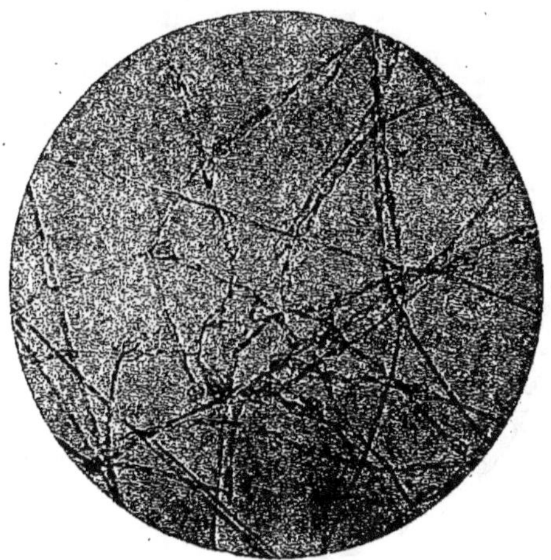

Fig. 169.
Mycélium adulte du *Microsporum Audouïni* en culture (gr. 250 diam.).

Quand la culture vieillit, autour de certains points du mycélium, il se

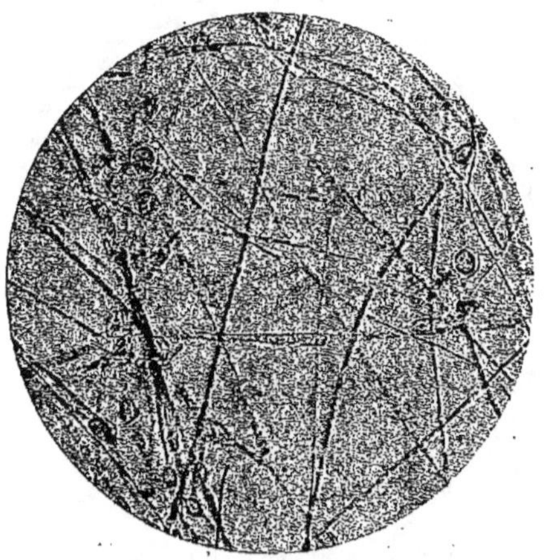

Fig. 170.
Mycélium vieilli du *Microsporum* (gr. 300 diam.).

forme, comme de la mousse sur une branche, des cirrhes ou amas gélatineux un peu jaunâtres que le montage de la préparation dissocie (fig. 170).

Après quelques jours, si le milieu nutritif de la culture en goutte

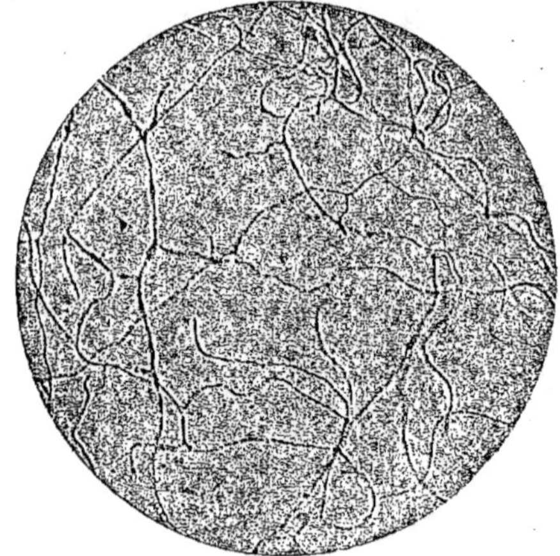

Fig. 171.
Premières ébauches des organes de fructification (gr. 200 diam).

est bien favorable (azote albuminoïde et sucre), on voit naître au pour-

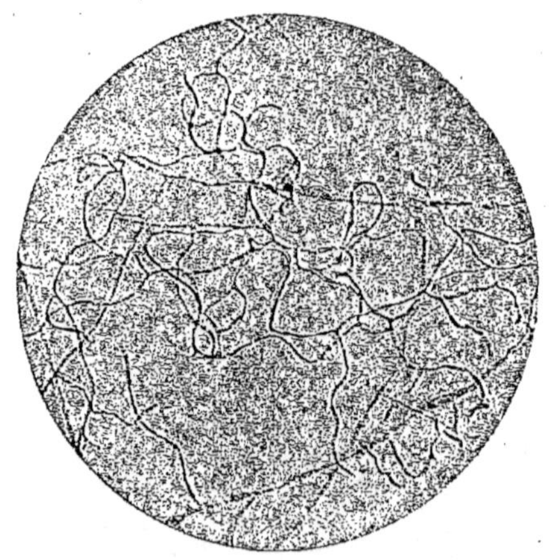

Fig. 172.
Premières ébauches des organes de fructification (gr. 200 diam.).

tour de la culture des rameaux mycéliens qui ne sont plus moniliformes
mais grêles et élancés, contournés en tous sens (fig. 171 et 172).

Dans la plupart des cultures, ces rameaux qui sont le début de for-

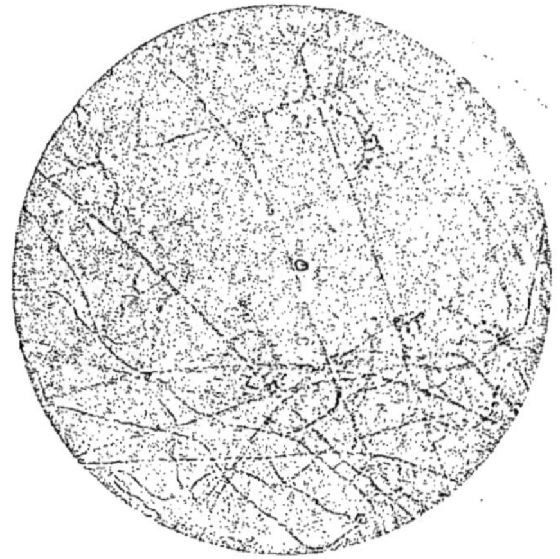

Fig. 173.
Apparition des denticules sporifères (gr. 200 diam.).

mation des hyphes sporifères ne fructifient pas, et la culture s'arrête à ce point de son développement.

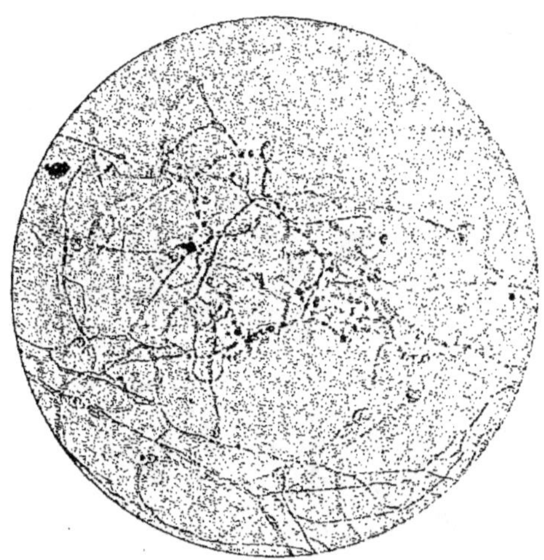

Fig. 174.
Sporulation externe complète (gr. 250 diam.).

Mais le végétal, quand les conditions de fructification lui sont plus pro-
pices, forme sur ces rameaux contournés des organes spéciaux sporifères.

Sur un seul côté de ces rameaux, naissent par série des excroissances ressemblant aux dents d'un peigne (fig. 175).

Sur ces excroissances prennent naissance les spores externes, une sur chaque denticule ; ces spores sont très sessiles, et d'une extrême fragilité (fig. 174).

La place botanique du *microsporum Audouïni* est discutable. Je ne crois pas qu'aucun système analogue (hyphe sporifère pectinée) ait été décrit parmi les Mucédinées. En tous cas cette forme n'a rien de commun avec la grappe des *Trichophytons* et des *Botrytis*.

Et cette démonstration botanique appuyant la différenciation fondée sur l'examen microscopique et la culture permet de séparer nettement et définitivement la *teigne à petites spores* de toutes les trichophyties étudiées plus haut.

28842 — Imprimerie Lahure, 9, rue de Fleurus, à Paris.

LA TEIGNE FAVEUSE

Le Favus, comme nous l'avons signalé plus haut, a été confondu jusqu'au commencement du siècle avec les maladies les plus diverses du cuir chevelu, sous les noms génériques de Teigne, puis de Porrigo.

La contagiosité de la « Tinea vera » de Lorry fut reconnue bien avant sa nature parasitaire, puisque ce n'est qu'après la découverte du champignon de la Muscardine, le *Botrytis Bassiana*, en 1835, que Schœnlein et Grüby entrevirent les parasites du Favus (1839) et des Teignes tondantes.

La division des dermatoses en *dermatoses simples*, ce qui signifie uniquement que la cause en demeure encore inconnue, et en *dermatoses parasitaires*, permit enfin de consacrer, par la différenciation des parasites, la spécificité du Favus, déjà entrevue cliniquement depuis les travaux d'Alibert et de Biett.

Le Favus, de même que la Trichophytie, peut atteindre les ongles (onychomycose faveuse) et les parties glabres.

Comme les Teignes tondantes, il est une maladie de l'enfance.

Nous allons étudier avec le Dr Bodin les parasites qu'il a isolés de divers cas de Favus.

L'étude de l'*Achorion Schœnleinii*, au point de vue morphologique, est moins avancée que l'étude du *Trichophyton tonsurans*.

L'*Achorion Schœnleinii* n'a pas encore sa place désignée dans la classification des infiniment petits.

Les recherches du Dr Bodin nous font entrevoir toutefois la solution prochaine de cet intéressant problème : l'*Achorion Schœnleinii*, loin de demeurer un type unique et indivisible, tend, comme le Trichophyton, à devenir le nom générique de toute une variété de parasites. auxquels correspondraient, chez l'homme et les animaux, autant de Teignes faveuses différentes.

L'ACHORION SCHŒNLEINII

Dans le cheveu, le parasite du *Favus* occupe toujours une étendue assez considérable et se montre composé de mycéliums et de spores mycéliennes.

Le champignon habite l'intérieur même du poil, sans le remplir

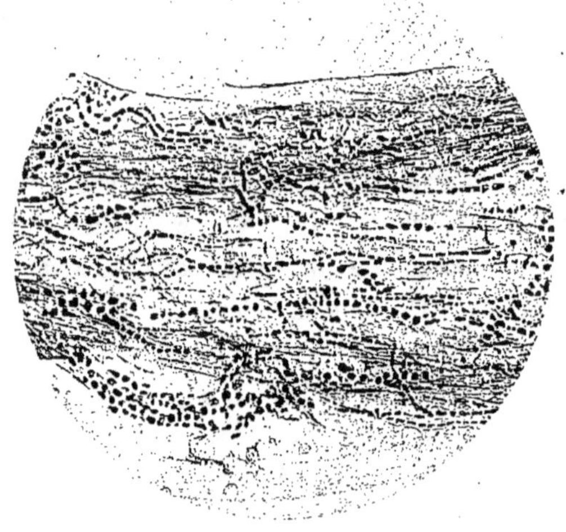

Fig. 175.

Cheveu favique (gr. 250 diam.).

complètement. La direction générale de ses éléments est celle du cheveu, mais les mycéliums présentent des directions variables et irrégulières et peuvent faire avec l'axe du poil un angle plus ou moins ouvert, qui atteint quelquefois l'angle droit.

Parmi les tubes mycéliens, il en existe de très petits, sans trace de division ; les plus nombreux sont assez volumineux et divisés en spores rectangulaires.

Les spores forment, soit des chapelets, soit de petits amas irréguliers provenant de la division des tubes mycéliens.

Elles sont inégales, toutes quadrangulaires ou anguleuses, et ne présentent jamais la forme arrondie. Ce fait est de la plus haute importance et permet de distinguer sûrement dans le cheveu l'*Achorion* du *Trichophyton*.

Le groupement de l'*Achorion Schœnleinii* est très évident dans la figure 175, où l'on remarque combien la répartition en est irrégulière.

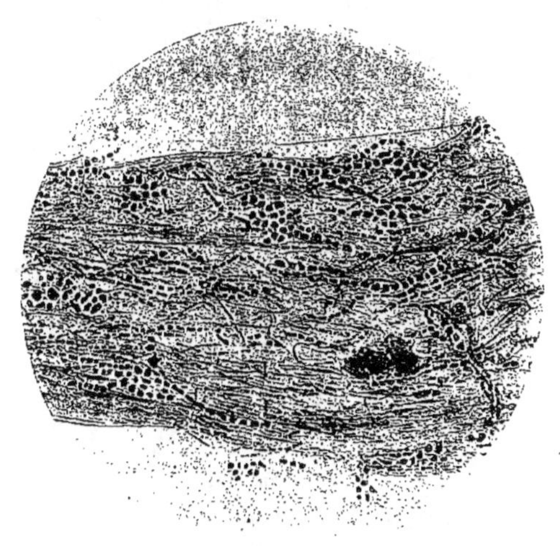

Fig. 176.

Cheveu favique (gr. 250 diam.).

Le cheveu représenté fig. 176 a été mis au point de manière à bien faire voir le double contour des éléments parasitaires, qui sont, dans cette préparation, colorés à l'éosine.

La division des mycéliums se fait par tri et tétratomie, de sorte qu'un rameau mycélien, en se divisant, figure grossièrement des tarses.

L'examen d'un godet favique sur une coupe parallèle à son axe y montre les mêmes éléments. Ils y sont plus tassés que dans le

BIBLIOTHÈQUE NATIONALE IMPRIMÉS

cheveu et présentent une disposition en forme de cône à sommet inférieur qui, sur une coupe verticale, donne grossièrement la figure d'un éventail (fig. 177).

L'examen microscopique du champignon dans le cheveu et dans le godet ne saurait suffire pour son étude. Il faut donc l'isoler et le cultiver sur des milieux nutritifs artificiels.

Pour faire des cultures d'*Achorion Schœnleinii*, le premier point est d'avoir un milieu remplissant certaines conditions bien déterminées. Il faut aussi qu'on puisse le fabriquer toujours d'une façon rigoureu-

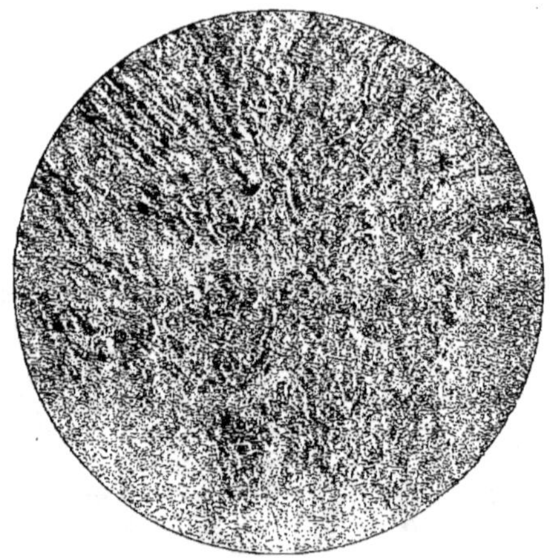

Fig. 177.

Coupe d'un godet favique (gr. 700 diam.).

sement identique. Ce détail est essentiel en raison des variétés d'aspect que revêtent les cultures d'un même champignon sur des milieux nutritifs présentant des variations qualitatives ou quantitatives même légères. Il faut, en outre, que ce milieu contienne des éléments nutritifs favorisant le développement rapide et intense du parasite.

Il est probable que, sur un milieu lui convenant parfaitement, l'*Achorion* donnerait des formes de reproduction spéciales; mais actuellement ce milieu est encore inconnu.

Ce que l'on sait, c'est que ce champignon utilise surtout les matières albuminoïdes. C'est avec des milieux peptonisés à fortes doses que

nous avons obtenu les meilleurs résultats. Sur l'agar peptonisé à
5 pour 100, et de réaction légèrement alcaline, les cultures nous ont
toujours montré leur maximum de développement.

Les matières sucrées ne sont aucunement utilisées par le cham-

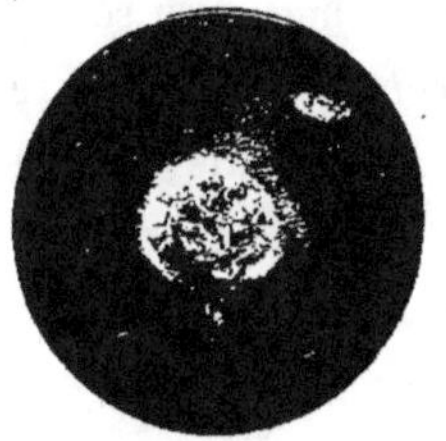

Fig. 178.

Culture d'une variété
d'Achorion
sur agar au moût de bière.

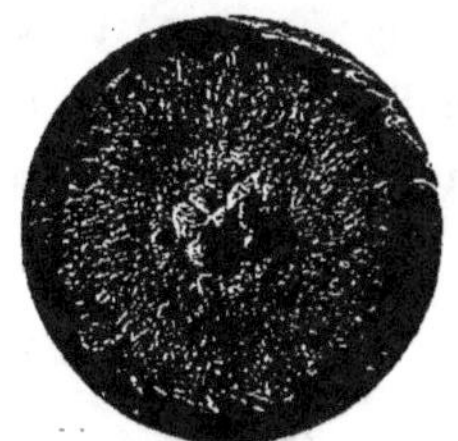

Fig. 179.

Culture d'une variété
d'Achorion
sur agar peptonisé à 1 °/₀.

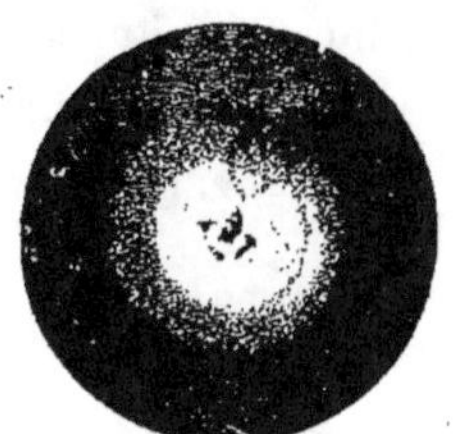

Fig. 180.

Culture d'une autre variété
d'Achorion
sur agar peptonisé à 1 °/₀.

pignon ; leur addition aux milieux de culture est donc inutile. Sur
le moût de bière, par exemple, l'Achorion végète avec peine.

Il suffit, pour constater cette particularité, de comparer la fig. 178

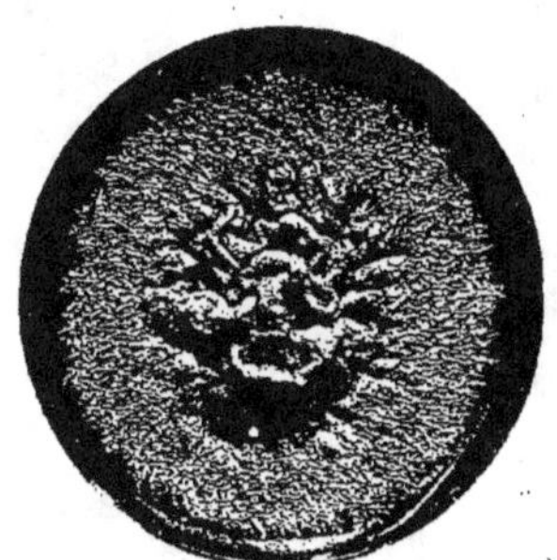

Fig. 181.

Même culture que fig. 179, transportée
sur agar peptonisé à 5 °/₀.

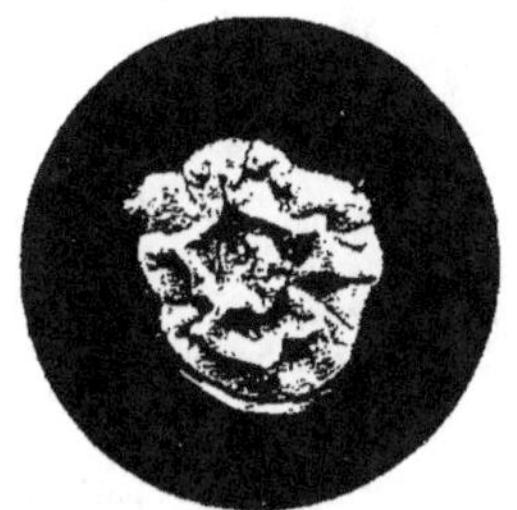

Fig. 182.

Même culture que fig. 180, transportée
sur agar peptonisé à 5 °/₀.

(culture sur moût de bière) aux figures 179 et 180 (cultures sur agar
peptonisé à 1 °/₀), et enfin aux cultures les plus vivaces, fig. 181 et 182
(cultures sur agar peptonisé à 5 °/₀).

Sur la pomme de terre, la culture des diverses espèces d'Achorions
est facile ; ils s'y développent rapidement et avec abondance.

Sur l'agar-agar peptonisé à 2 %, on peut donc obtenir des cultures d'Achorion, mais ces cultures ne demeurent bien vivaces que si on les transplante sur un milieu plus riche.

Les cultures de Favus ne présentent jamais un aspect analogue à celui des cultures des divers Trichophytons. On en jugera en se rapportant au mémoire du Dr Sabouraud et en comparant les figures 183 et 184, qui représentent, sur agar peptonisé à 2 %, l'une une cul-

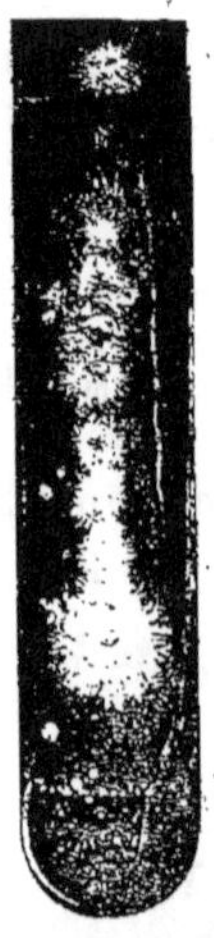

FIG. 183.
Culture directe d'un cas
de Sycosis trichophytique
phlegmoneux,
d'origine équine probable
(Doyen).

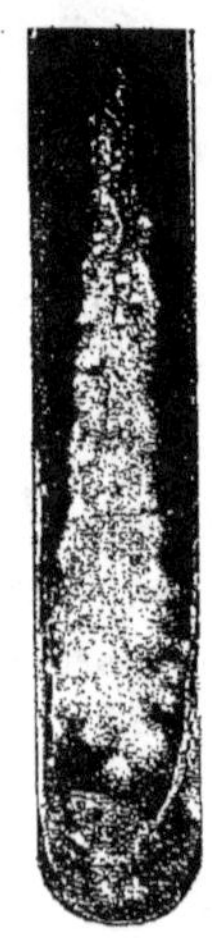

FIG. 184.
Culture comparative
du
Favus du Chien
(Nocard).

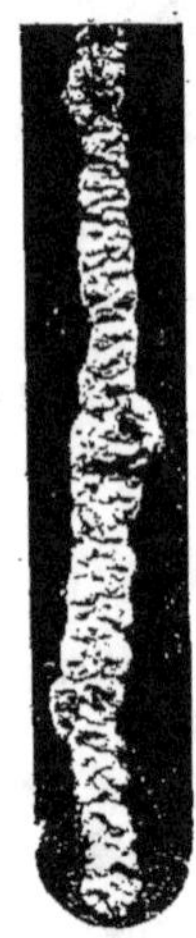

FIG. 185.
Culture
sur pomme de terre
d'un Achorion
d'origine humaine.

ture directe d'un Sycosis trichophytique phlegmoneux, culture importante en ce sens qu'elle démontre, chez l'homme, les propriétés pyogènes de ce Trichophyton, d'origine équine probable, l'autre figurant une culture sur le même milieu du Favus du Chien.

Les cultures en séries nous ont conduit à plusieurs conclusions du plus haut intérêt.

Si l'on étudie plusieurs cas de Favus en faisant des cultures comparatives, on est frappé de deux faits qui ont une analogie remarquable avec ceux que l'on observe pour les Trichophytons :

1° A côté de l'Achorion végètent habituellement divers commensaux;

2° La diversité d'aspect des cultures en série d'Achorions de diverses provenances paraît correspondre à des espèces cryptogamiques différentes.

1° *Associations Cryptogamiques*

Dans toutes les cultures faviques, même dans celles qui semblent

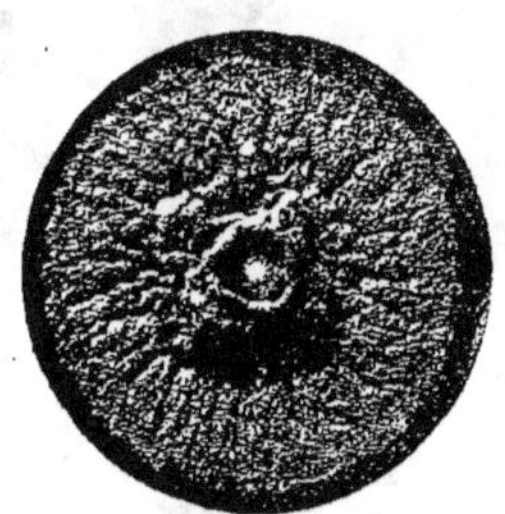

FIG. 186.

Culture d'Achorion montrant le début du développement d'un commensal
sous forme de très petites colonies blanches.

primitivement les plus pures, on voit, au bout d'un certain temps, apparaître des colonies d'un champignon différent.

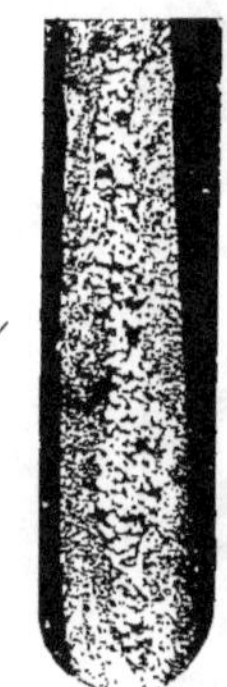
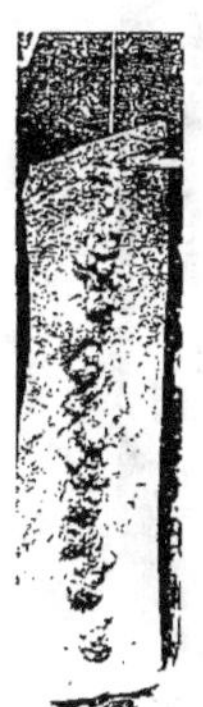
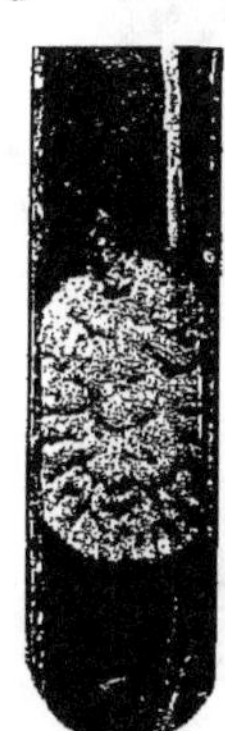
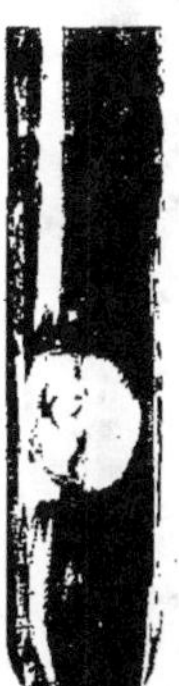

FIG. 187.   FIG. 188.   FIG. 189.   FIG. 190.

Cultures de diverses variétés d'Achorions   Variétés de commensaux des cultures
        sur pomme de terre.   d'Achorion isolés sur agar peptonisé à 1 °/₀.

Ce fait, que vient de signaler Kral de Prague, est analogue à celui que l'on observe dans les cultures des Trichophytons à grosses spores.

Les nouvelles colonies diffèrent absolument des cultures faviques. Leur aspect est tout autre et leur manière de se comporter vis-à-vis des milieux nutritifs est absolument inverse : sur les milieux sucrés ils poussent avec activité, tandis qu'ils végètent sur les milieux

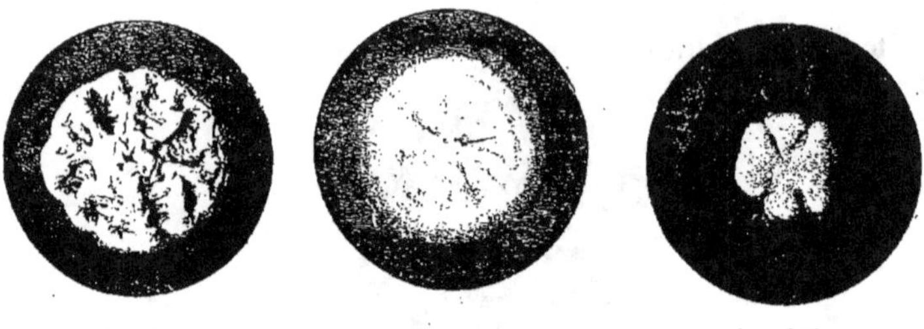

Fig. 191.

Commensal des cultures faviques sur agar au moût de bière.

Fig. 192.

Le même, sur agar peptonisé à 1 °/₀.

Fig. 193.

Le même, sur agar peptonisé à 5 °/₀.

azotés et s'y développent d'autant plus mal que la proportion de matière azotée est plus forte (fig. 191, 192 et 193).

(Comparer les cultures d'Achorion, fig. 178 à 182).

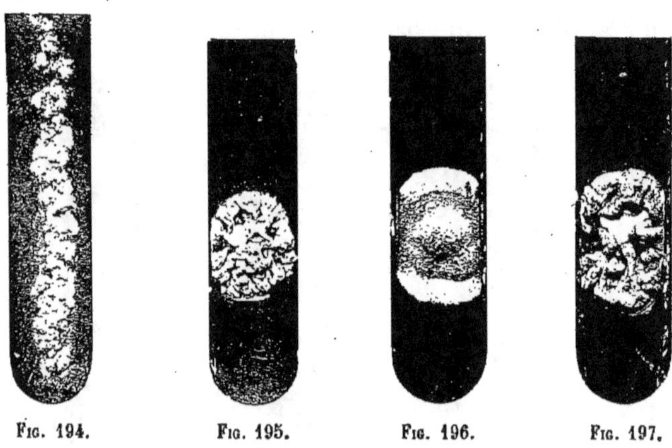

Fig. 194.

Commensal des cultures faviques sur pomme de terre.

Fig. 195.

Achorion Schœnleinii.

Fig. 196.

Achorion Euthytrix.

Fig. 197.

Achorion Atakton.

Le rôle de ces champignons est encore complètement inconnu, mais tout porte à croire que ce sont de simples commensaux.

2° *Variétés de Favus*

Le second fait important c'est que, sur un même milieu, plusieurs cas de Favus donnent des cultures très différentes. Ces différences persistent sur tous les milieux et, même après une longue série de

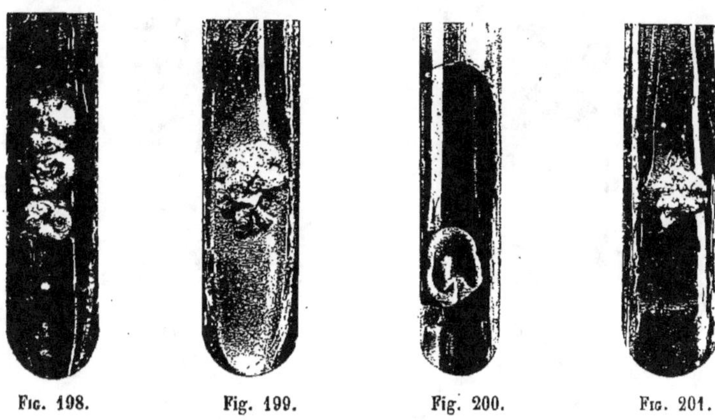

Fig. 198.   Fig. 199.   Fig. 200.   Fig. 201.

Types de variétés d'Achorion sur agar peptonisé à 5 °/₀.

passages successifs, demeurent irréductibles les unes aux autres.

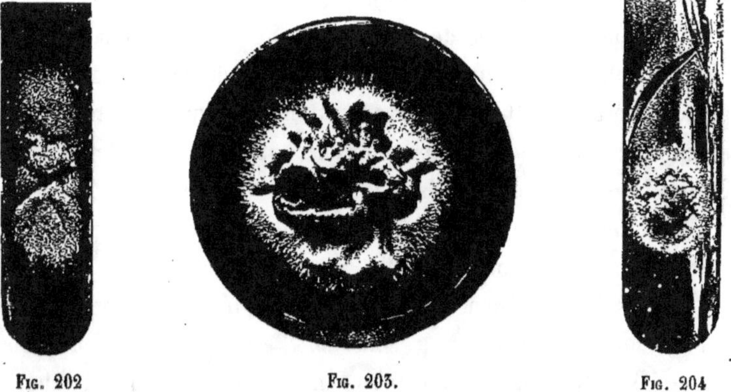

Fig. 202   Fig. 203.   Fig. 204

Types de variétés d'Achorion sur agar peptonisé à 5 °/₀.

Ces différences caractérisent-elles des espèces distinctes d'Achorion ou bien correspondent-elles simplement à des variétés d'une même espèce? La solution de ce problème ne peut encore être donnée d'une manière définitive, mais la similitude des réactions des Achorions de provenance variée (Homme, Chien, Chat, etc., etc.) sur les milieux nutritifs d'une part, la ressemblance d'aspect et l'uniformité clinique des diverses espèces de Favus d'autre part, semblent appuyer la première hypothèse.

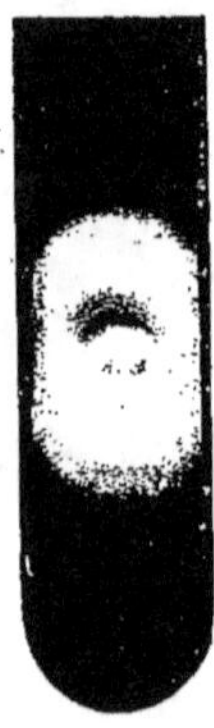

Fig. 205.

Favus de la poule sur agar peptonisé à 5 °/₀.

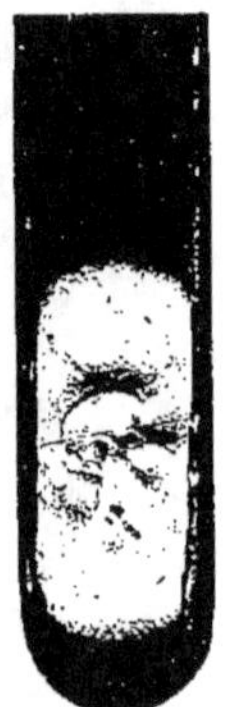

Fig. 206.

Oospora canina (Costantin-Sabrazès) sur agar peptonisé à 5 °/₀.

MM. Unna et Neebe ont isolé un certain nombre de variétés d'Achorion et leur ont donné des noms spéciaux. Nous avons reproduit fig. 195, 196 et 197 plusieurs de ces champignons cultivés sur agar peptonisé à 5 pour 100. Nous avons pu nous-même, en étudiant une cinquantaine de cas de Favus, en isoler quelques-uns dont les principaux types sont représentés page 103 (fig. 198 à 204).

Enfin, à côté des variétés précédentes, il y en a d'autres qui ont reçu une dénomination spéciale, telle que : Favus du Chien, Favus de la Poule, Favus de la Souris, en raison de leur fréquence chez certaines espèces animales. M. Nocard, l'éminent Professeur de l'École Vétérinaire d'Alfort, nous a confié toute une série de cultures d'Achorion, provenant de son laboratoire. Le Favus du Chien a été étudié tout particulièrement par MM. Costantin et Sabrazès. Il ne faudrait pas déduire toutefois de ces appellations que ces variétés d'Achorions ne puissent se rencontrer chez l'homme et soient spéciales aux espèces animales chez lesquelles on les a primitivement observées.

Une longue série de culture sur des milieux artificiels et l'inoculation d'une espèce animale à une autre peuvent seules résoudre cette question importante de la multiplicité des « Teignes Faveuses ».

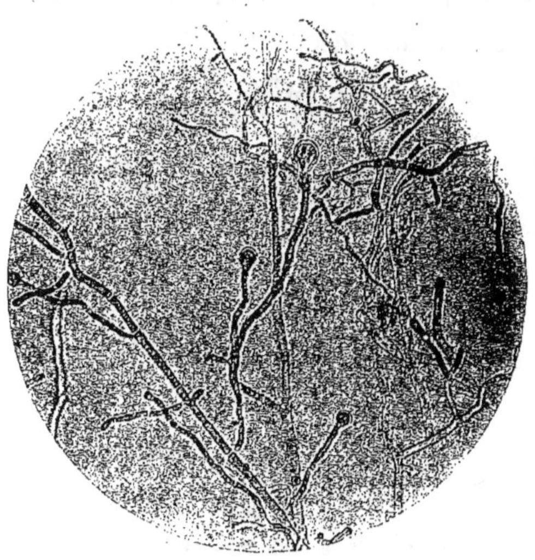

Fig. 207.
Appareils conidiens des cultures de Favus (gr. 250 diam.).

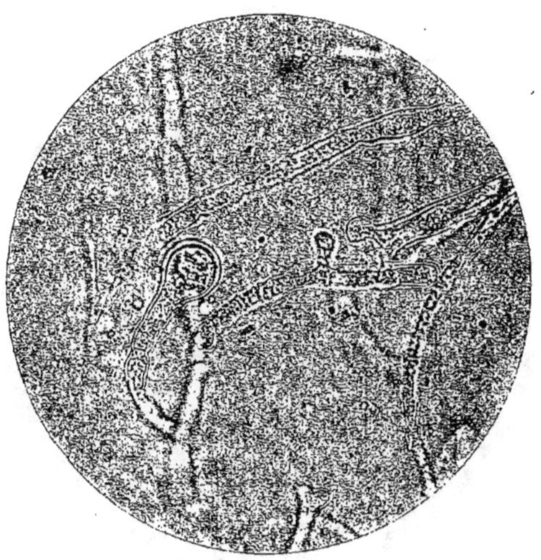

Fig. 208.
Appareils conidiens des cultures de Favus (gr. 500 diam.).

Le mode de reproduction du champignon n'est connu que dans le cheveu et dans l'épaisseur des éléments épidermiques.

Chez les sujets atteints de Teigne Faveuse, l'*Achorion Schœnleinii* se reproduit par spores mycéliennes.

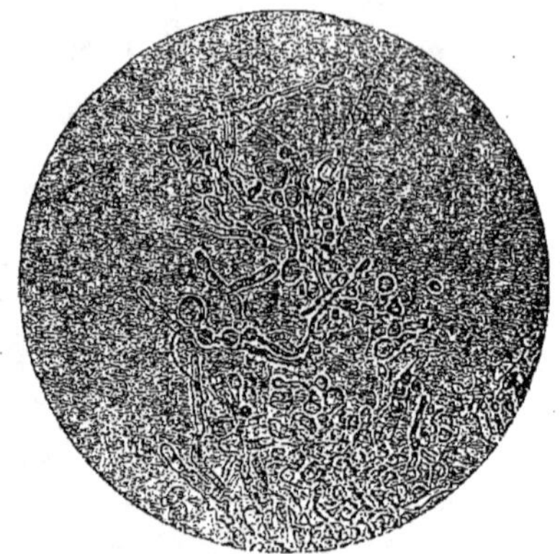

Fig. 209.

Oïdies dans une vieille culture de Favus (gr. 300 diam.).

Sur les cultures, on n'observe jamais de ces fructifications externes si remarquables qui ont fait rentrer les Trichophytons dans l'espèce *Botrytis*.

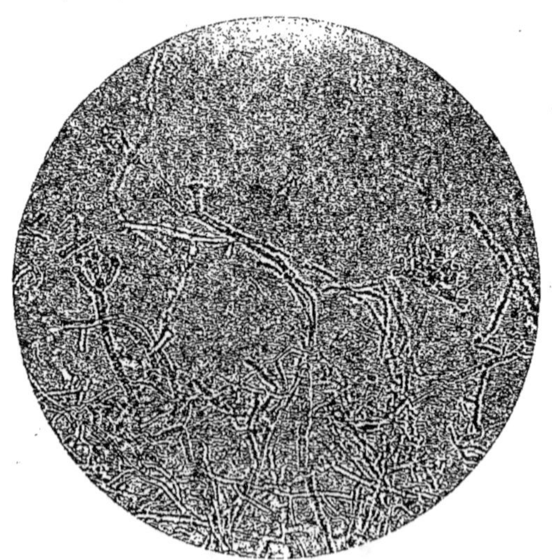

Fig. 210.

Formes de reproduction en bouquets de quelques cultures de Favus (gr. 150 diam.).

On constate simplement pendant les premiers jours une ramification irrégulière du mycélium, puis vers le quatrième jour on voit se former, à l'extrémité des rameaux terminaux ou sur les rameaux latéraux, des renflements arrondis orésentant un double contour (fig. 207 et 208).

Ces appareils conidiens ne tardent pas à se multiplier.

Si on laisse vieillir les cultures, on ne rencontre plus au bout d'un certain temps que des oïdies arrondies d'un volume variable (fig. 209). Ces éléments se montrent isolés ou bien se groupent bout à bout en forme de chapelets.

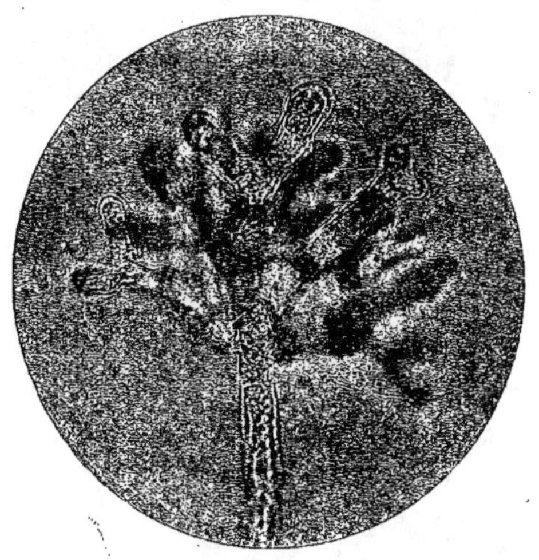

Fig. 211.

Forme de reproduction en bouquet de quelques cultures de Favus (gr. 800 diam.).

Il est évident que les spores mycéliennes et les formes oïdiennes ne constituent pas le mode de reproduction parfait du Favus. La sporulation externe de l'Achorion est encore à découvrir, d'où l'incertitude de sa place définitive dans la classification des champignons.

Il est en effet impossible de considérer comme des organes parfaits de fructification externe les éléments représentés figures 210 et 211.

Ces sortes de bouquets, portés par une hyphe terminale, nous semblent être le rudiment d'un appareil reproducteur externe dont nous n'avons jamais obtenu le complet développement.

PITYRIASIS VERSICOLORE

Le *Pityriasis versicolore* est une maladie bénigne de la peau qui

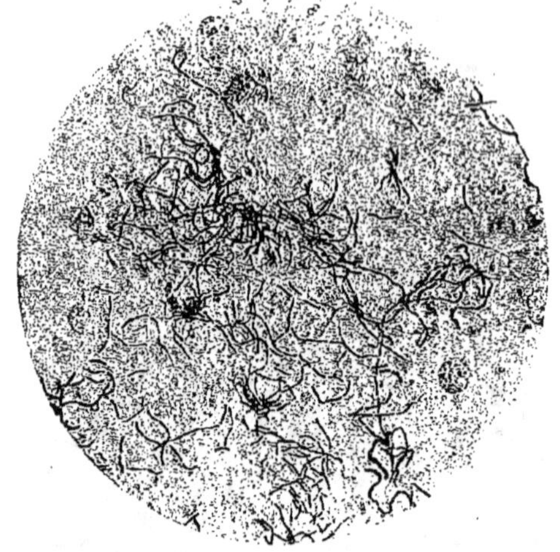

Fig. 212.

Microsporon furfur dans les squames épidermiques (méthode de Gram) (gr. 200 diam.).

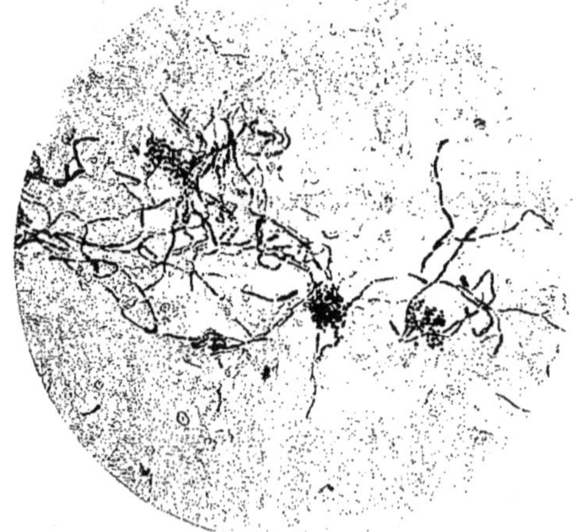

Fig. 213.

Microsporon furfur dans les squames épidermiques (méthode de Gram) (gr. 300 diam.).

se caractérise par des taches jaunes ou jaunc-brun. Ces petites lésions sont tantôt isolées, tantôt réunies en groupes confluents, et elles

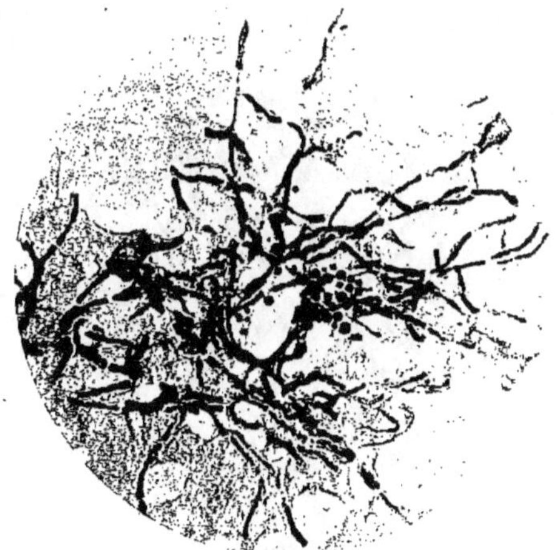

Fig. 214.

Microsporon furfur dans les squames épidermiques (méthode de Gram) (gr. 500 diam.).

peuvent envahir dans certains cas d'assez larges surfaces sur le thorax, qui est leur siège de prédilection.

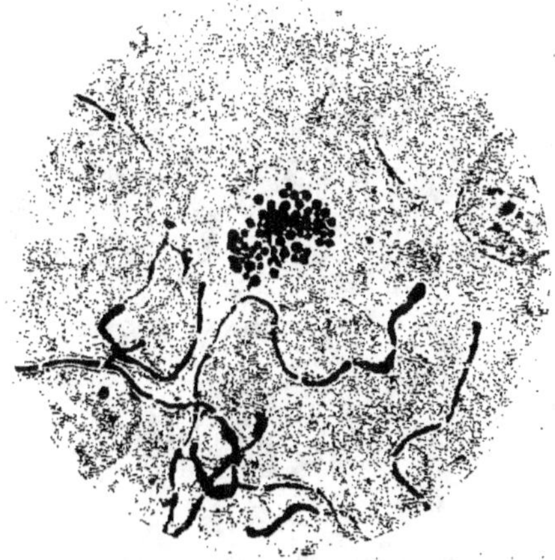

Fig. 215.

Nid de spores du *Microsporon urfur* méthode de Gram) (gr. 500 diam.).

La véritable nature du *Pityriasis versicolore* ne fut connue qu'en 1846, époque à laquelle Eischteidt découvrit dans les lésions le champignon auquel on donna le nom de *Microsporon furfur*.

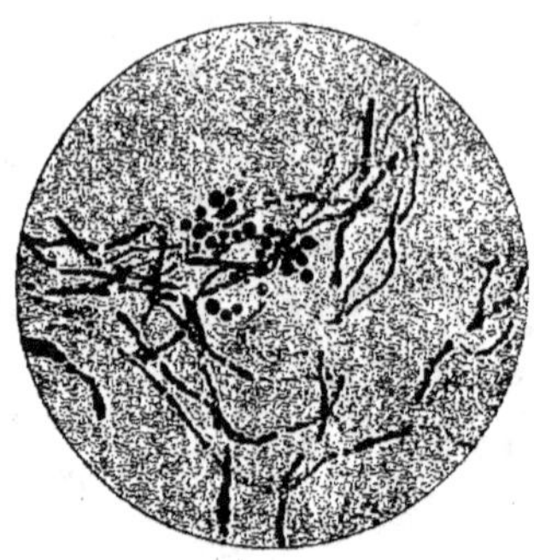

Fig. 216.

Spores et mycéliums du *Microsporon furfur* (méthode de Gram) (gr. 500 diam.).

Dans les squames épidermiques, qui seules contiennent le parasite, le *Microsporon furfur* se présente sous la forme de mycéliums et de

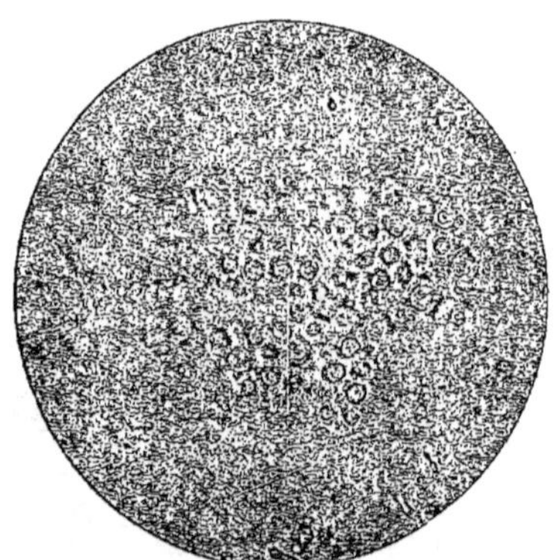

Fig. 217.

Spores du *Microsporon furfur* colorées à l'éosine (après l'action de la potasse) (gr. 500 diam.).

spores. Ces éléments sont toujours en très grande abondance, aussi leur recherche est-elle très aisée.

Les mycéliums sont courts, irréguliers, dirigés dans tous les sens, peu ramifiés, non segmentés et ne contiennent pas de spores.

Sur les parties latérales ou à l'extrémité des mycéliums se voient des amas ou « nids » de spores.

Ces amas, plus ou moins abondants, sont composés de spores inégales entre elles, mais toutes parfaitement rondes. Elles présentent un double contour très net dans les préparations colorées à l'éosine après chauffage dans la solution de potasse à 40 pour 100, suivant la méthode de M. Malassez (fig. 217).

Avant de traiter les squames épidermiques par la potasse en solution concentrée, M. Malassez conseille de dissoudre les gouttelettes graisseuses qui les imprègnent par un séjour de plusieurs heures dans un mélange à parties égales d'Éther à 65° et d'Alcool absolu.

Le *Microsporon furfur* se colore parfaitement par la méthode bien connue de Gram (fig. 212 à 216).

ÉRYTHRASMA

Le champignon de l'Érythrasma (*Microsporon minutissimum* de

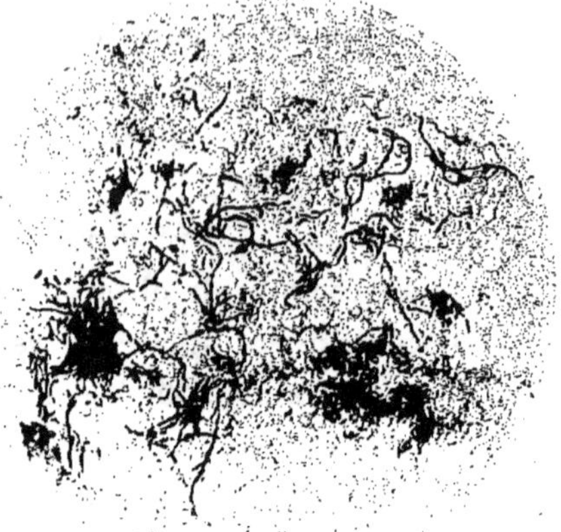

Fig. 218.

Microsporon minutissimum (méthode de Gram) (gr. 800 diam.).

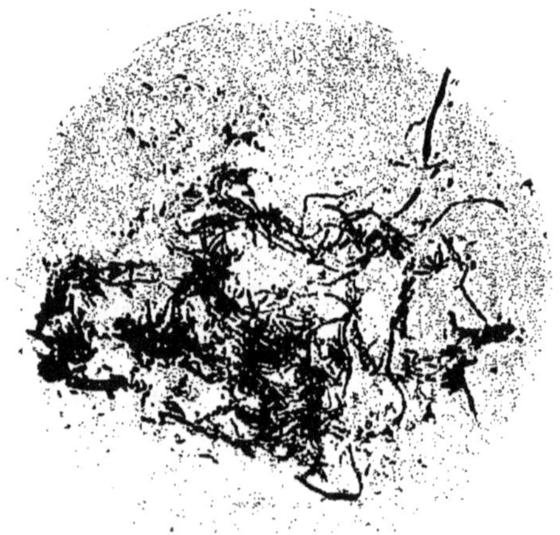

Fig. 219.

Microsporon minutissimum (méthode de Gram) (gr. 1000 diam.).

Burchkardt), se montre, dans les squames épidermiques, sous la forme d'éléments extrêmement petits.

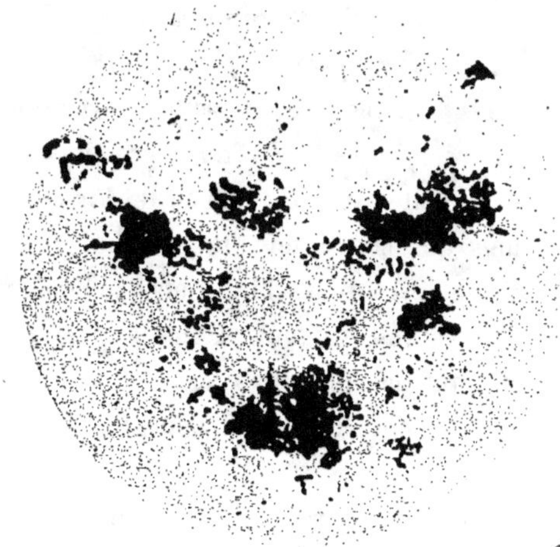

Fig. 220.

Amas de spores du *Microsporon minutissimum* (méthode de Gram) (gr. 1000 diam.).

Les mycéliums sont courts, peu ramifiés, dirigés en tous sens comme ceux du *Pityriasis versicolore* et ne contiennent pas de spores.

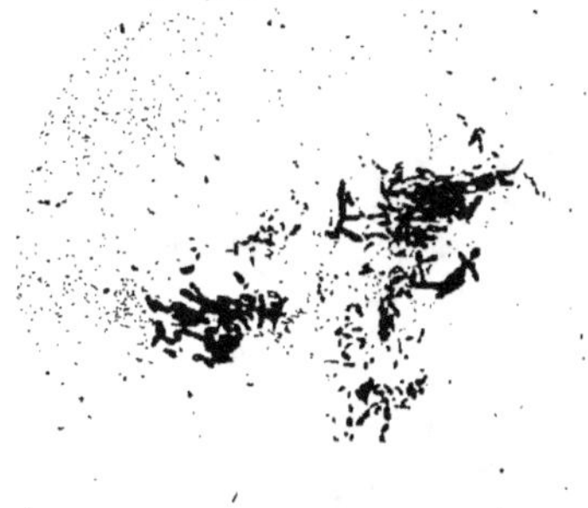

Fig. 221.

Microsporon minutissimun dans les squames épidermiques (méthode de Gram) (gr. 1000 diam.).

Ces dernières forment des amas très irréguliers d'aspect et de dimen-

8

sions : elles sont inégales entre elles et n'ont pas toujours la forme arrondie.

La disposition de ces éléments rappelle beaucoup celle que l'on observe dans le *Pityriasis versicolore*, mais il est facile de voir, aux seules dimensions, que le *Microsporon minutissimum* se distingue nettement du *Microsporon furfur*.

L'exiguïté très grande du parasite exige donc toujours des recherches microscopiques à de forts grossissements.

On trouve aisément et en abondance le *Microsporon minutissimum* dans les lésions qui constituent la maladie. Ces lésions sont des taches arrondies et à contours bien nets, de couleur rouge pâle ou brun foncé. On les observe tout particulièrement à la face interne des cuisses et dans les plis inguino-scrotaux. C'est une affection beaucoup plus fréquente qu'on ne pourrait le penser, mais d'une bénignité absolue.

Le *Microsporon minutissimum*, comme le *Microsporon furfur*, se colore par la méthode de Gram.

OÏDIUM

Les Oïdium sont des champignons inférieurs d'une structure très simple. Les microbiologistes ne cultivent guère sur les milieux artificiels que deux espèces d'Oïdium : l'*Oïdium luteum* et l'*Oïdium lactis*. Nous décrirons ce dernier en raison de sa diffusion dans la nature.

OIDIUM LACTIS.

L'*Oïdium lactis* est ainsi nommé parce qu'il est un des Saprophytes

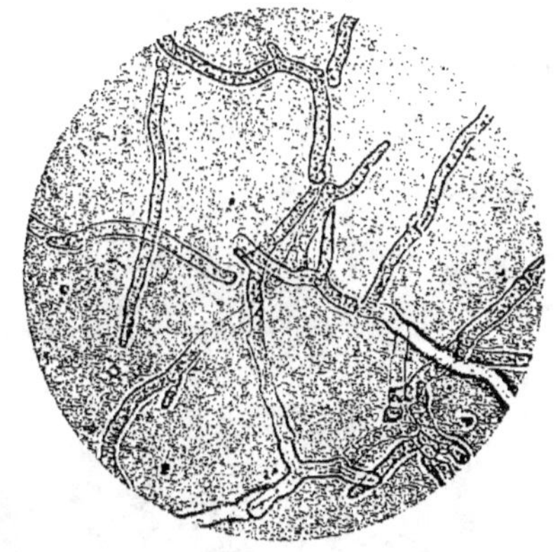

Fig. 222.

Oïdium lactis. Culture jeune sur agar-agar (300 diam.).

du lait. Nous représentons fig. 222 le mode de développement des filaments mycéliens à la surface d'une plaque d'agar-agar.

Le mycélium présente de nombreuses cloisons et se ramifie en forme de fourche. La croissance de l'*Oïdium lactis* est beaucoup plus rapide sur les milieux liquides.

Les filaments mycéliens prennent alors en vingt-quatre heures un développement considérable, et on observe déjà au bout de ce temps la production des spores caractéristiques de l'espèce Oïdium.

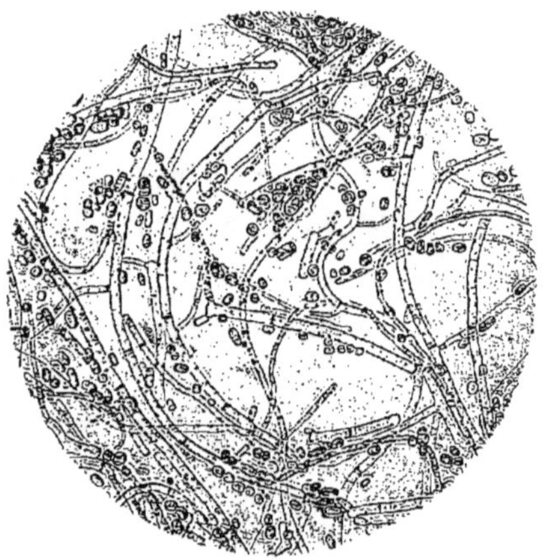

Fig. 223.

Oïdium lactis. Chambre humide Culture de 24 heures (400 diam).

Les spores, sur la figure 223, ont été dissociées par la simple application de la lamelle.

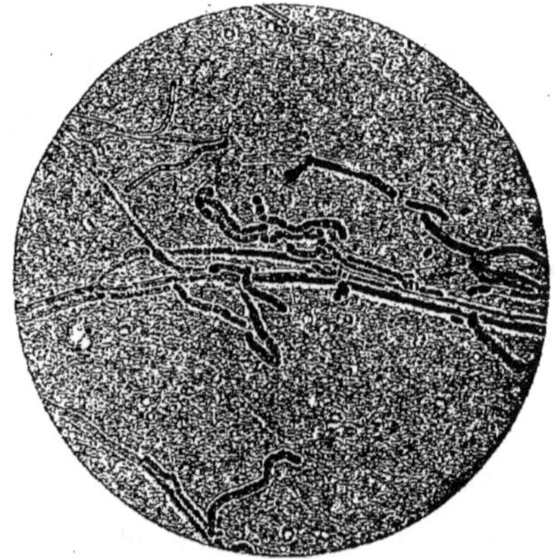

Fig. 224

Oïdium lactis. Culture sur agar-agar (150 diam.).

La figure 224 est destinée à faire voir le mode de fructification de l'*Oïdium lactis*. On y remarque plusieurs rameaux mycéliens fructifères qui se terminent chacun par un chapelet de spores rectangulaires.

On peut voir la germination d'une de ces conidies en haut et à droite de la figure.

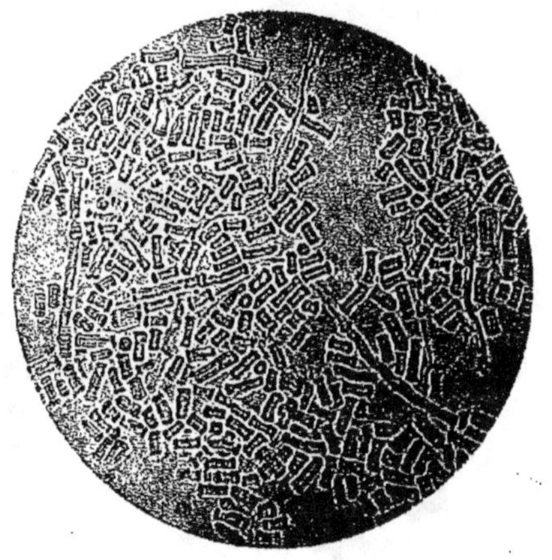

Fig. 225.

Oïdium lactis. Culture sur agar au moût de bière, âgée de 10 jours (400 diam.).

Les conidies de l'*Oïdium lactis* présentent comme particularité

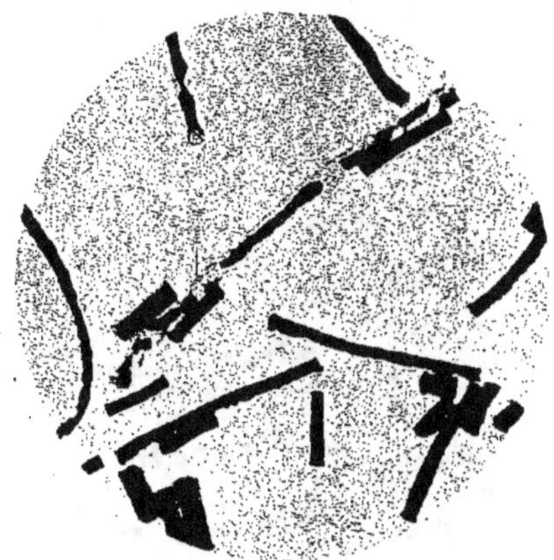

Fig. 226.

Oïdium lactis. Culture sur agar (méthode de Gram) (1000 diam.).

leur aspect rectangulaire, qui est plus ou moins marqué suivant les milieux.

Cette particularité est des plus saillantes sur les fig. 225 et 226, qui représentent, l'une sans coloration, l'autre, après coloration par la méthode de Gram, des cultures d'*Oïdium lactis* sur agar au moût de bière et sur agar peptonisé.

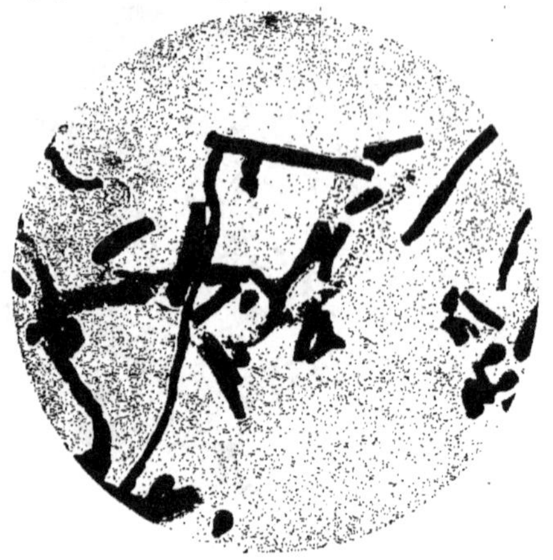

Fig. 227.

Trichophyton du cheval. Culture de 17 jours (méthode de Gram) (1000 diam.).

On sait que l'*Oïdium lactis* a été longtemps confondu avec les parasites des teignes.

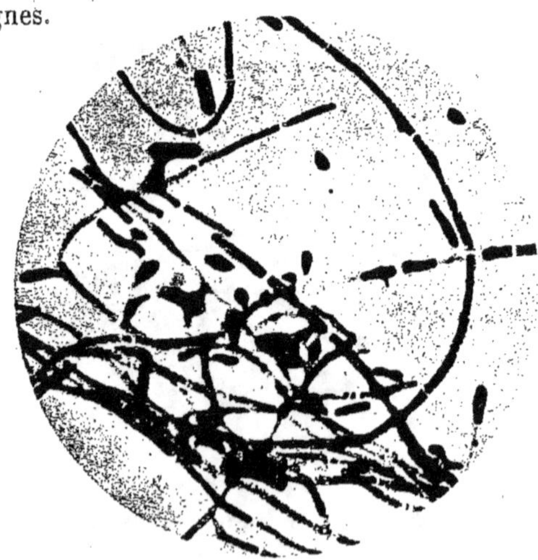

Fig. 228.

Trichophyton de l'homme (méthode de Gram) (1000 diam.).

Quelques auteurs, partisans exagérés du transformisme des espèces, ont prétendu que les teignes étaient toutes dues sans distinction à ce champignon.

Cette analogie n'est pas soutenable, et les simples préparations colorées par la méthode de Gram démontrent qu'on ne saurait confondre l'*Oïdium lactis* avec les diverses espèces de Trichophyton et de Favus.

En effet, si les fig. 226, 227, 228 et 229 semblent de prime abord offrir une certaine similitude au point de vue de l'aspect des filaments mycéliens et de leur gaine, il en est tout autrement de l'aspect des

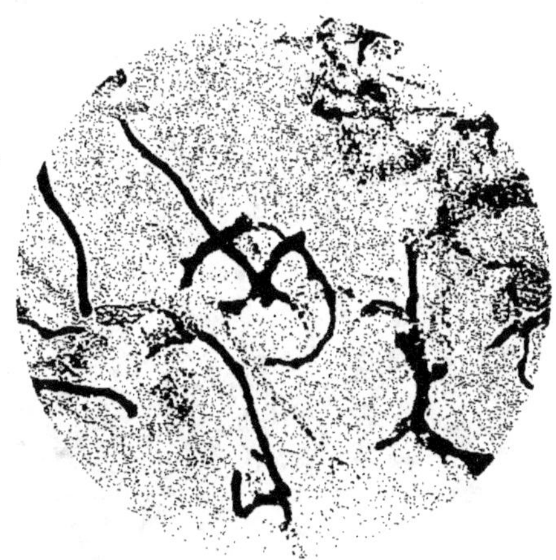

Fig. 229.

Achorion Schœnleinii. Culture sur agar (Préparation par la méthode de Gram) (1000 diam.)

spores. Les conidies de l'*Oïdium lactis* sont rectangulaires (fig. 225 et 226), tandis que celles du Trichophyton sont ovales et en forme de larmes (fig. 227, 228).

Quant au Favus, les préparations faites avec les cultures de ce parasite par la méthode de Gram ne donnent qu'un mycélium irrégulier, mal coloré, et on n'y rencontre aucune trace de spores (fig. 229).

ACTION BIOLOGIQUE

L'*Oïdium lactis* est Saprophyte; on a prétendu, mais sans preuves à l'appui, qu'il était un des agents de la fermentation lactique.

Il peut, en se développant à la surface de certains liquides sucrés, provoquer une faible fermentation alcoolique.

BEGGIATOA OU SULFURAIRES

Les Beggiatoa ou Sulfuraires sont les parasites des eaux minérales sulfureuses. On les trouve aussi parfois dans certaines conduites d'eau douce.

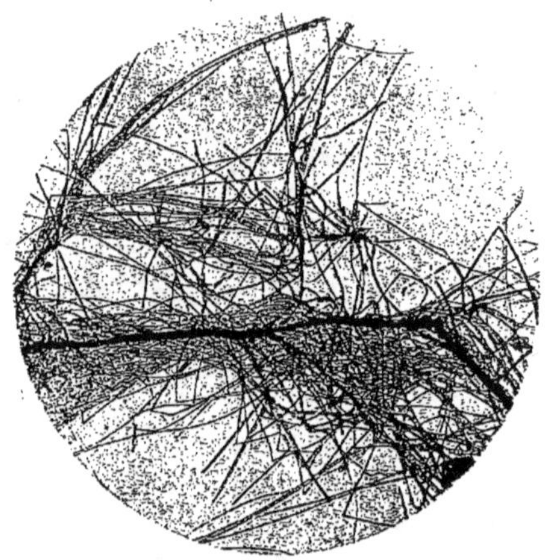

Fig. 250.

Beggiatoa raniana (100 diam).

BEGGIATOA RANIANA

Nous donnons, fig. 250, une reproduction au grossissement de 100 diamètres de la *Beggiatoa raniana*. On y distingue de nombreux filaments enchevêtrés, composés de petits bâtonnets séparés par des cloisons transversales.

BEGGIATOA ALBA

L'une des espèces les plus connues parmi les Sulfuraires est la *Beggiatoa alba*. Elle se trouve dans les eaux sulfureuses naturelles, froides ou chaudes, dans toutes les eaux impures stagnantes, fréquemment dans les puits et les citernes. Elle y forme des flocons blancs, de consistance muqueuse, et qui peuvent s'étendre en larges colonies.

La *Beggiatoa alba* prend souvent au début de son développement, comme le montrent les fig. 233, 234 et 237, une disposition rayonnée.

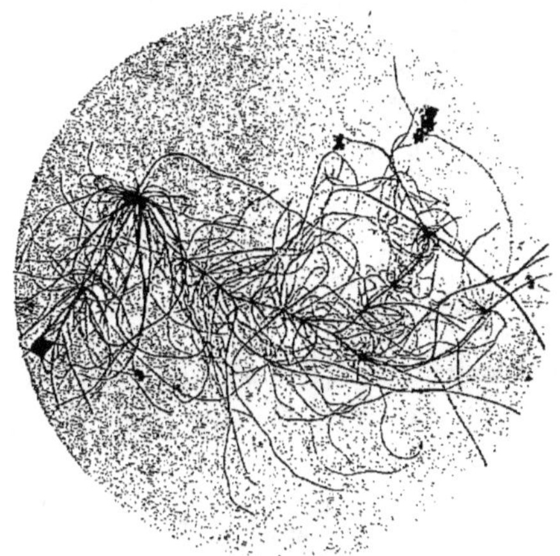

Fig. 231.
Beggiatoa alba (100 diam.)

Dans les colonies plus anciennes, les filaments secondaires divergent en tous sens, et partent d'un nombre variable de centres principaux ou secondaires, disposés le long d'un filament volumineux (fig. 231 et 232).

On observe souvent entre ces filaments des dépôts brunâtres de matières minérales, précipité naturel des eaux où se sont développées les Sulfuraires (fig. 232). Nous représentons, fig. 235 à 237, la *Beggiatoa alba* à un grossissement plus considérable. Les granulations qui existent en général dans les filaments de Beggiatoa ne peuvent être étudiées qu'à 800 ou 1000 diamètres (fig. 235 et 237).

Ces granulations n'existent pas partout, et en certains points on distingue très bien la structure des filaments. Ils se composent d'une gaine qui se colore légèrement par la fuchsine et de courts articles

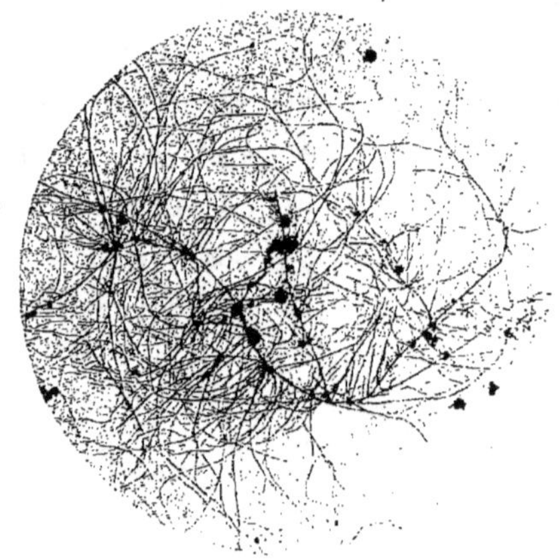

Fig. 232.

Beggiatoa alba (100 diam.).

réunis par un filament axial, d'une ténuité extrême, qu'on peut comparer au cylindre axe des tubes nerveux (fig. 236 et 237).

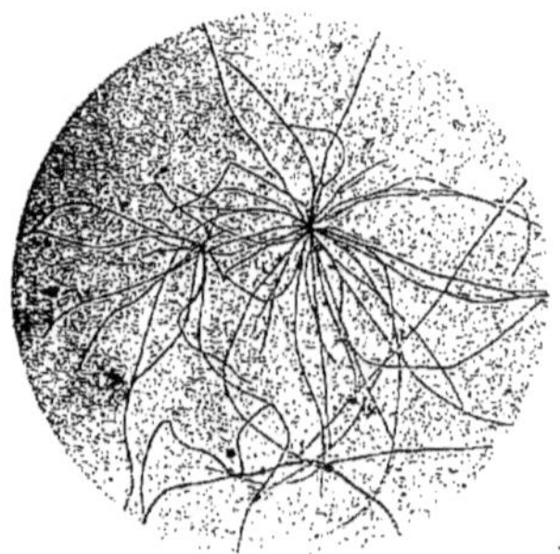

Fig. 233.

Beggiatoa alba (170 diam.).

La fig. 237 représente à un fort grossissement un groupe radié et un filament analogues comme structure à ceux représentés fig. 233 et 236.

L'aspect radié, comme nous l'avons signalé plus haut, est bien visible dans les petites colonies de Beggiatoa (fig. 233 et 234).

PROPRIÉTÉS BIOLOGIQUES

Les Beggiatoa vivent particulièrement dans les eaux sulfureuses
Ces micro-organismes ont longtemps passé pour jouer un grand rôle
dans la production de l'hydrogène sulfuré et des sulfures. Il est au

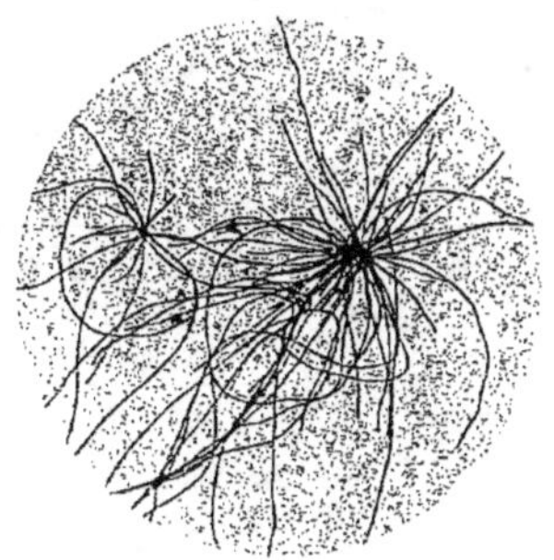

Fɪɢ. 234.

Beggiatoa alba (200 diam.).

contraire démontré que les granulations de soufre des Beggiatoa sont
empruntées par elles aux eaux minérales, et que, loin de jouer un rôle

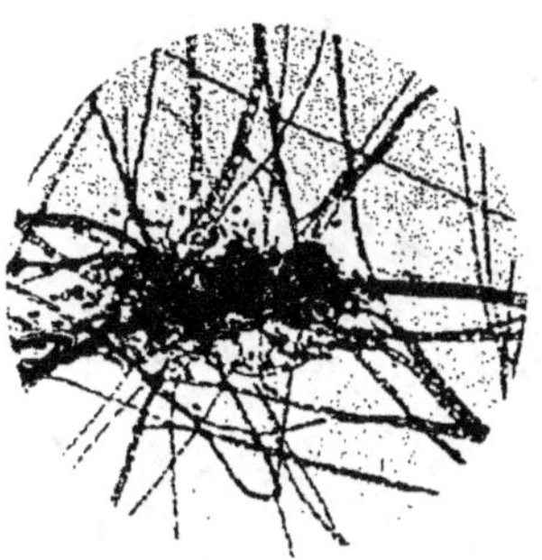

Fɪɢ. 235.

Beggiatoa alba (1000 diam.).

dans la formation des eaux sulfureuses, elles amoindrissent leur
teneur en principes actifs (Macé). Les Beggiatoa vivent très mal dans

les eaux pures et leur présence dans une eau potable doit être considérée comme l'indice d'une souillure primitive par des substances orga-

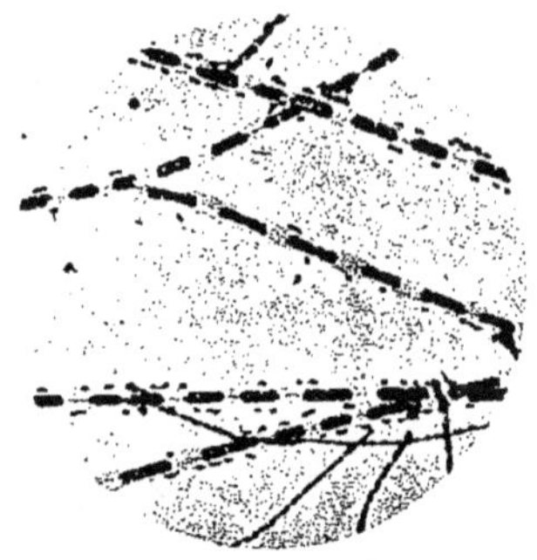

Fig. 236.

Beggiatoa alba (1000 diam.)

niques. Nous en avons observé en quantité considérable, avec MM. Yvon et Berlioz, dans certaines conduites d'eau de la ville de Paris

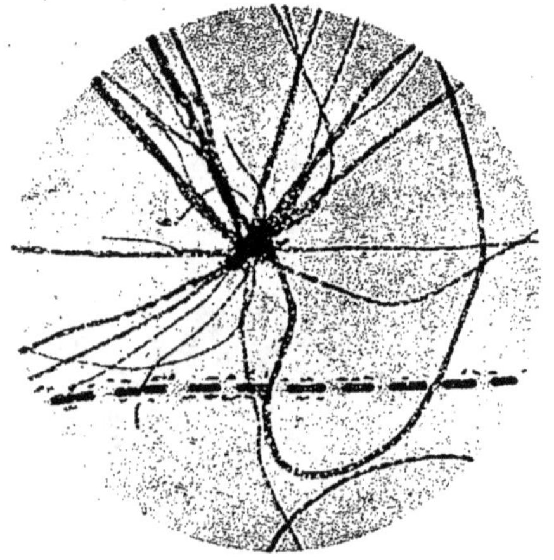

Fig. 237.

Beggiatoa alba (1000 diam.).

Les amas floconneux de Beggiatoa sont connus, dans les eaux thermales sulfureuses, sous le nom de *glairine* ou *barégine*.

FUSISPORIUM UNCIGERUM

Le *Fusisporium uncigerum* ou *moschatum*, dont la culture exhale une odeur musquée, se développe sur l'agar sous forme d'une épaisse couche rose saumon, très adhérente, et dont on ne peut qu'à grand'peine détacher des parcelles à l'aide de l'aiguille de platine.

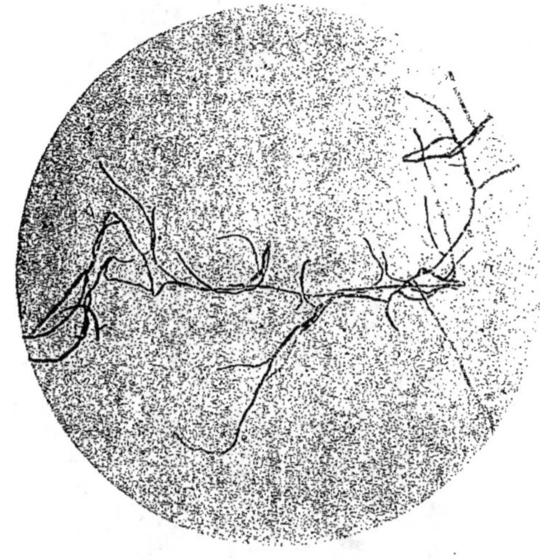

Fusisporium moschatum. Culture âgée de 36 heures (300 diam

Il faut, pour observer le développement du Fusisporium, étudier des cultures très jeunes sur plaques de gélose (fig. 258 à 241).

La fig. 238 représente la germination des spores unciformes du Fusisporium, qui poussent un prolongement, point de départ des filaments mycéliens. On observe le début de la germination d'une de ces spores sur la figure 241. Au bout de 48 heures, les filaments de Fusisporium forment déjà une épaisse couche enchevêtrée, et sur les bords

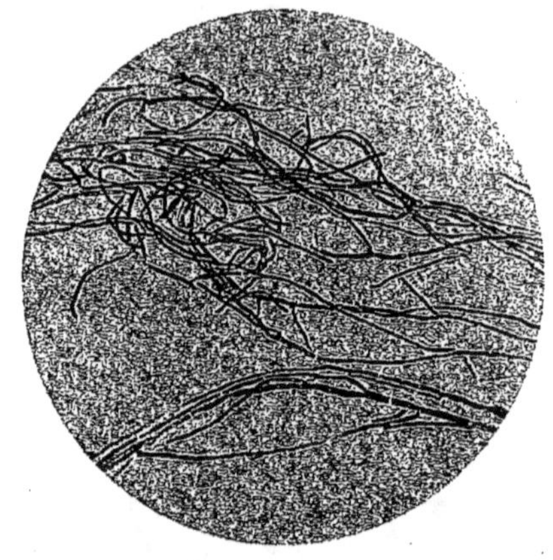

Fig. 239.

Fusisporium moschatum. Culture âgée de 2 jours (400 diam.)

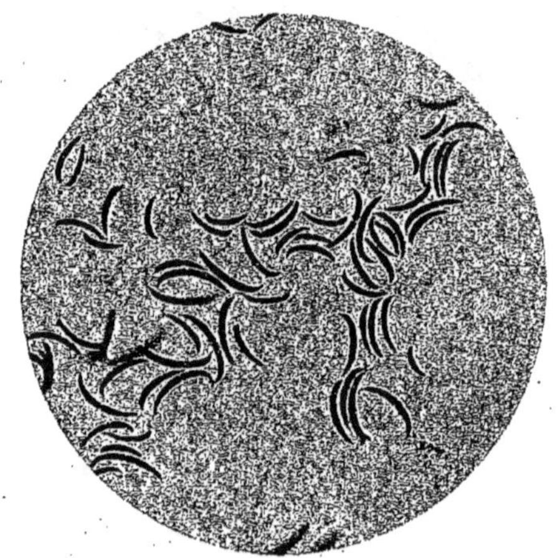

Fig. 240.

Fusisporium moschatum. Culture âgée de 12 jours (400 diam.).
Basides en forme de croissant.

de la culture on peut constater que ces filaments sont formés d'articles séparés, juxtaposés, et présentant des pseudo-ramifications.

Les éléments de reproduction du Fusisporium sont des basides en forme d'ongle ou de crochet et le plus souvent réunies deux par deux, comme le représente la fig. 240.

En d'autres points de la même culture sur gélose, qui est âgée de douze jours (fig. 241), on voit ces éléments insérés sur des filaments adultes par l'une de leurs extrémités. L'un d'eux est en voie de germination.

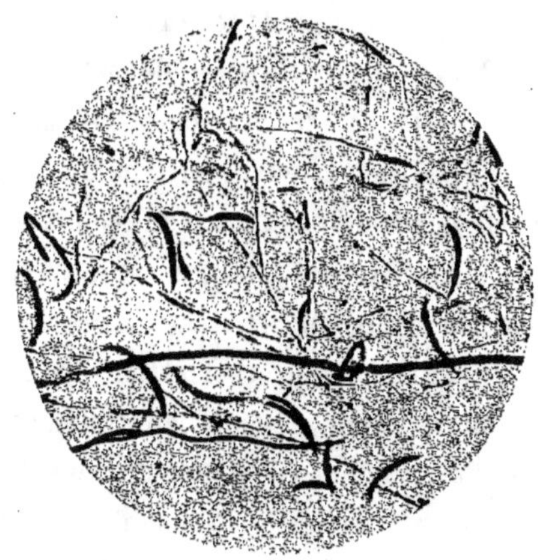

Fig. 241.

Fusisporium moschatum. Culture sur agar-agar (12 jours) (400 diam.).

Le Fusisporium se colore sur les lamelles, après dessiccation, par la fuchsine alcaline ou par la méthode de Gram.

PROPRIÉTÉS BIOLOGIQUES

Le *Fusisporium moschatum* est un Saprophyte dont l'action est encore assez mal déterminée.

CLADOTRIX DICHOTOMA

Les Cladotrix se trouvent dans les eaux impures et stagnantes. Ils végètent sur la carapace de certains animalcules des marais sous forme de touffes filamenteuses pouvant donner l'illusion de ramifications ; ces pseudo-ramifications ne sont autre chose que l'accolement sous des angles variés de filaments voisins.

M. Metschnikoff nous a fait observer de belles touffes de *Cladotrix dichotoma* sur les carapaces des cyclopes qui se reproduisent dans les aquariums de l'Institut Pasteur. Nous avons isolé plusieurs colonies de Cladotrix par la dissociation et les avons colorées à la fuchsine.

Les touffes de Cladotrix sont insérées sur la carapace des cyclopes et s'épanouissent en divergeant. Les extrémités des filaments flottent dans le liquide. Après dissociation et coloration, on remarque que les filaments du *Cladotrix dichotoma* se composent d'une gaine qui fixe faiblement la matière colorante et de courts articles séparés les uns des autres, et donnant assez bien à ces divers filaments l'aspect représenté pour la *Beggiatoa alba* (fig. 236). Le plus souvent les filaments sont accolés depuis leur point d'insertion ; parfois leur gaine semble bifurquée, mais jamais les éléments qui entrent dans la composition des tubes ne se ramifient eux-mêmes. Nos préparations étaient montées dans l'eau ; il nous a été impossible de les fixer et de les transporter dans notre laboratoire pour les photographier.

PROPRIÉTÉS BIOLOGIQUES

Le *Cladotrix dichotoma* se développe dans les eaux stagnantes riches en infusoires. Il est saprophyte.

STREPTOTRIX

Cohn a donné le nom de *Streptotrix* à un champignon inférieur trouvé par Fœrster dans des concrétions des canalicules lacrymaux.

Le Streptotrix de Fœrster est composé de longs filaments ramifiés et enchevêtrés.

Marchand, en 1883, distingua nettement les Streptotrix des Cladotrix d'après l'aspect et la disposition de leurs ramifications.

Le *Cladotrix dichotoma* de Cohn est formé de filaments juxtaposés ; ces filaments sont constitués par des articles contenus dans une sorte de gaine incolore et peu visible, et ne présentent jamais de divisions véritables.

Le Streptotrix de Fœrster est, au contraire, constitué par de longs filaments droits ou sinueux, qui se divisent et se ramifient en tous sens, sans présenter de segmentation appréciable.

La découverte du Streptotrix de Fœrster devait avoir, en bactériologie, des conséquences inattendues, puisque en peu d'années sont venus se grouper sous le même terme générique les champignons de toute une série de maladies infectieuses : l'Actinomycose, la Pseudo-tuberculose d'Eppinger, le Farcin du bœuf de Nocard, le Pied de Madura, etc.

Les Streptotrix ont été étudiés tout particulièrement par le docteur T. Rossi Doria, de Rome (1891).

Après avoir fait justice de la confusion faite par la plupart des auteurs entre le *Cladotrix dichotoma* et les Streptotrix, l'auteur décrit toute une série de Streptotrix nouveaux, de provenance variable, mais dont la plupart ont été isolés de l'air, d'eaux potables ou stagnantes, ou de terres de diverse nature.

Depuis cette époque, M. Rossi Doria a poursuivi ses recherches, et nous avons pu voir au congrès de Rome, dans son laboratoire, la collection de Streptotrix la plus complète qu'il nous ait été donné de rencontrer.

Sur les plaques de gélatine, les Streptotrix saprophytes forment d'habitude des colonies arrondies, mates et analogues à de petites gouttelettes de cire ou de stéarine. Les colonies superficielles se développent plus rapidement que les colonies profondes.

Le deuxième et le troisième jour se produit un commencement de liquéfaction autour de chaque colonie. Quand on essaie de prélever l'une d'elles à l'aide d'une aiguille de platine, on constate immédiatement que la colonie est formée d'une masse compacte et qui ne se laisse que difficilement dissocier.

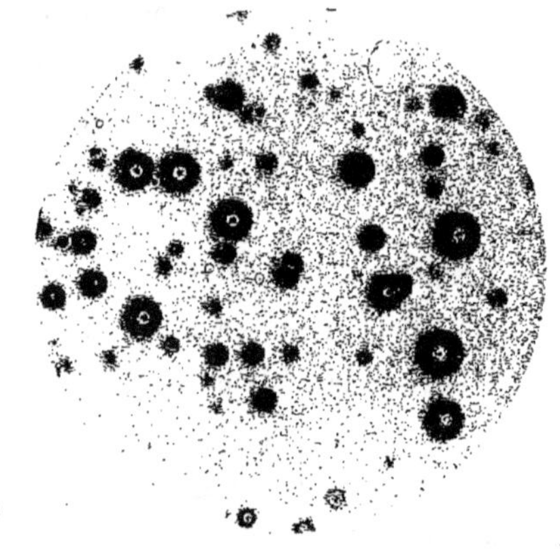

Fig. 242.

Streptotrix brunnea. Plaque d'agar. Grandeur naturelle.

Si on la transplante sur un tube d'agar-agar, en prenant soin de la fragmenter et de la frotter énergiquement sur la surface du milieu nutritif, on voit au bout de quelques jours se produire une série de colonies mamelonnées et en étages, saillantes de plusieurs millimètres, et de coloration variable.

C'est ainsi que le *Streptotrix albido-flava* demeure d'une teinte jaune pâle et que le *Streptotrix carnea* prend en quelques jours une belle couleur rose-chair tout à fait caractéristique. Une autre espèce est franchement orangée : tel le Streptotrix nommé jusqu'alors *Cladotrix asterioïdes* par Eppinger.

La culture du *Streptotrix du Pied de Madura* offre sur la pomme de terre une teinte d'un rouge vif.

Le *Streptotrix du Farcin du bœuf* conserve toujours sur la gélose une couleur d'un gris terne.

Le *Streptotrix de l'Actinomycose*, comme nous le verrons plus loin, prend souvent sur la pomme de terre une couleur d'un jaune vif, rappelant celle de la fleur de soufre.

Outre ces colorations particulières à diverses espèces, certains Streptotrix ont la propriété de déterminer des modifications colorées dans le substratum nutritif où ils se développent. C'est ainsi que Rossi Doria décrit :

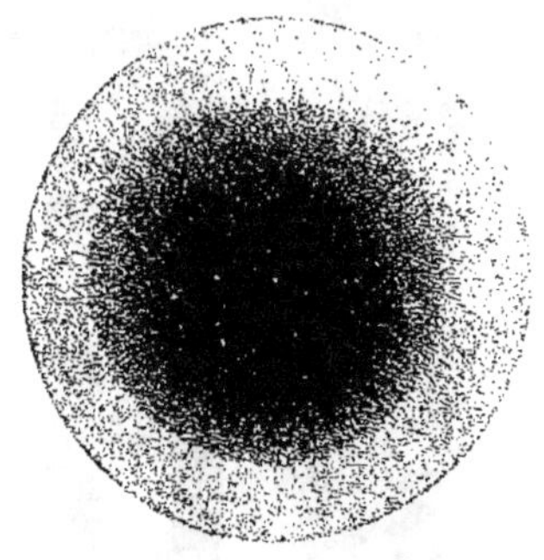

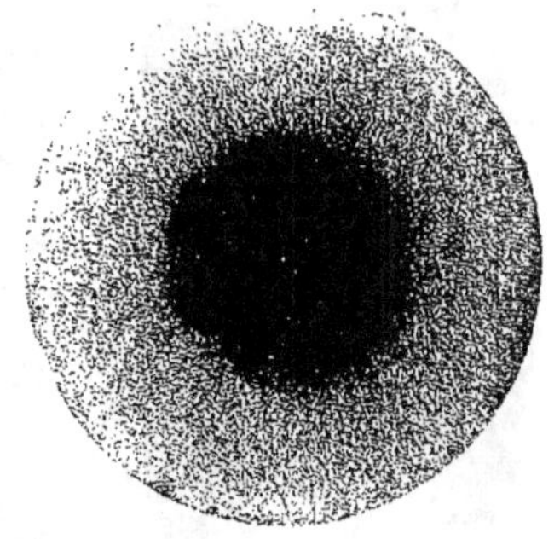

<table>
<tr><td align="center">Fig. 243.</td><td align="center">Fig. 244.</td></tr>
<tr><td align="center">*Streptotrix brunnea*. Colonie jeune sur
plaque de gélatine (100 diam.).</td><td align="center">*Streptotrix brunnea*. Colonie superficielle
au début de la liquéfaction (70 diam.).</td></tr>
</table>

Le *Streptotrix brunnea* ou *nigra*, dont les colonies s'entourent rapidement sur agar-agar d'une auréole d'un brun noirâtre caractéristique. La figure 242 démontre cette particularité. Elle représente, grandeur naturelle, un groupe de colonies de *Streptotrix nigra* sur une plaque d'agar-agar. On remarquera que les plus petites colonies sont déjà entourées d'une aréole brunâtre très caractéristique.

Nous représentons, fig. 243, au grossissement de 100 diamètres, une colonie très jeune de *Streptotrix nigra* sur plaque de gélatine, et fig. 244, une colonie un peu plus âgée, au commencement de la période de liquéfaction.

Le *Streptotrix violacea* de Rossi Doria détermine dans les milieux nutritifs la formation d'une teinte violette tout à fait spéciale.

Les figures 245, 246, 247, 248 et 249 représentent les cultures de divers Streptotrix sur l'agar-agar. La fig. 245 reproduit une culture jeune de *Streptotrix albido-flava*, provenant du laboratoire de T. Rossi Doria. Les colonies sont cireuses, d'un jaune terne, et le substratum demeure incolore. La culture de *Streptotrix violacea* (fig. 246) est plus âgée. Les colonies se sont étalées sur le milieu nutritif et se montrent ridées à leur surface. Le substratum est coloré, au voisinage des colonies, en violet foncé. Cette teinte violette diffère nettement, tout

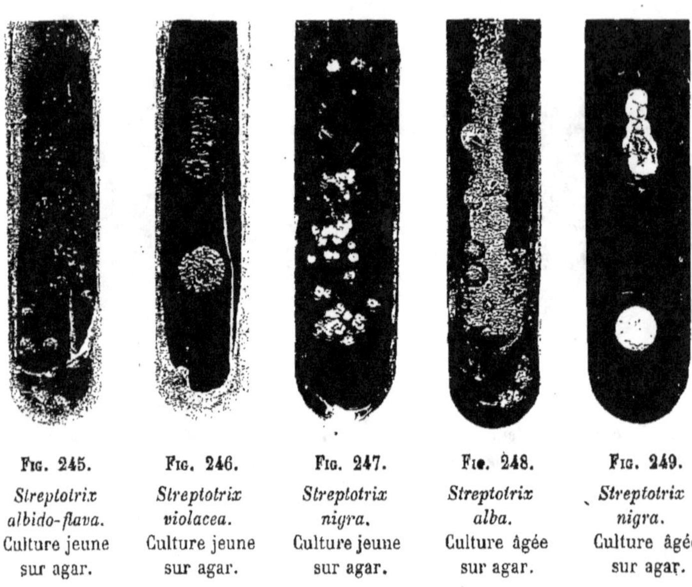

Fig. 245.	Fig. 246.	Fig. 247.	Fig. 248.	Fig. 249.
Streptotrix albido-flava.	*Streptotrix violacea.*	*Streptotrix nigra.*	*Streptotrix alba.*	*Streptotrix nigra.*
Culture jeune sur agar.	Culture jeune sur agar.	Culture jeune sur agar.	Culture âgée sur agar.	Culture âgée sur agar.

en présentant avec cette dernière une certaine analogie, de la coloration des tubes de gélatine ou d'agar ensemencés avec le bacille du lait bleu. On remarquera l'aspect saillant et mamelonné des cultures jeunes (fig. 245 et 247). Le troisième spécimen (Streptotrix nigra) commence à présenter au centre des colonies une teinte d'un blanc crayeux, qui envahira bientôt toute la surface de la culture (fig. 248 et 249). Nous verrons plus loin que cet aspect de la surface des vieilles cultures paraît être en rapport avec une véritable fructification externe de ces champignons.

Ces mêmes espèces colorent également les cultures sur gélatine ; la gélatine se liquéfie lentement à sa partie supérieure, où se forment les petits flocons caractéristiques du développement des Streptotrix dans les milieux liquides (fig. 250 et 251). La liquéfaction met plusieurs semaines à gagner le fond du tube. Dans le bouillon, on observe le développement rapide de petits flocons blanchâtres sphériques, entourés d'un fin chevelu (fig. 252). Le bouillon reste limpide et les petites sphères se déposent dans la profondeur.

Ces colonies de Streptotrix dans le bouillon peptonisé offrent une

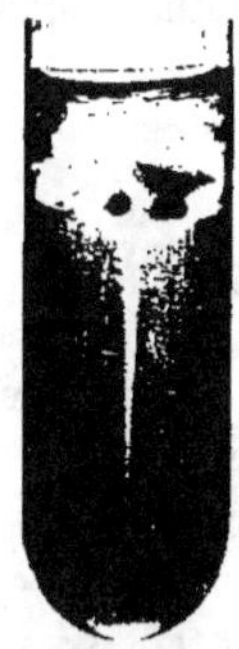 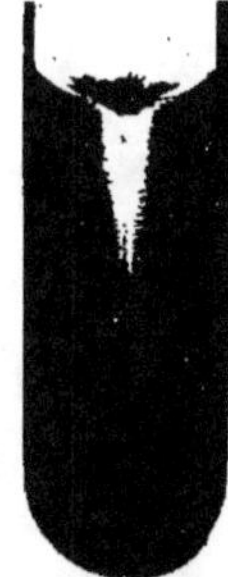 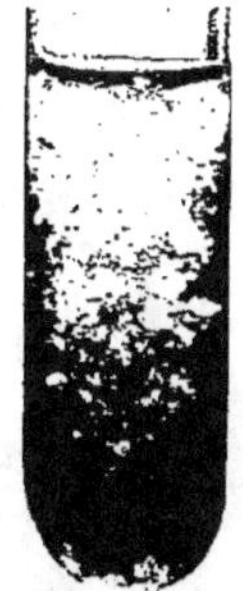

Fig. 250.
Streptotrix alba.
Culture sur gélatine.
(1 mois.)

Fig. 251.
Streptotrix asterioïdes.
Culture sur gélatine.
(1 mois.)

Fig. 252.
Streptotrix brunnea.
Culture dans le bouillon.
(15 jours.)

grande analogie d'aspect avec les jeunes colonies d'aspergillus ou de mucorinées qui se développent sans fructifications externes, et sous forme de petites sphérules blanchâtres et soyeuses, au fond des flacons remplis d'une solution sucrée. Ces sphérules, transportées à la surface d'un milieu approprié, donnent des fructifications externes telles que nous les avons décrites dans les premiers chapitres de cet Atlas.

Les colonies de Streptotrix, en milieux liquides, donnent naissance, quand on les transplante sur agar-agar ou sur gélatine peptone, à des colonies analogues à celles que représentent les fig. 245 à 251.

L'étude microscopique des sphérules de Streptotrix figurées fig. 252 nécessite divers artifices de préparation, dont le principal est de choisir des colonies très jeunes, et de les transporter sur la lame de verre dans une gouttelette de liquide. On les étale avec précaution, le moindre mouvement brusque de l'aiguille à dissocier les rendant méconnaissables et les embrouillant comme un fin mycélium de *mucor racemosus*. Nous figurons plus loin (Actinomycose, Farcin du bœuf, Pied de Madura) plusieurs de ces colonies de Streptotrix dans le bouillon, montées sur une lame de verre et colorées à la fuchsine ou bien au violet de gentiane.

Quand on examine au grossissement de 1000 diamètres, après dissociation et coloration par la méthode de Gram, une colonie de

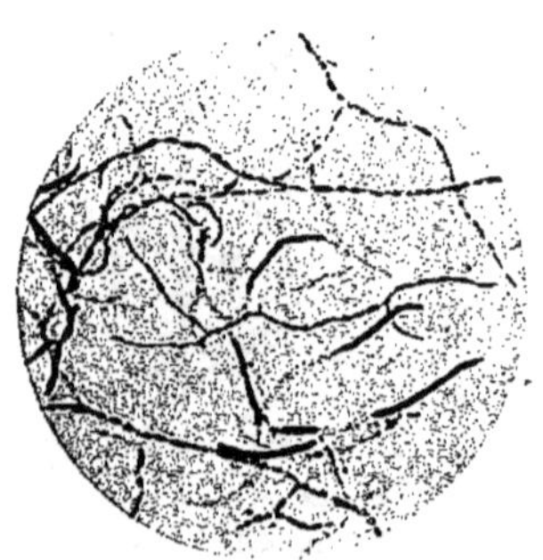

Fig. 253.

Streptotrix brunnea (1000 diam.).

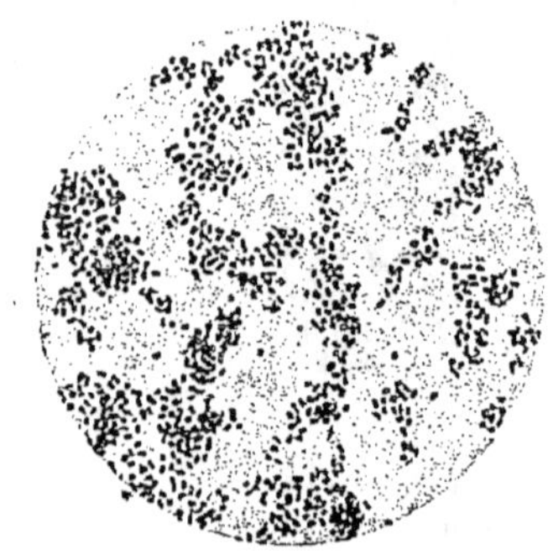

Fig. 254.

Streptotrix alba. Culture d'un mois, surface blanche (100 diam.).

Streptotrix sur agar-agar, on observe, si la culture est jeune, de longs filaments ondulés et ramifiés. Quand la culture est plus ancienne, on remarque que les filaments ne prennent plus la couleur sur toute leur étendue et paraissent constitués par une gaine presque incolore, contenant des éléments colorés assez irréguliers (fig. 253).

Si l'on examine une très vieille culture et particulièrement la couche superficielle, et pour ainsi dire crayeuse, que nous avons signalée dans les cultures âgées de Streptotrix, on n'obtient plus, par la méthode de Gram, aucun filament, mais des amas de courts éléments à extrémités arrondies (fig. 254). Cette poussière blanche semble constituée par une véritable sporulation externe des Streptotrix. Son ensemencement donne les colonies jeunes que nous avons décrites plus haut.

Rien ne justifie la classification des Streptotrix parmi les Oospor (Sauvageau et Radet).

PROPRIÉTÉS BIOLOGIQUES

Il résulte de ce que nous venons de voir que la plupart des Streptotrix sont habituellement saprophytes (Streptotrix alba, albido flava, carnea, nigra). Toutefois, les propriétés pathogènes de certains d'entre eux, mises en lumière depuis les travaux d'Eppinger, de Rivolta et Perroncito, de Nocard, de Rossi Doria, de Gasperini, etc., font rentrer désormais les Streptotrix parmi les espèces bactériennes les plus intéressantes en pathologie humaine et animale.

ACTION PATHOGÈNE

Le *Streptotrix* d'Eppinger (1890), primitivement nommé *Cladotrix asterioïdes*, qui a été le premier Streptotrix connu, détermine chez les animaux l'évolution d'une pseudo-tuberculose particulière. Il en est de même, d'après Rossi Doria et Gasperini, du *Streptotrix violacea* et de plusieurs autres.

Bien mieux, Gasperini a démontré récemment (1894) que, en pratiquant des séries d'inoculations sur le chien, on pouvait déterminer expérimentalement plusieurs espèces d'Actinomycose correspondant à des Streptotrix déjà décrits.

Nous allons étudier successivement, parmi les Streptotrix pathogènes, le *Streptotrix de l'Actinomycose*, le *Streptotrix du Farcin du bœuf* et le *Streptotrix du Pied de Madura*.

ACTINOMYCOSE

L'Actinomycose est une maladie infectieuse qui reconnaît pour cause la pénétration dans les tissus d'un parasite végétal, le *Streptotrix Actinomyces*.

L'Actinomycose, très fréquente en Allemagne chez les bovidés, y est également observée chez l'homme. En France, l'Actinomycose de l'homme est encore une maladie exceptionnelle, bien que les observations d'origine animale ne soient pas très rares.

Langenbeck, Lebert et Robin furent les premiers auteurs qui étudièrent le pus actinomycosique. Lebert a reconnu et figuré dans son atlas des conidies ou sortes de crosses telles qu'on les représente aujourd'hui (1845, 1871).

Rivolta et Perroncito (1868, 1875), étudiant de plus près ce que l'on désignait sous le nom d' « *ostéosarcome de la mâchoire inférieure du bœuf* », séparèrent l'Actinomycose du cancer et établirent définitivement la relation entre le parasite et la maladie.

Bollinger lui donna le nom d'*Actinomyces bovis* (Champignon rayonné) (de ἀκτίς — rayon).

Israel fit porter ses recherches sur l'Actinomycose de l'homme et identifia l'*Actinomyces* du bœuf et celui de l'homme.

Il n'y avait en France qu'une observation depuis celle de Lebert (Nocard), lorsque coup sur coup nous en publiâmes trois cas provenant des environs de Reims (Académie de médecine 1891 — Congrès de Londres 1891). Depuis, nous avons eu l'occasion d'opérer trois nouveaux malades atteints, deux, d'actinomycose de la joue, le dernier, d'actinomycose thoracique ; Netter et Darier en ont rapporté également chacun un cas. Les observations de Guermonprez sont sans valeur scientifique.

Cliniquement, l'Actinomycose donne lieu chez l'homme à des lésions chroniques qui aboutissent à la suppuration. Chez le bœuf, au contraire, le parasite détermine la production de masses dures qui peuvent, à un examen superficiel, donner lieu à une fausse interprétation et simuler un sarcome.

Chez l'homme, les abcès sont enclavés dans une infiltration dure et lardacée des tissus voisins. Ils ne sont pas toujours franchement fluctuants, grâce à la présence de fongosités. Ces foyers finissent par s'ouvrir à la peau en formant de longs trajets sinueux, ramifiés, et remplis de fongosités d'aspect violacé et ecchymotique. La zone d'envahissement est la zone périphérique, où l'on trouve quelquefois des abcès fermés et sans communication avec les clapiers fistuleux.

La maladie frappe particulièrement la face (infection buccale), le thorax (infection pulmonaire), l'abdomen (infection intestinale). D'où la classification de Firket : formes *cervico-maxillaire*, *thoracique* et *lombo-abdominale*.

Le parasite est susceptible de s'inoculer dans tous les points de l'économie ; l'infection peut rester locale ou se généraliser et donner naissance à des foyers secondaires analogues à ceux de la *pyohémie*. L'Actinomyces pénètre dans le sang et forme des embolies septiques comme le *staphylocoque doré*.

Le pus actinomycosique est caractérisé par la présence, au milieu d'un liquide séreux, séro-sanguinolent ou franchement purulent, de petits grains jaunâtres dont le volume varie d'une graine de pavot à un grain de millet.

Les grains constituent l'élément caractéristique de la maladie. Le grain sphérique peut lui-même être fragmenté et dissocié en un certain nombre de masses secondaires arrondies. On peut rencontrer certains grains qui résistent à l'écrasement et crient sous le scapel : il s'agit en pareil cas de dégénérescence calcaire.

Nous avons réuni, parmi de nombreuses préparations d'Actinomycose du bœuf et de l'homme, celles qui nous paraissaient les plus démonstratives. Nous avons ainsi figuré l'Actinomyces sous ses différents aspects : dans les grains, dans les coupes des viscères des animaux et de l'homme, dans le pus, dans les parois des abcès et trajets fistuleux, dans les cultures ; nous relaterons enfin les résultats obtenus par l'inoculation aux animaux.

La méthode la plus simple, la moins parfaite, celle qui a permis cependant aux anciens observateurs, tels que Lebert, de décrire la

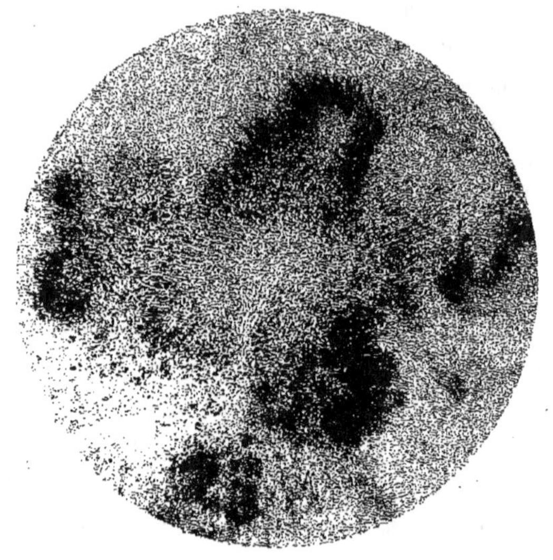

Fig. 255.
Actinomycose de l'homme. Grain préparé par écrasement (gr. 200 diam.).

maladie, consiste à écraser entre deux lamelles, à l'aide d'une douce pression, un grain frais d'Actinomycose.

Il est facile, après quelques essais, de réaliser ainsi une figure analogue à celles qui sont représentées (fig. 255 et 256), c'est-à-dire une masse centrale, composée d'un amas inextricable, non apparent à ce grossissement, de filaments entre-croisés. Ce mode de recherche n'établit qu'un seul fait ; la forme sphérique du grain et sa disposition rayonnée : on arrive à soupçonner, à la périphérie des rayons, des formes arrondies, qu'on a appelées, faute de mieux et sans être fixé sur leur rôle, du nom de crosses.

Tout autour des grains existent des amas cellulaires. Ces cellules offrent des dimensions variées. Celles qui avoisinent immédiatement la périphérie du grain sont grandes, à gros noyau, et rappellent les cellules épithélioïdes ; elles peuvent recevoir la terminaison de certains filaments mycéliens ; mais il faut se garder de les confondre avec les crosses proprement dites.

Plus loin, on rencontre des cellules rondes en grande abondance,

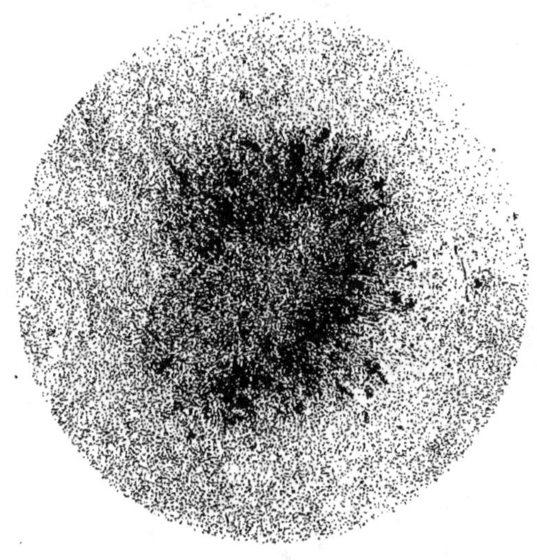

Fig. 256.

Actinomycose de l'homme. Grain préparé par écrasement (gr. 400 diamètres).

ce qui donne, à un faible grossissement, aux foyers actinomycosiques, l'aspect de foyers tuberculeux d'une certaine étendue. Ces amas cellulaires sont réunis entre eux par une gangue fibrillaire extrêmement délicate et lâche : ce qui explique la facilité avec laquelle on peut énucléer de petits grains jaunes dans l'actinomycose du bœuf, par exemple.

Mais cette méthode rudimentaire a fait place à des procédés techniques plus perfectionnés, dont le plus simple est la dissociation de grains actinomycosiques et leur coloration par le picro-carmin à l'état frais, ou mieux à l'aide des couleurs d'aniline après dessicca-

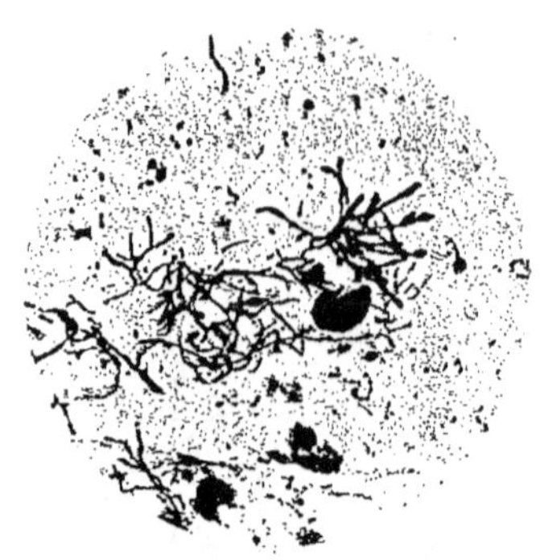

Fɪɢ. 257.
Actinomycose du bœuf. Dissociation d'un grain frais (gr. 1000 diam.).

tion sur une lamelle, comme on le pratique pour les autres examens bactériologiques.

Les fig. 257 à 260 représentent des dissociations de grains actino-

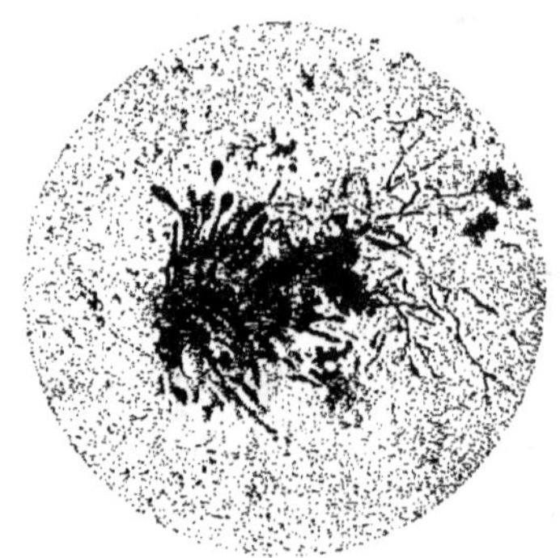

Fɪɢ. 258.
Actinomycose du bœuf. Dissociation (gr. 1000 diam.).

mycosiques provenant d'une langue de bœuf qu'a bien voulu nous confier le Pʳ Macé de Nancy. On distingue sur ces diverses préparations et particulièrement sur les fig. 257 et 258, les ramifications des fila-

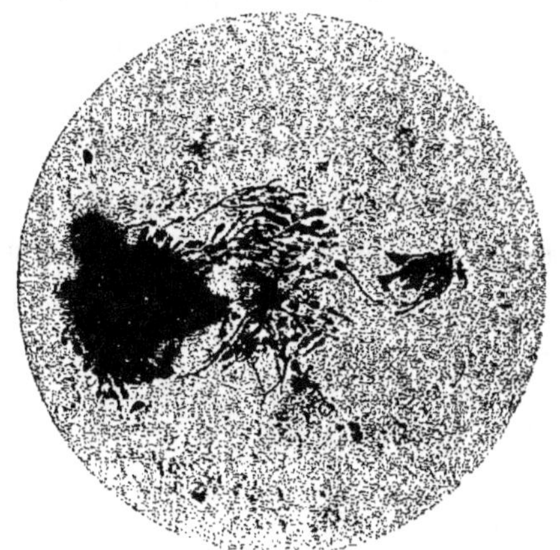

Fig. 259
Actinomycose du bœuf. Dissociation (gr. 700 diam.).

ments actinomycosiques, ramifications analogues à celles des autres Streptotrix. Sur la fig. 257, les crosses sont rudimentaires; on les observe beaucoup plus nettes dans les figures suivantes. Elles se

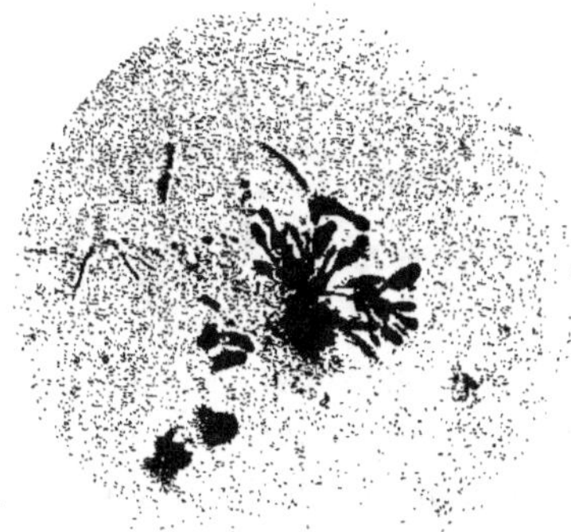

Fig. 260.
Actinomycose du bœuf. Dissociation (gr. 1000 diam.).

montrent particulièrement volumineuses dans la fig. 260, où elles terminent un groupe de filaments rayonnés et bifurqués à leur extrémité. Ces quatre préparations ont été colorées, après dissociation et dessiccation sur une lamelle, par la méthode de Weigert.

Il peut être intéressant d'étudier les rapports des filaments et des conidies. On obtient à cet effet des préparations démonstratives en colorant d'abord le grain dissocié par la méthode de Gram et en faisant une double coloration par le carmin ou l'éosine. On distingue alors assez nettement (fig. 261 et 262) que certains filaments actinomycosiques se terminent par un petit renflement coloré en violet foncé,

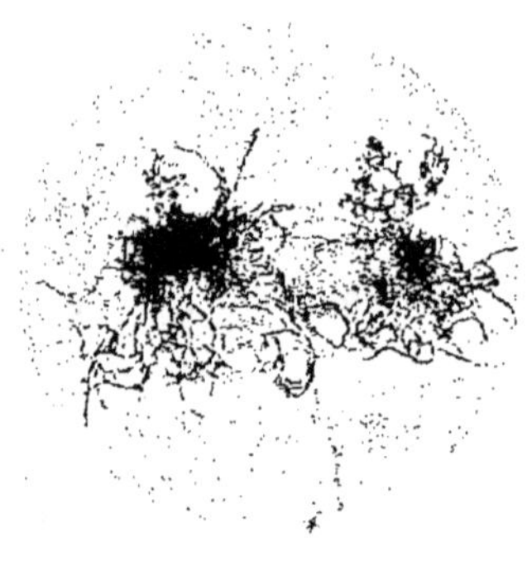

Fig. 261.
Actinomycose du bœuf. Dissociation (Cornil) (gr. 1000 diam.).

situé au centre d'une crosse assez volumineuse et teintée elle-même en rose pâle.

On observe, à la partie supérieure de la fig. 261, un de ces filaments à extrémité renflée, entouré d'une crosse piriforme. Le centre de la colonie est diffus par suite de l'épaisseur du feutrage, qui n'a pu être entièrement dissocié.

Le groupe de filaments situé à droite de la figure présente à sa partie supérieure une série de ramifications dichotomiques, terminées par de petits renflements en forme de bouton.

Les crosses sont plus nombreuses sur la fig. 262, où l'on en remarquera un groupe de 8 à 10. La teinte rose de ces crosses était tellement pâle qu'il a été impossible de les photographier avec toute la netteté de contours désirable.

Il existe également, à gauche de ce groupe de crosses, quelques terminaisons en bouton de filaments actinomycosiques. L'un de ces boutons terminaux, le plus rapproché du feutrage central de la préparation, est arrondi, volumineux et offre la plus grande analogie avec les formes semblables que nous avons trouvées dans l'Actinomycose de l'homme.

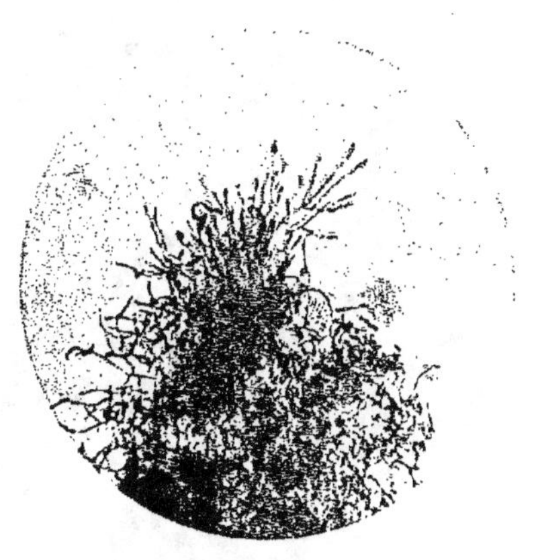

Fig. 262.

Actinomycose du bœuf. Dissociation (Cornil) (gr. 1000 diam.).

Aucune de ces photographies ne suffit à trancher la question de savoir s'il existe ou non une membrane d'enveloppe, permettant d'assimiler définitivement les crosses à des conidies. Les crosses de l'Actinomycose offrent en effet aux agents chimiques une résistance que ne comportent pas habituellement les organes de reproduction des mucédinées.

L'étude du grain actinomycosique ne peut servir qu'à la démonstration de la nature parasitaire de la maladie qui nous occupe. Il faut étudier les rapports du parasite dans nos tissus pour suivre son développement et les désordres qu'il détermine autour de lui.

Si l'on examine sur une coupe, à un faible grossissement, un cas d'actinomycose de la langue ou d'un viscère tel que le rein, on rencontre généralement, dans les endroits où la maladie n'est pas trop avancée, des foyers nettement circonscrits, et tranchant par leur couleur blanc jaunâtre sur le fond sombre du tissu sain. Ce sont des sortes d'abcès arrondis — bien enkystés — qui peuvent dans la suite devenir confluents, de manière à former de vastes collections suppurées.

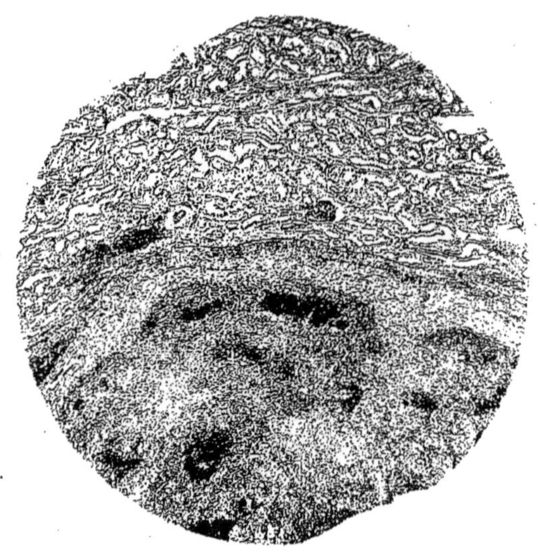

Fig. 263.

Rein de bœuf. Actinomycose (gr. 25 diam.) (Nocard).

L'aspect des foyers actinomycosiques à un faible grossissement ne peut être mieux étudié que sur les belles coupes de rein que nous a confiées le Pr Nocard.

Ces coupes sont colorées à la safranine, de telle sorte qu'on peut y étudier à la fois les lésions du tissu rénal, glomérules et tubuli, la structure des foyers actinomycosiques, et la disposition des crosses.

Ces dernières, comme nous le verrons plus loin, offrent sur ces préparations (fig. 266) un aspect tout particulier, et s'y montrent beaucoup moins nettes que dans les coupes de langue actinomycosique (fig. 267 à 270).

Si nous étudions l'ensemble de ces coupes nous suivrons pas à
pas la marche des lésions.

On remarquera, figure 265, au grossissement de 25 diamètres, un foyer
actinomycosique énorme, séparé par une zone fibroïde du tissu rénal
non encore envahi. La délimitation de ce foyer infectieux est très nette.

La région des tubes contournés, visible en haut de la préparation,
est coupée comme à l'emporte-pièce. Cet aspect dénote un processus

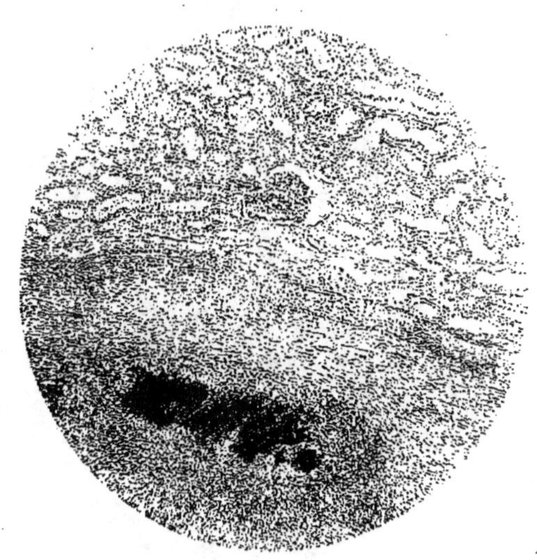

Fig. 264.
Rein de bœuf. Actinomycose (gr. 60 diam.) (Nocard).

destructif à marche lente. L'aspect du tissu rénal atrophié qui forme
la coque des gros reins tuberculeux est très analogue.

Les éléments épithéliaux sont comprimés par voisinage. A l'intérieur du foyer principal on remarque une série de foyers secondaires, dont le centre a fixé énergiquement la matière colorante, et
qui offrent une certaine analogie avec des amas de follicules tuberculeux en dégénérescence caséeuse.

La figure 264 représente, au grossissement de 60 diamètres, le
point central de la figure 265. On y distingue parfaitement les amas
de cellules rondes qui forment le centre du foyer.

10

La figure 265 montre un point du même rein où l'envahissement diffus de la région des glomérules s'étend à distance des foyers centraux.

Il est impossible, à l'aspect de ce point de la préparation, de reconnaître le tissu rénal, dont persistent à peine quelques glomérules déformés et atrophiés. mais non encore entièrement détruits par le tissu inflammatoire.

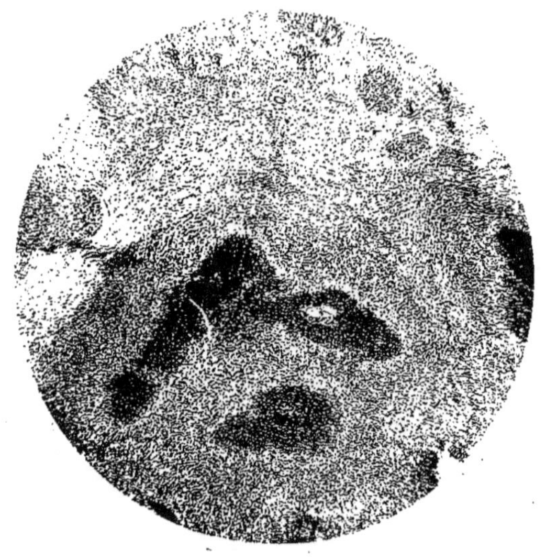

Fig. 265.

Rein du bœuf. Actinomycose (gr. 60 diam.) (Nocard).

Les foyers actinomycosiques de ce rein laissent voir à un plus fort grossissement, après coloration à la safranine, des séries de crosses. Ces crosses correspondent à l'extrémité de nombreux rameaux mycéliens, qui occupent le centre des foyers (fig. 266).

Les crosses sont toutefois beaucoup plus nettes dans les coupes de langue de bœuf, où elles sont décelées par les réactifs colorants les plus divers. On obtient alors, si l'on a des coupes très minces, des figures analogues aux figures 267 à 270, qui représentent au grossissement de 700 à 800 diamètres différents aspects des groupes de crosses actinomycosiques.

Les crosses offrent presque toujours une disposition rayonnée. Beaucoup d'entre elles, sur ces quatre figures, sont coupées perpendiculairement à leur axe. Ces éléments occupent le centre des tubercules actinomycosiques.

L'actinomycose de l'homme diffère notablement de celle du bœuf; chez ce dernier en effet les masses d'aspect sarcomateux sont très rares, et le champignon de l'actinomycose détermine plus fréquem-

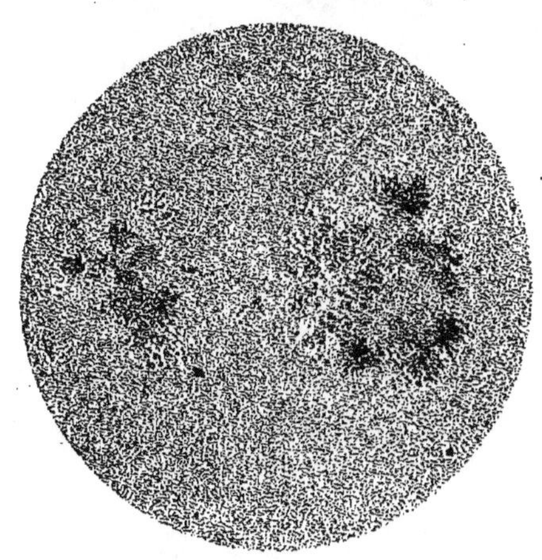

Fig. 266.

Rein de bœuf. Actinomycose (gr. 500 diam.) (Nocard).

ment le ramollissement des tissus qui l'entourent et la formation d'abcès; l'absence de crosses y est presque constante. Ces particularités sont évidentes si l'on prend soin de comparer aux figures 257 à 270 (actinomycose des bovidés) les figures 271 à 278 (actinomycose de l'homme).

Les préparations ont été faites par raclage, écrasement ou dissociation des grains des premiers cas d'actinomycose que nous avons étudiés à Reims (actinomycose de la joue, actinomycose de la base de la langue, actinomycose de la plèvre et actinomycose péritonéale et viscérale). La dissociation est ici poussée très loin, les filaments sont nettement isolés, les ramifications aussi variées que possible.

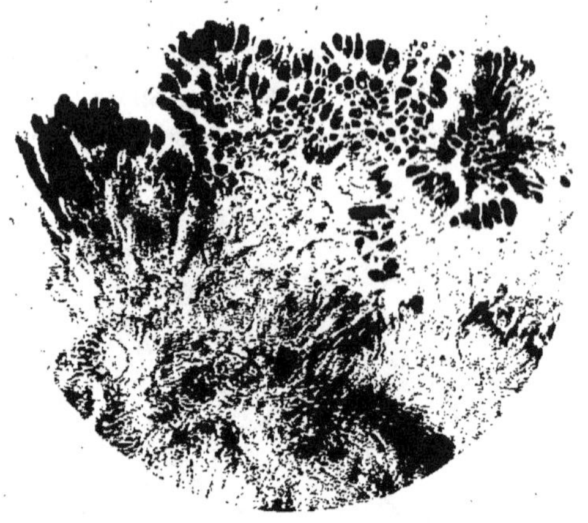

Fig. 267.
Actinomycose. Langue de bœuf (gr. 700 diam.).

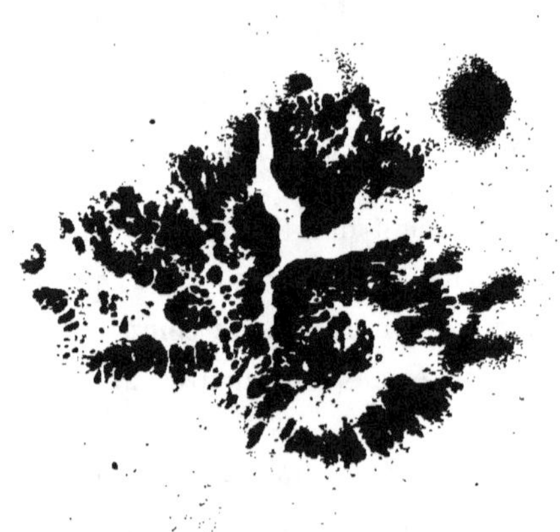

Fig. 268.
Actinomycose. Langue de bœuf (gr. 800 diam.).

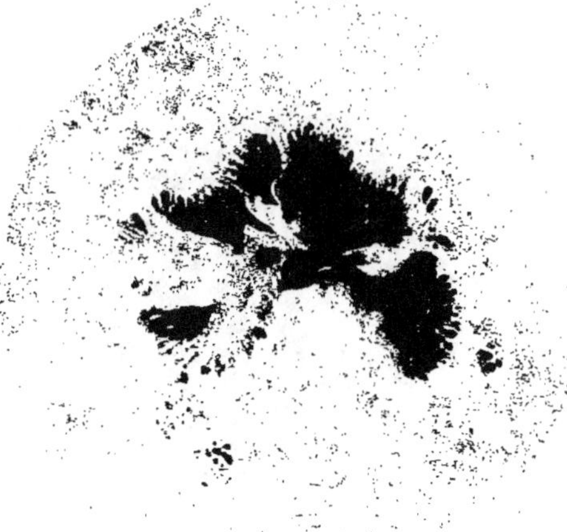

Fig. 269.

Actinomycose. Langue de bœuf (gr. 800 diam.).

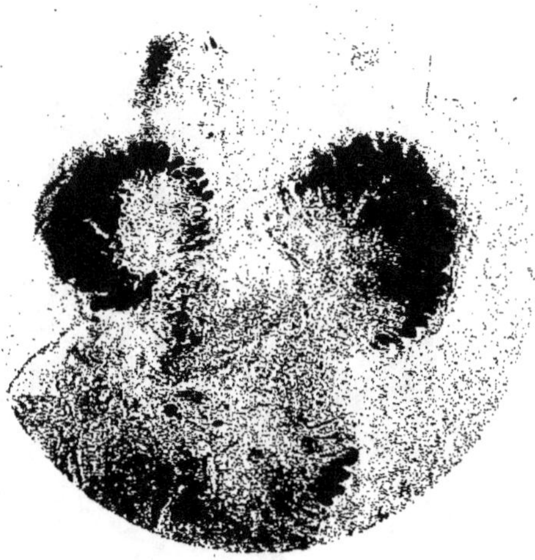

Fig. 270.

Actinomycose. Langue de bœuf (gr. 800 diam.).

La figure 271 montre, au milieu de mycéliums ramifiés en petit

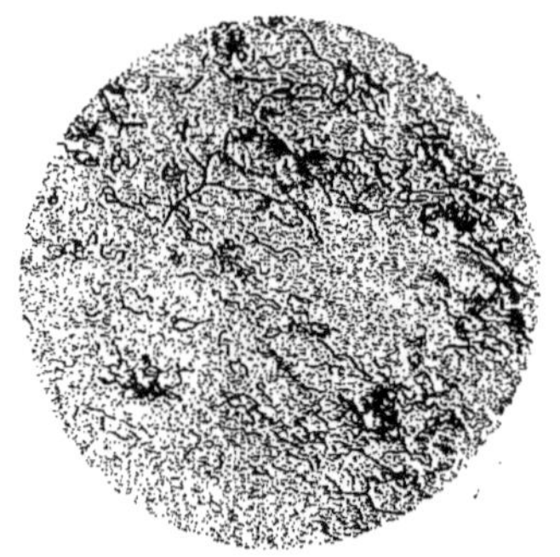

Fig. 271.
Actinomycose de l'homme (abcès de la joue), dissociation d'un grain (gr. 600 diam.).

nombre une quantité de petits bâtonnets, incurvés ou en spirale et non sans analogie avec une culture du choléra asiatique.

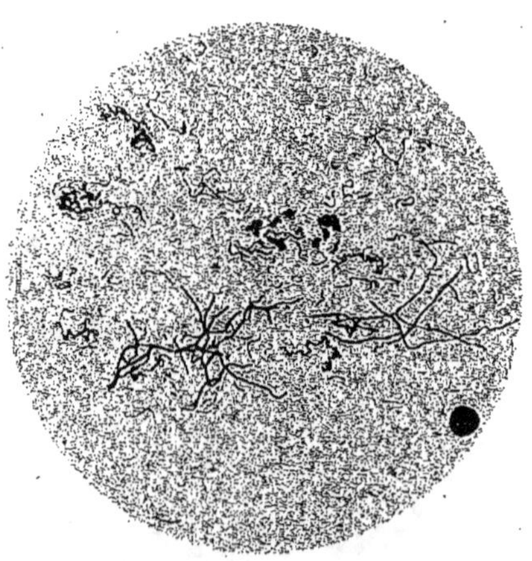

Fig. 272.
Actinomycose de l'homme (abcès de la joue), dissociation d'un grain (gr. 800 diam.).

Les ramifications sont plus abondantes dans la figure 272, qui se rapporte également à un cas d'actinomycose suppurée de la joue chez l'homme.

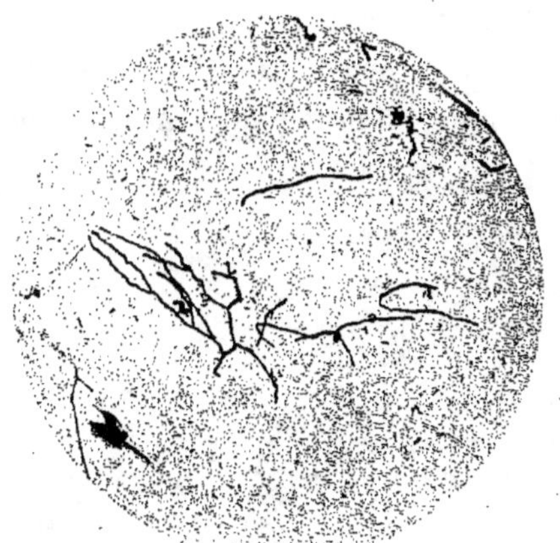

Fig. 273.

Actinomycose de l'homme (abcès de la joue), dissociation d'un grain (gr. 800 diam.).

Les figures 273 et 274 montrent nettement les ramifications du

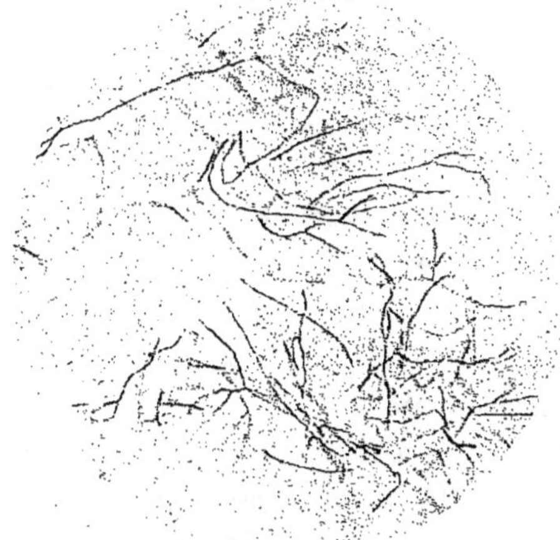

Fig. 274.

Actinomycose de l'homme (abcès sub-lingual, dissociation d'un grain (gr. 1000 diam.).

champignon; en aucun point on n'observe de crosses.

Les figures 275 à 277 représentent au contraire de petites touffes d'éléments très courts provenant d'un cas d'actinomycose viscérale.

On peut se rendre compte, en comparant les planches 271 à 277, qui proviennent de trois malades différents, que l'actinomycose ne se présente pas sous une forme toujours la même. Le type en reste identique : c'est bien toujours un Actinostreptotrix; mais le volume, l'épaisseur,

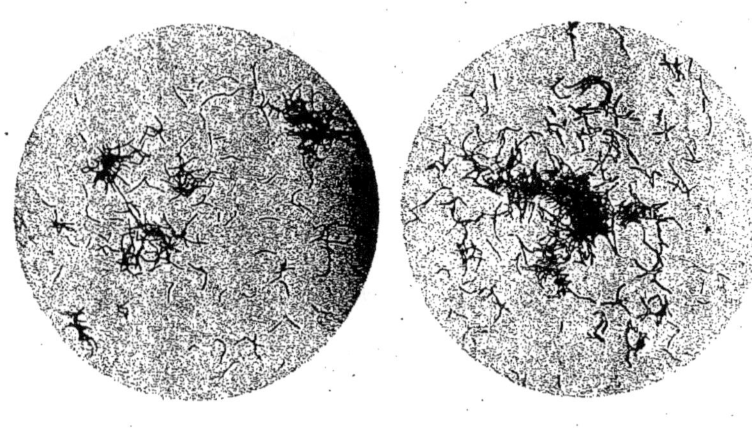

<table>
<tr><td style="text-align:center">Fig. 275.
Actinomycose de l'homme (abcès pelvien),
dissociation d'un grain (gr. 800 diam.).</td><td style="text-align:center">Fig. 276.
Actinomycose de l'homme (abcès pelvien),
dissociation d'un grain (gr. 1000 diam.).</td></tr>
</table>

la longueur des filaments diffèrent : ici les filaments sont allongés, rappelant de loin de longs Leptotrix, et les bifurcations se trouvent à des distances très appréciables (fig. 274); là le parasite est ramassé sur lui-même, les branches sont courtes, nombreuses, condensées autour d'un filament très grêle.

Certains de ces mycéliums, très fragmentés par l'écrasement, rappellent la gracilité et l'incurvation des bacilles tuberculeux. Ces particularités sont restées constantes dans un nombre considérable de préparations.

Nous croyons qu'il n'est pas illogique de conclure qu'il existe entre l'actinomycose de l'homme et celle des animaux des caractères différentiels marqués, que l'actinomycose de l'homme n'est pas une et que des parasites d'espèce très voisine peuvent donner lieu à des manifestations pathologiques identiques, décrites jusqu'ici en bloc sous le nom d'actinomycose.

Ces conclusions, que nous émettions au Congrès d'hygiène de Londres dès 1891, nous semblent actuellement corroborées par les recherches

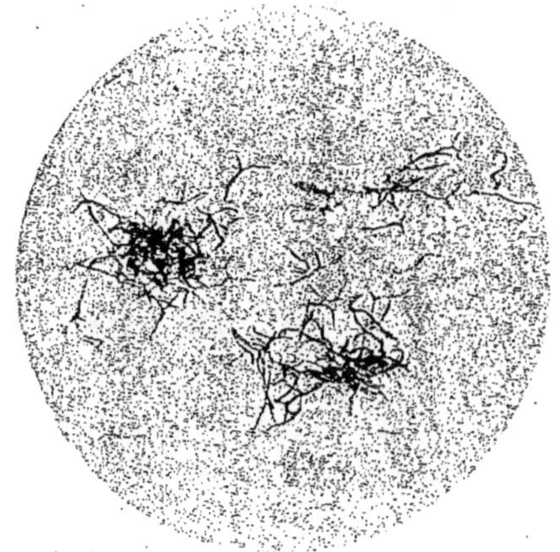

Fig. 277.

Actinomycose de l'homme (abcès pelvien), dissociation d'un grain (gr. 1000 diam.).

si remarquables des Drs Rossi Doria et Gasperini sur les Streptotrix et sur les actinomycoses expérimentales déterminées par l'inoculation aux animaux des divers Streptotrix de l'air ou du sol.

Bien plus, le parasite peut être observé à différents stades de son développement, correspondant à des variations de virulence qui nous ont paru incontestables.

Les formes jeunes, à mycéliums courts, comportent, à notre avis, une gravité plus grande, une tendance plus marquée à la généralisation; ce sont elles qui nous ont donné des inoculations positives. Les formes allongées et ramifiées se rencontrent de préférence dans les foyers anciens.

Nous avons reproduit (fig. 278) une des rares préparations où nous ayons pu déceler la présence de crosses véritables, nous refusant à considérer comme telles les cellules épithéliales ou lymphatiques déformées et arrondies dans lesquelles se terminent certains filaments; ce sont à peu près les seules qui aient été rencontrées dans les préparations de six cas d'actinomycose que nous avons étudiées. Ces crosses sont presque sphériques, en forme de bouton, et moins volumineuses que celles du bœuf.

Nous avons été appelés, peu de temps après la publication de nos

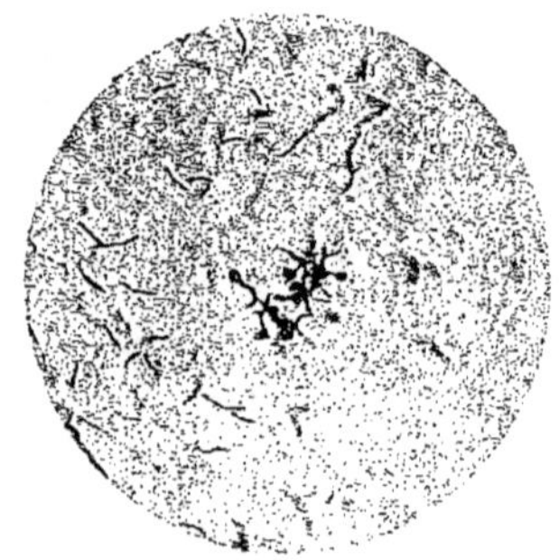

Fig. 278.

Actinomycose de l'homme (abcès pelvien), dissociation d'un grain. Crosses (gr. 1000 diam.).

deux premiers cas d'actinomycose chez l'homme, à donner nos soins à un malade dont l'histoire a été partiellement relatée au Congrès d'hygiène de Londres, en 1891. Nous pouvons ajouter aujourd'hui à cette observation, alors incomplète, la relation des dernières phases de la maladie, ainsi que le résultat de nos cultures et des inoculations aux animaux.

Il s'agissait d'un individu ayant présenté les symptômes de l'appendicite à rechutes. Après des alternatives de rémission et d'accidents aigus, un phlegmon se développa au niveau de la région iliaque droite et fut incisé parallèlement à l'arcade crurale; le pus, cultivé, demeura stérile (novembre 1890). La plaie bourgeonna et le malade reprit ses occupations. Il subsistait un trajet fistuleux peu étendu sans induration manifeste. Étonnés de la durée de la cicatrisation et mis en éveil par l'observation de nos précédents malades, nous fûmes amenés à recueillir une goutte du pus, qui suintait d'ailleurs en fort petite quantité de la fistule. Ce pus, étalé sur une lame de verre, nous laissa voir deux grains très petits, qui furent aussitôt examinés. Le diagnostic d'actinomycose établi, le malade fut tenu en observation. Il accusa, quelques mois plus tard, dans la région de l'aine gauche, des douleurs d'abord légères, puis très vives, qui aboutirent à la formation d'une volumineuse collection fluctuante, sans rougeur de la peau, ni inflammation notable. On observait cependant une fièvre vive à exacerbation vespérale. L'incision donna issue à un nombre considérable de grains nettement isolés du volume d'une graine de pavot à celui d'une *lentille*, les uns jaunes, les autres *noirs*, d'autres enfin grisâtres, en suspension dans un liquide pyo-sanguinolent, qui se coagula aussitôt son émission, en emprisonnant tous les grains dans un réseau abondant de fibrine. Le foyer fut curé, tamponné à ciel ouvert et le malade se remit assez rapidement de cette rechute.

La guérison complète des fistules ne put être réalisée; et après des alternatives variées et l'ouverture de nouveaux abcès dans la région lombaire, le malade succomba à la cachexie. A l'autopsie, nous pûmes constater que le foyer cæcal primitif s'était étendu par propagation à la fosse iliaque gauche : de nombreux trajets à parois grisâtres existaient en avant de la colonne vertébrale et formaient un trait d'union entre les foyers des deux régions inguinales; tout autour, des adhérences péritonéales et une péritonite chronique localisée.

Rien au foie, aux poumons, aux reins, ni à la rate. L'appendice iléo-cæcal fut trouvé augmenté de volume, infiltré, et atteint d'appendicite chronique : la maladie paraît avoir débuté par cet organe.

Nous avons ensemencé les grains sur des tubes d'agar ordinaire, qui restèrent à l'étuve environ trois semaines. Beaucoup se couvrirent de colonies banales de staphylocoques pyogènes. Les grains restés indemnes furent portés à l'aide d'une aiguille stérilisée sur une lame de verre également stérile et dissociés dans un peu d'eau de façon à

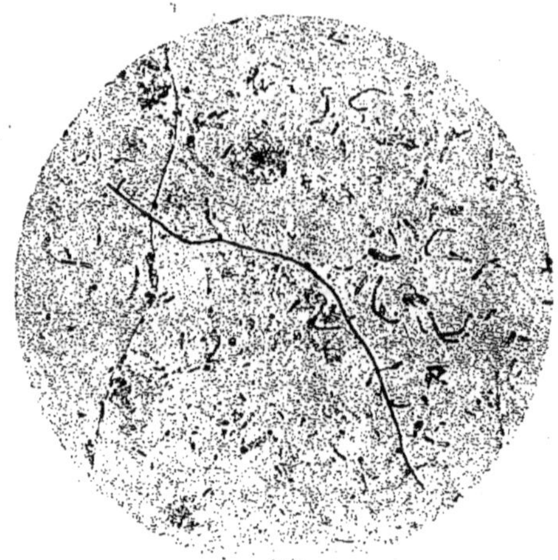

Fig. 279.

Actinomycose de l'homme. Culture dans le bouillon (gr. 1000 diam.).

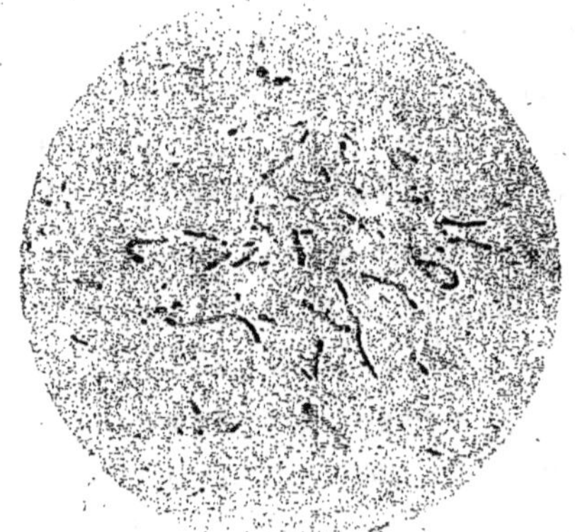

Fig. 280.

Actinomycose de l'homme. Culture dans le bouillon (gr. 1000 diam.).

obtenir une sorte de pâte, qui fut transplantée sur des tubes de sérum
gélatinisé.

Le développement des colonies se montra très lent. Le premier phénomène appréciable fut l'enfoncement des grains qui parurent s'implanter dans le sérum en augmentant de volume et s'entourèrent d'une aréole laiteuse.

Ces premiers rudiments de culture furent transplantés dans des tubes de bouillon et de sérum liquide et donnèrent alors les aspects que représentent les figures 279 et 280. On ne rencontre guère, en effet,

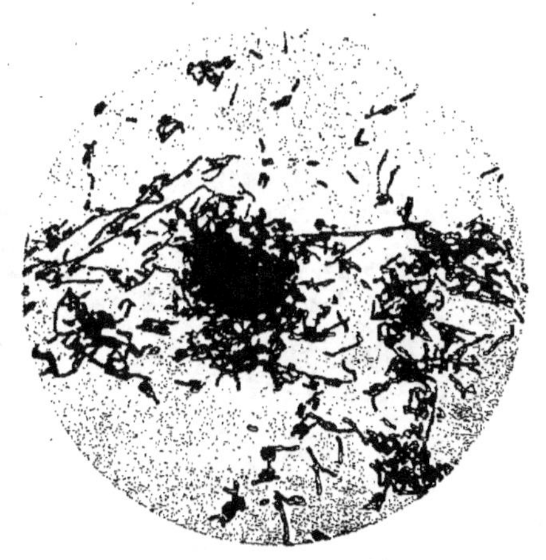

Fig. 281.

Actinomycose de l'homme. Culture dans le bouillon (gr. 1000 diam.).

dans les préparations, que des courts filaments isolés et incurvés de diverses manières, simulant à s'y méprendre de courts spirilles. Nous avons vu que ces aspects s'observaient aussi dans le pus à l'état frais.

Çà et là on rencontre quelques filaments allongés.

Des cultures plus âgées, provenant de notre cas d'actinomycose thoracique, nous ont donné des touffes d'Actino-Streptotrix (fig. 281), touffes analogues à certaines préparations de pus de l'actinomycose de l'homme (voir fig. 275 et 276).

Nous avons transplanté ces cultures dans le bouillon sur l'agar et sur le sérum gélatinisé.

Jamais nous n'avons pu obtenir sur les milieux solides ces cultures vivaces qui caractérisent les cultures des Streptotrix saprophytes et de l'Actino-Streptotrix du bœuf.

Ce dernier se développe sur la gélose en formant des colonies

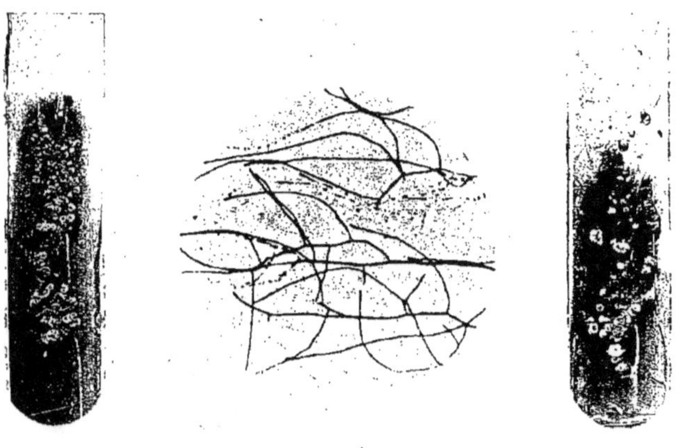

<table>
<tr>
<td align="center">Fig. 282.
Actinomycose du bœuf (Macé).
Culture sur agar.</td>
<td align="center">Fig. 283.
Actinomycose de l'homme.
Culture sur agar (Kral). Colo-
ration par la méthode de Gram
(gr. 1000 diam.).</td>
<td align="center">Fig. 284.
Actinomycose de l'homme.
Culture sur agar (Kral).</td>
</tr>
</table>

jaunâtres très analogues aux colonies des Streptotrix de l'eau. La figure 282 représente une culture de l'actinomycose du bœuf provenant du laboratoire du Pr Macé de Nancy. Nous avons eu un grand nombre de cultures analogues provenant du laboratoire de M. Nocard. Ces cultures, quand elles sont anciennes, blanchissent à leur surface et se couvrent d'une fine poussière crayeuse.

Sur certains milieux, sur la pomme de terre par exemple, on peut obtenir des cultures exubérantes dont la surface finit par prendre l'aspect d'une couche mince de fleur de soufre.

La figure 284 représente une culture d'actinomycose de l'homme qui provient du laboratoire de Kral, de Prague. Cette culture s'est montrée en tous points identique à celle que nous possédions de l'actinomycose du bœuf. L'examen de cette culture sur lame de verre donne d'ailleurs, figure 283, des préparations absolument analogues à celles des Streptotrix Saprophytes (voir fig. 253).

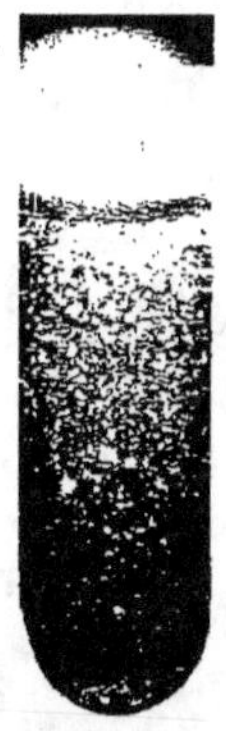

Fig. 285.

Actinomycose de l'homme. Culture dans le bouillon.

Ces différences constantes entre les cultures figurées page 158 et celles que nous avons obtenues de divers cas d'actinomycose humaine nous donnent à penser que, dans les cas d'actinomycose viscérale qui ont servi de point de départ à nos tentatives de cultures, il s'agissait d'un champignon d'une origine différente.

Les cultures de l'actinomycose de l'homme se développent dans le bouillon sous forme de petits flocons d'un blanc jaunâtre qui s'entourent d'un fin chevelu (fig. 285), et offrent une certaine analogie avec les cultures de Streptotrix sur le même milieu (voy. fig. 252). Le bouillon reste limpide.

ASSOCIATIONS CRYPTOGAMIQUES DE L'ACTINOMYCOSE

L'Actinomyces est assez fréquemment associé, dans les foyers suppurés, à des microbes pyogènes, auprès desquels il se développe librement. Mais, à côté de cette association banale de l'Actinomyces et des staphylocoques pyogènes, nous croyons devoir signaler un commensa-

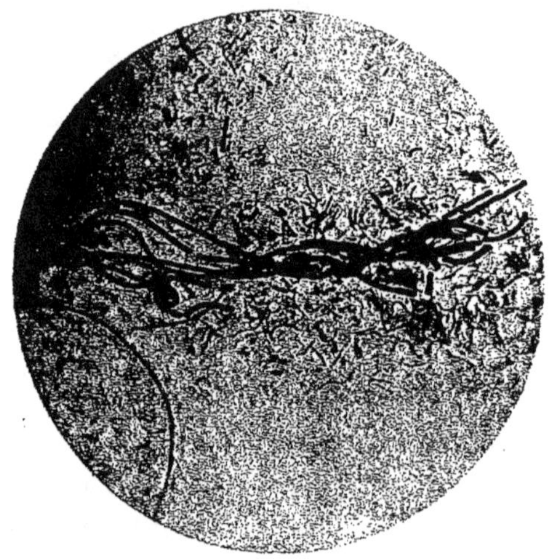

Fig. 286.

Actinomycose de l'homme. Dissociation d'un grain. Leptotrix et Streptotrix (gr. 1000 diam.).

lisme plus rare et aussi plus digne d'intérêt, celui du *Leptotrix buccalis*. Nous l'avons observé chez deux malades différents.

Le premier cas se rapporte à ce malade dont l'histoire est relatée plus haut et qui succomba à une infection actinomycosique viscérale à foyers multiples.

Chez ce sujet, certains foyers contenaient à l'état de pureté l'Actinostreptotrix, tandis que d'autres, à l'examen des grains, présentaient une série de filaments enroulés en spirale. Ces filaments présentaient parfois une longueur énorme; ailleurs ils se montraient segmentés en courts articles (fig. 284). Mais toujours ils demeuraient distincts des Streptotrix actinomycosiques, reconnaissables à leurs dimensions beaucoup plus grêles, auxquels ils se trouvaient mêlés. Ces filaments bactériens étaient souvent enroulés d'une façon très bizarre, comme en témoignent les fig. 287 et 288.

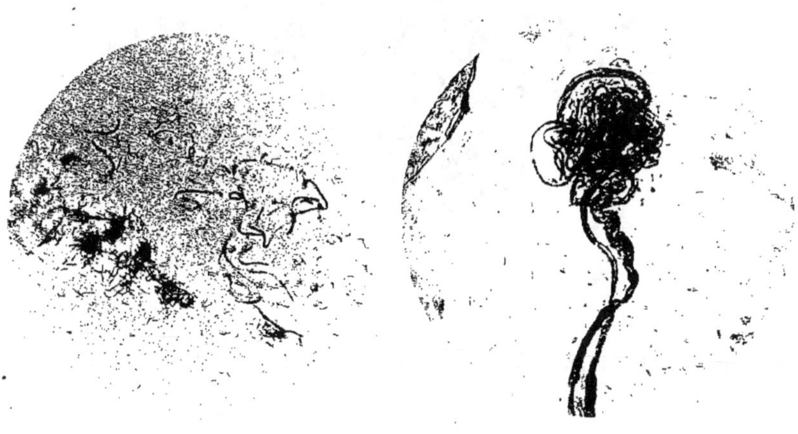

<table>
<tr><td style="text-align:center">Fig. 287.

Actinomycose abdominale.
Actinomyces et Leptotrix (gr. 500 diam.).</td><td style="text-align:center">Fig. 288.

Actinomycose de l'homme. Infection mixte.
Dissociation d'un grain. Leptotrix enroule
en glomérule (gr. 1000 diam.).</td></tr>
</table>

Cette dernière figure est particulièrement curieuse, car le Leptotrix y a pris pour ainsi dire la forme d'un glomérule.

Les dimensions et l'aspect de ces filaments rappelaient assez exactement ceux du *Leptotrix buccalis*.

Afin d'en déterminer la nature, nous avons cherché à étudier le *Leptotrix buccalis*.

Nous avons particulièrement rencontré ce champignon dans les produits caséeux des dents cariées et dans les concrétions amygdaliennes. Nous avons obtenu diverses préparations donnant des aspects variables.

Les fig. 289 et 290 montrent, sans coloration, le *Leptotrix buccalis* au grossissement de 120 et de 400 diamètres. On remarque, dans ces préparations, de longs filaments en faisceaux enchevêtrés, sans trace

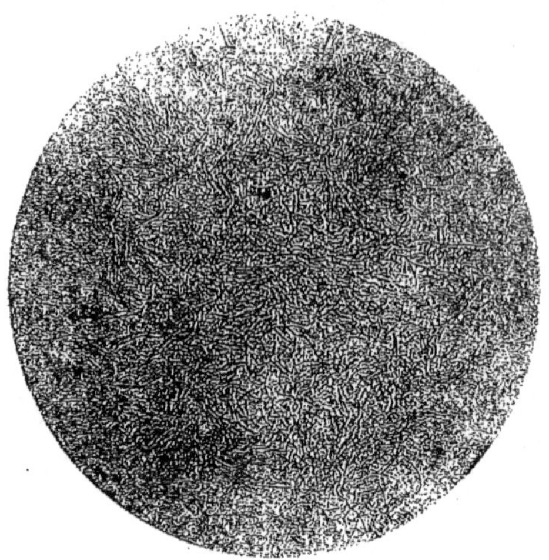

Fig. 289.

Leptotrix buccalis. Dent cariée (gr. 120 diam.).

de ramifications. Il ne faut pas confondre ces Leptotrix avec d'autres

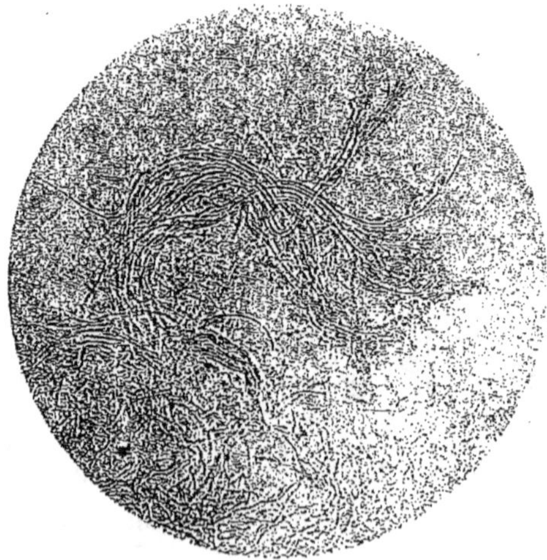

Fig. 290.

Leptotrix buccalis. Carie dentaire (gr. 400 diam.).

parasites que l'on rencontre également dans le tartre dentaire, et tels que la colonie représentée fig. 291, au grossissement de

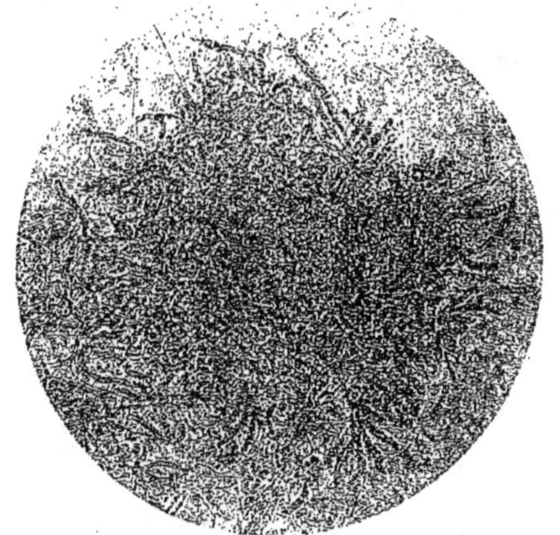

Fig. 291.
Mycose buccale (muguet?) (gr. 200 diam.).

200 diamètres. La préparation n'est pas colorée. Il s'agit d'une moisissure analogue au champignon du muguet.

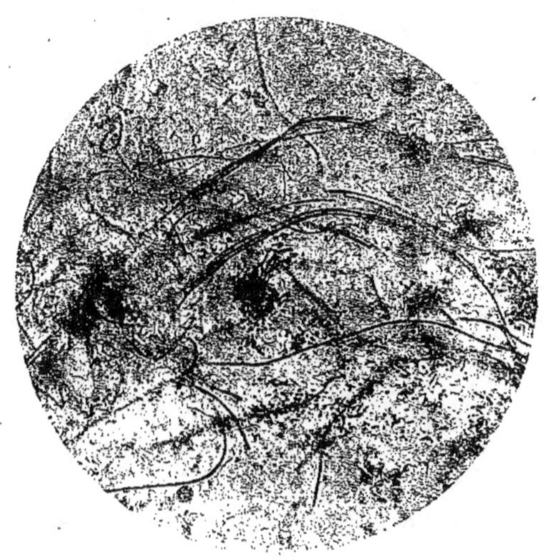

Fig. 292.
Mycose pharyngée. Concrétion de l'amygdale. Dissociation (gr. 1000 diam.).

L'analogie du Leptotrix de provenance buccale avec le Leptotrix observé dans notre cas d'actinomycose abdominale est particulièrement frappante quand on colore les préparations par les méthodes de Gram ou de Weigert.

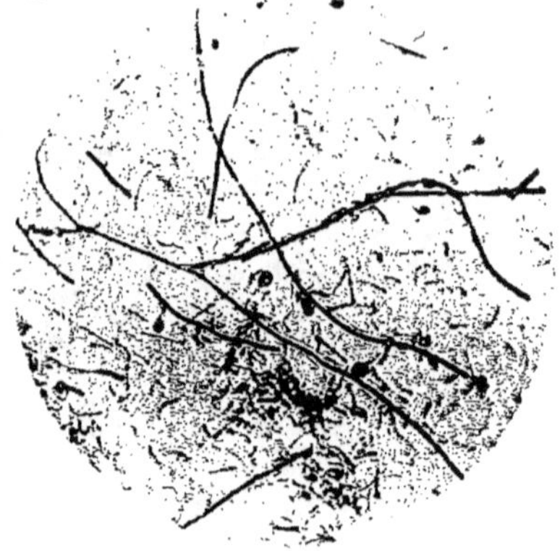

Fig. 293.

Actinomycose de l'homme. Infection mixte. Culture de Leptotrix et de Streptotrix
(gr. 1000 diam.).

On obtient alors avec le *Leptotrix buccalis* des images analogues à

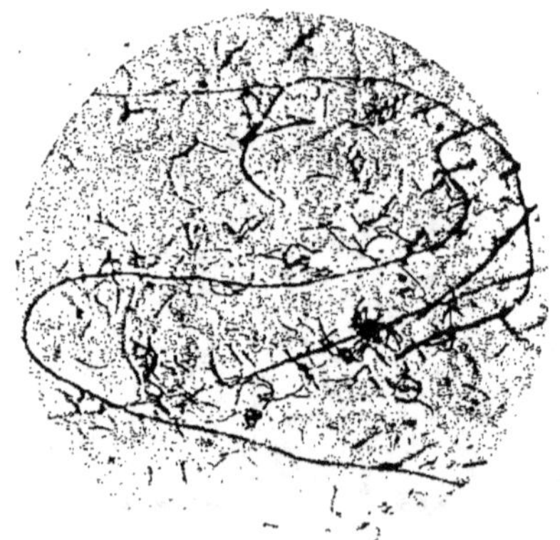

Fig. 294.

Actinomycose de l'homme. Infection mixte. Culture de Streptotrix et de Leptotrix
(gr. 1000 diam.).

celle de la fig. 292, dont les filaments offrent une similitude d'aspect remarquable avec ceux des fig. 287, 288, 293, 294 et 295.

Nous avons cultivé ces grains d'infection mixte comme les grains

où le Streptotrix se trouvait à l'état de pureté, et nous avons obtenu sur
le bouillon des cultures où le Leptotrix s'est développé conjointement
au Streptotrix (fig. 293 à 295). Nous avons même réussi à obtenir quelques cultures de Leptotrix sur milieu liquide.

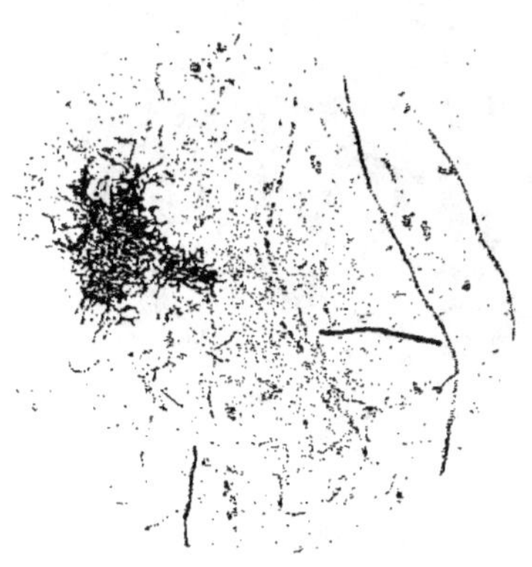

Fig. 295.

Actinomycose de l'homme. Infection mixte. Culture de Streptotrix et de Leptotrix
(gr. 1000 diam.).

NOUVEAU CAS D'INFECTION MIXTE
(ACTINOMYCES ET LEPTOTRIX)

Au moment où nous terminions ce chapitre, nous avons observé un
nouvel abcès de la joue, développé chez une malade de Charleville, et
qui donna à l'incision un pus séro-sanguinolent contenant plusieurs
grains. Le diagnostic d'Actinomycose nous sembla probable au premier
aspect, d'autant mieux que les parois de l'abcès étaient indurées
et se reliaient, par un cordon du volume d'une plume de corbeau, à la
mâchoire supérieure, au voisinage de la seconde grosse molaire. Le pus
fut recueilli dans un tube stérilisé.

La dissociation des grains nous réservait une surprise plus grande
encore que celle de notre cas d'Actinomycose abdominale, car ces
grains étaient formés principalement de paquets énormes de Leptotrix
enroulés comme des nattes de cheveux et offrant les dispositions
bizarres que représentent à des grossissements variés les figures 296,

297 et 298. Ces filaments, qui ne semblent pas ramifiés dichotomique-

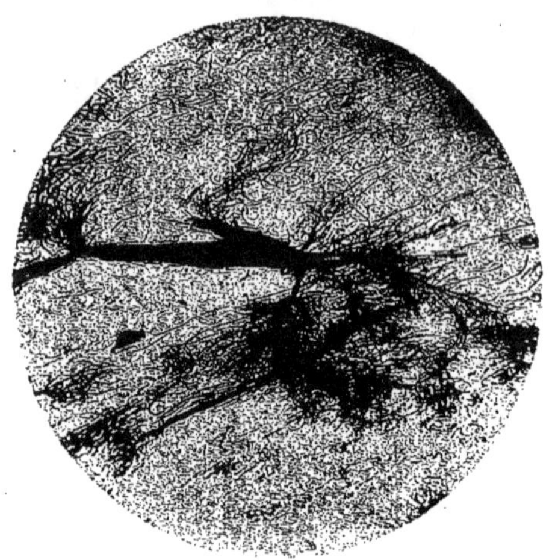

Fig. 296.

Abcès de là joue. Leptotrix en faisceaux (gr. 150 diam.).

ment, sont plus volumineux peut-être que dans le cas signalé plus haut.

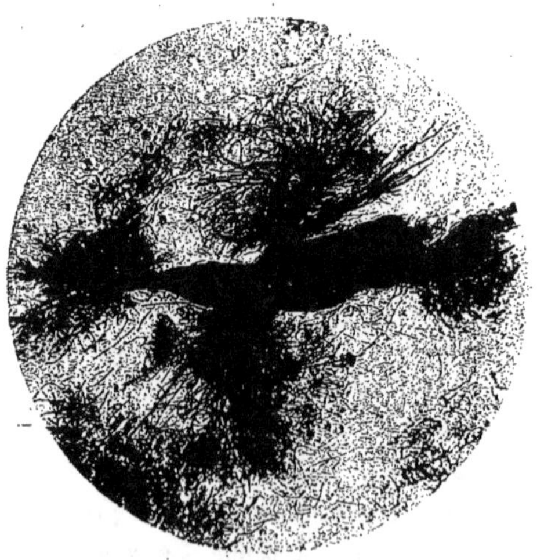

Fig. 297.

Abcès de la joue. Leptotrix en faisceaux (gr. 200 diam.).

A un grossissement de 1000 diamètres on remarque qu'ils sont d'épaisseur assez inégale. On observe au milieu d'eux un grand

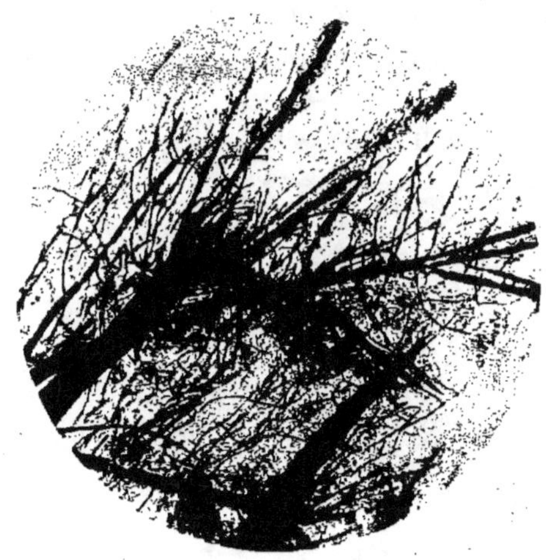

Fig. 298.

Abcès de la joue. Détail d'une touffe de Leptotrix (gr. 600 diam.).

nombre de petits bâtonnets irréguliers qui paraissent être des formes

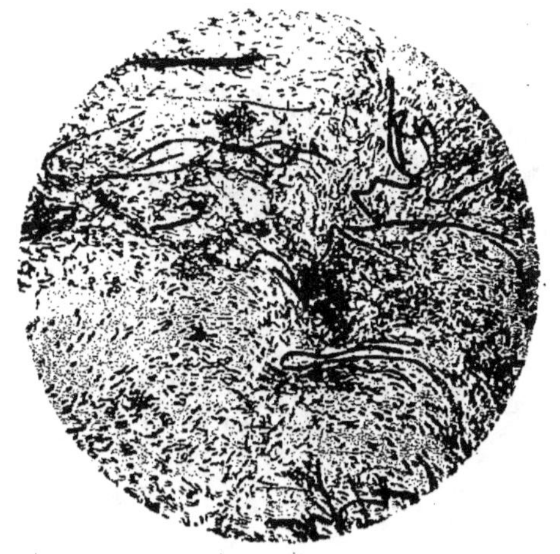

Fig. 299.

Abcès de la joue. Leptotrix et courts filaments (gr. 1000 diam.).

très jeunes d'Actinomyces analogues aux éléments représentés plus haut. Les cultures, qui ne sont faites que depuis une quinzaine de jours, ne donnent pas jusqu'ici de développement sur l'agar-agar; elles seront transplantées sur le sérum. Ces particularités témoignent que le pus ne contenait pas de microbes pyogènes vulgaires.

INOCULATION AUX ANIMAUX

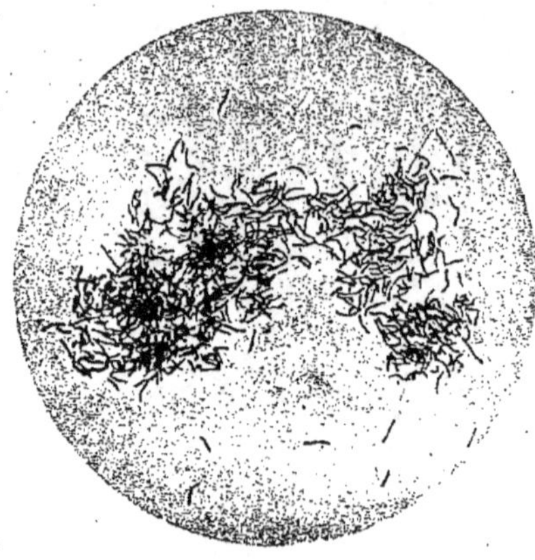

Fig. 300.

Actinomycose de l'homme. Inoculation du Streptotrix dans le péritoine du lapin
(gr. 1000 diam.).

Nous avons fait différentes tentatives d'inoculation aux animaux.

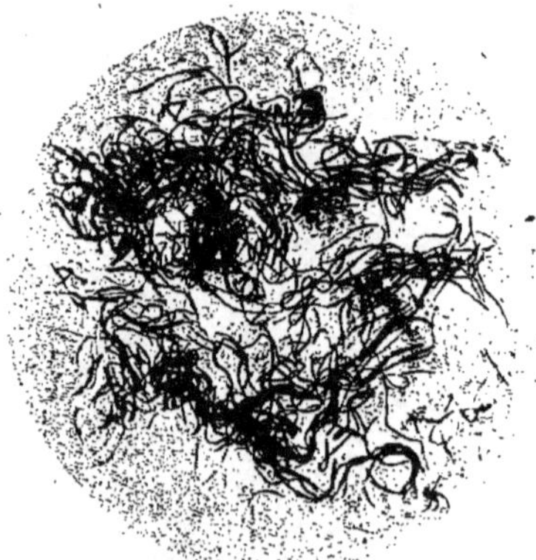

Fig. 301.

Actinomycose de l'homme. Infection mixte. Inoculation du Leptotrix dans le péritoine
du lapin (gr. 500 diam.).

Les résultats les plus satisfaisants nous ont été donnés par l'injection dans le péritoine des lapins d'une émulsion de grains frais dissociés et pilés dans de l'eau stérilisée.

Nous sommes ainsi arrivés à déterminer dans certains cas la production d'une péritonite actinomycosique adhésive diffuse; le liquide péritonéal foisonnait de courts éléments (fig. 300) analogues à ceux des cultures dans le bouillon.

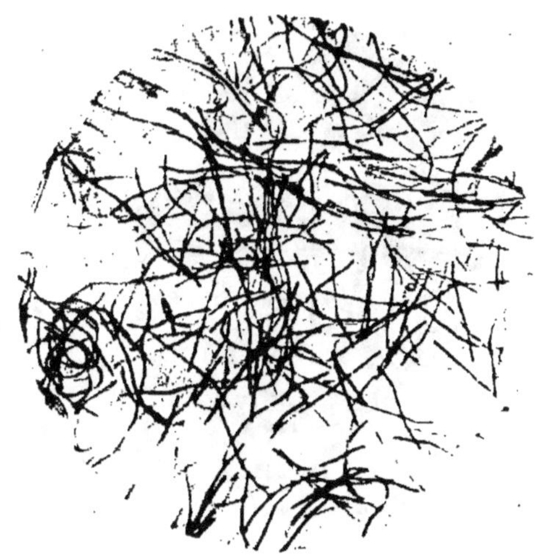

Fig. 302.

Actinomycose de l'homme. Infection mixte. Inoculation du Leptotrix dans le péritoine du lapin (gr. 500 diam.).

Dans d'autres cas il nous est arrivé de déterminer une infection péritonéale pure par le Leptotrix, comme le témoignent les figures 301 et 302. Cette action pathogène du Leptotrix extrait du cas d'Actinomycose mixte viscérale que nous venons de signaler est très intéressante; l'inoculation au lapin prouve que, chez notre malade, les accidents observés étaient dus tout aussi bien au Leptotrix, dont l'origine buccale est fort probable, puisqu'il y a eu infection par l'appendice iléo-cæcal, qu'à l'Actinostreptotrix.

FARCIN DU BOEUF

Le Farcin du bœuf est une maladie chronique, qui paraît avoir été

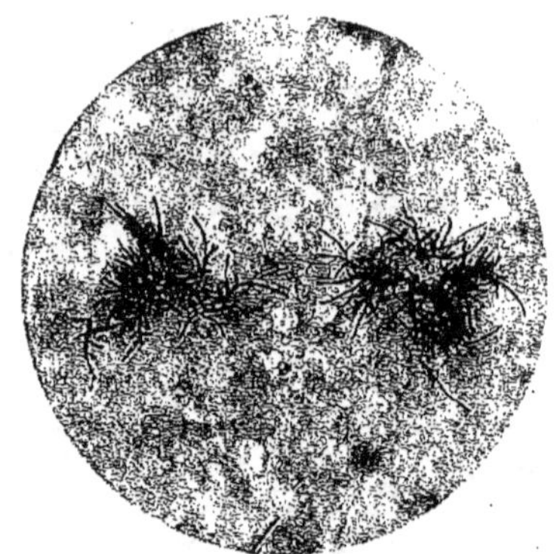

Fig. 503.
Farcin du bœuf. Pus (Nocard). (Gr. 600 diam.)

autrefois fréquente en France, et sévit actuellement à la Guadeloupe.

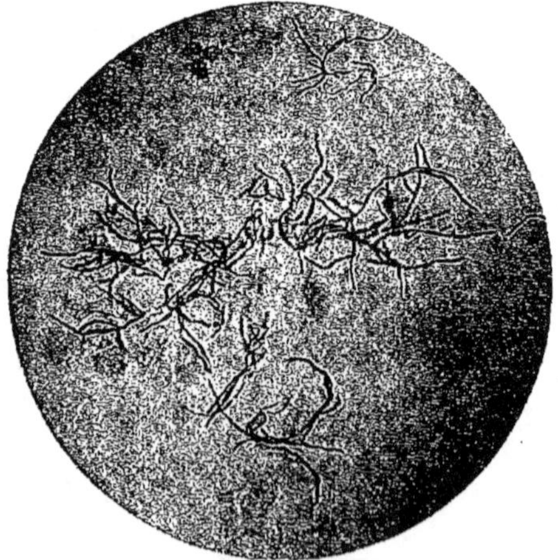

Fig. 504.
Farcin du bœuf. Pus (Nocard). (Gr. 800 diam.)

Le Farcin du bœuf est caractérisé par une inflammation suppurative des vaisseaux et des ganglions lymphatiques superficiels; cette lym-

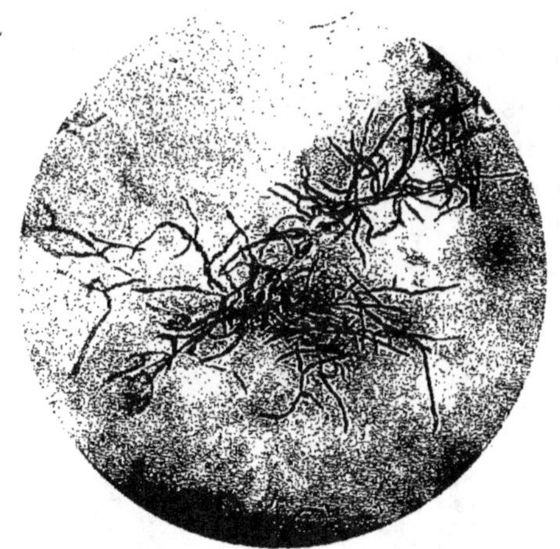

Fig. 305.
Farcin du bœuf. Pus (Nocard). (Gr. 800 diam.)

phangite entraîne rarement la mort, mais se traduit à la longue par des symptômes d'amaigrissement et de phtisie (Cruzel).

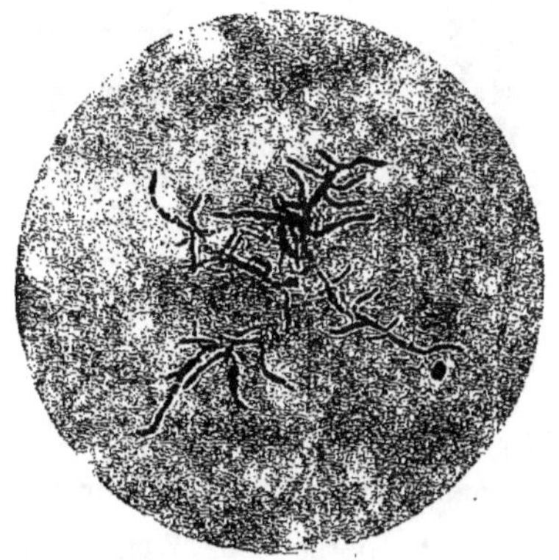

Fig. 306.
Farcin du bœuf. Pus (Nocard). (Gr. 1000 diam.)

Le Farcin du bœuf a été autrefois confondu avec les manifestations farcineuses de la morve et avec la tuberculose. C'est au Pr Nocard qu'appartient l'honneur d'avoir démontré sa spécificité en découvrant chez le bœuf farcineux de la Guadeloupe le parasite de cette maladie.

Le Farcin du bœuf siège ordinairement aux membres et sous le ventre, où il donne lieu à la formation de cordes ou de tumeurs ordinairement dures, quelquefois fluctuantes; ces cordes se dirigent toujours vers les ganglions lymphatiques.

Lorsqu'on ouvre un de ces abcès, il s'en écoule une matière blanchâtre, crémeuse et sans odeur.

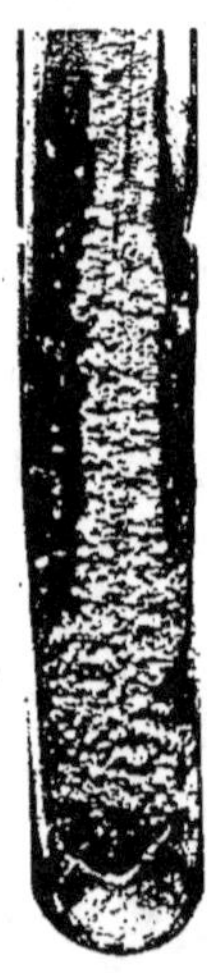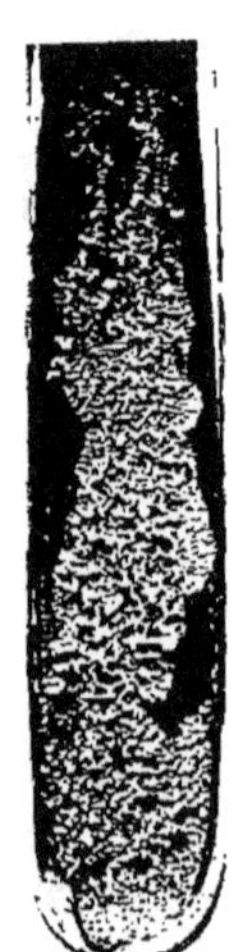

Fig. 307 et 307 *bis*.

Farcin du bœuf. Cultures sur gélose âgées de 5 mois (Nocard). (Grandeur naturelle.)

Quand on pratique l'autopsie, il est de règle de trouver les poumons, le foie, la rate et les ganglions farcis de pseudo-tubercules.

Nocard, colorant par la méthode de Weigert des lamelles de pus desséché que lui avait confiées M. Couzin, découvrit un fin et long bacille, en amas enchevêtrés d'une façon inextricable et ressemblant à des «*fagots épineux*» (fig. 303 à 306). On remarque très nettement, sur ces quatre préparations, qui nous ont été confiées par le Pᵣ Nocard, les caractères du parasite. On l'a depuis classé parmi les Streptotrix.

Les tubercules des viscères, dont le centre est ramolli et liquide, contiennent les mêmes amas bactériens en forme de « broussailles ». La culture du microbe se fait aisément entre 50 et 40 degrés sur tous les milieux.

Sur la gélose (fig. 507) le microbe se développe en petits amas d'une teinte blanc jaunâtre, à surface mamelonnée et poussiéreuse. A la longue, ces plaques d'aspect lichénoïde se réunissent et se confondent,

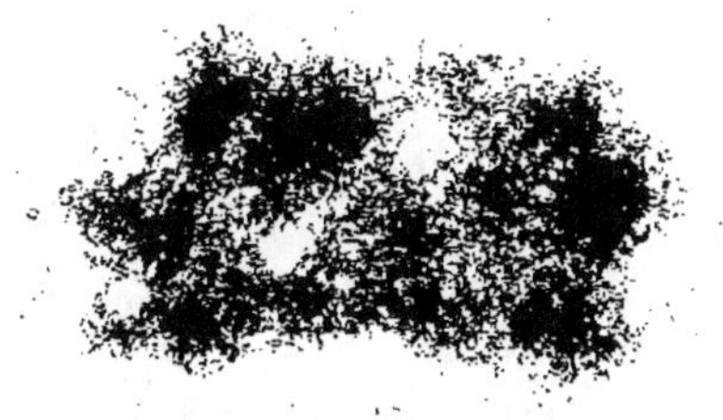

Fig. 308.

Farcin du bœuf. Culture sur bouillon (Nocard). (Gr. 400 diam.)

donnant à l'ensemble de la culture l'apparence d'une membrane épaisse et grossièrement plissée (Nocard).

Sur la pomme de terre la culture est également rapide.

Dans le bouillon, il se produit des amas blanchâtres, dont la plupart tombent au fond du ballon, tandis que d'autres forment une pellicule à la surface du liquide (Nocard). Une de ces colonies, provenant du bouillon, est représentée, après coloration à la fuchsine, fig. 308.

L'examen des cultures, quel que soit le milieu, montre la même disposition que plus haut : amas filamenteux ramifiés et enchevêtrés.

ACTION PATHOGENE

Le Streptotrix du farcin du bœuf est inoculable, surtout au cobaye et au lapin, dans le péritoine desquels il détermine en 9 à 20 jours une péritonite mortelle. Le péritoine est envahi par des sortes de tubercules au centre desquels pullule le microbe (fig. 309 et 310).

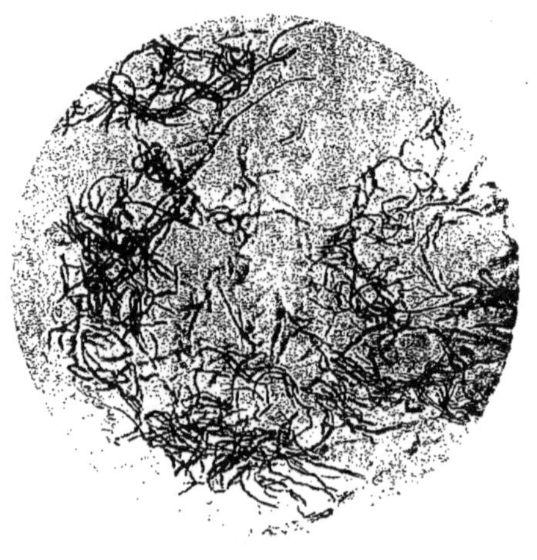

Fig. 309.

Péritonite farcineuse expérimentale (Lapin). (Nocard.) (Gr. 700 diam.)

L'injection intra-veineuse donne lieu à des lésions simulant la tuberculose miliaire aiguë. La mort est rapide chez le cobaye.

Le bœuf succombe rarement. Il en est de même du mouton. Le chien, le chat et le cheval sont réfractaires.

Il se produit cependant chez eux, à la suite de l'inoculation sous-cutanée, des abcès qui se vident et se cicatrisent rapidement.

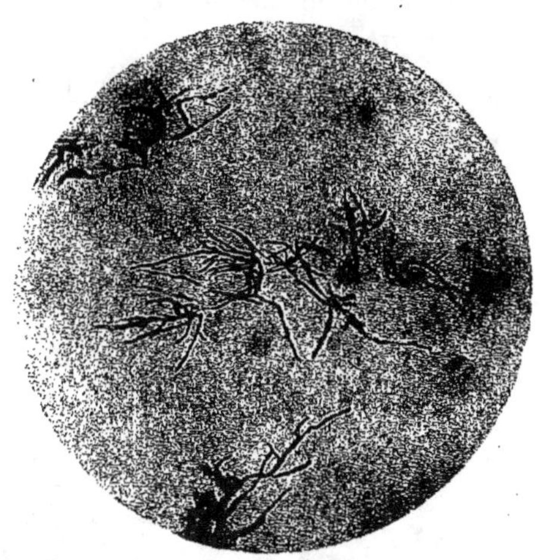

Fig. 310.

Péritonite farcineuse expérimentale. Lapin. (Nocard.) (Gr. 800 diam.)

Chez les animaux non réfractaires, la cicatrisation n'est qu'apparente et l'on observe bientôt une lymphangite progressive et de nouveaux abcès, qui peuvent déterminer une infection mortelle.

PIED DE MADURA

L'affection connue sous le nom de Pied de Madura se développe particulièrement dans l'Inde.

Elle est caractérisée par un gonflement indolore et diffus des téguments du pied. Au bout d'un certain temps on voit se développer de
petites tumeurs, offrant le volume d'un pois ou d'une noisette.

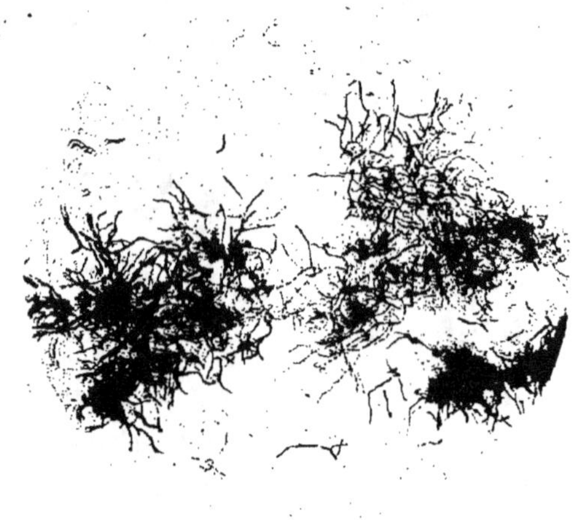

Fig. 511.

Pied de Madura. Pus. Dissociation (Vincent). (Gr. 700 diam.)

Ces nodosités peuvent rester dures ou se ramollir peu à peu. Elles
s'abcèdent généralement et donnent issue à un pus contenant de petits
grumeaux grisâtres. Le pied continue à grossir, puis se couvre de bulles
qui s'ouvrent successivement et donnent lieu à des orifices fistuleux
multiples. La maladie est incurable. La mort peut survenir par cachexie
ou à la suite de complications infectieuses variables (Érysipèle, etc.).

Les grumeaux que l'on peut recueillir dans le pus des nodosités
ressemblent fort aux grains de l'Actinomycose. Lorsqu'on les soumet

à l'examen microscopique après avoir étalé.en couche mince l'un de ces grains caséeux sur une lamelle, on constate que la presque totalité de la préparation est, à un grossissement de 400 diamètres, parsemée d'innombrables filaments enchevêtrés.

Ces filaments, étudiés de plus près, se montrent sinueux et ramifiés; ils offrent une disposition rayonnée comme dans l'Actinomycose, mais on n'y voit pas de renflements en massue ni de crosses. Vincent a découvert le parasite de la maladie, qu'il a dénommé « *Streptotrix Maduræ* ». M. Metschnikoff a eu l'obligeance de nous confier les prépa-

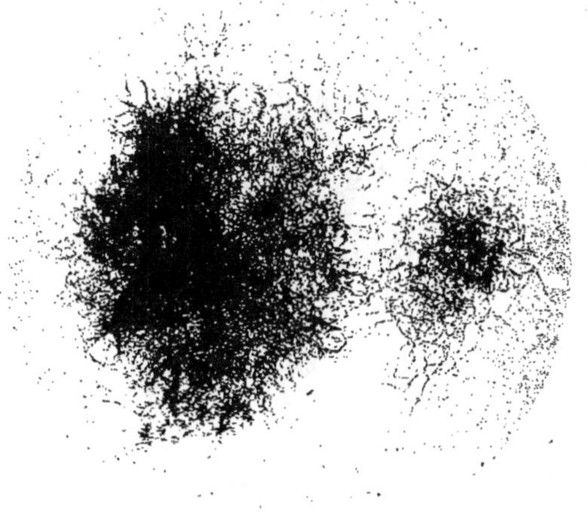

Fig. 312.
Pied de Madura. Culture sur bouillon (Vincent). (Gr. 100 diam.)

rations de M. Vincent, qui ont été déjà dessinées dans les *Annales de l'Institut Pasteur* (26 mars 1894 — p. 129).

La figure 311 représente la photographie d'une préparation faite à l'aide d'un grain écrasé.

On voit que les filaments mycéliens ressemblent beaucoup à ceux du Farcin du bœuf et surtout aux filaments de l'Actinomycose. Si l'on remarque qu'il existe dans le Pied de Madura de véritables grains, et non

pas seulement du pus crémeux, comme dans le Farcin du bœuf, on est
amené à considérer cette affection comme une variété d'Actinomycose.

Cultures. — Les premières cultures s'obtiennent assez difficilement.
Les milieux qui conviennent le mieux sont les infusions végétales légèrement acides de foin et de paille additionnées d'un peu de glycérine
et de glucose (4 pour 100).

Sur le bouillon, il se forme des boules minuscules grisâtres ou blanchâtres qui tombent au fond du vase sans troubler le liquide. L'aspect
est le même que celui des cultures d'Actinomycose sur le même milieu.

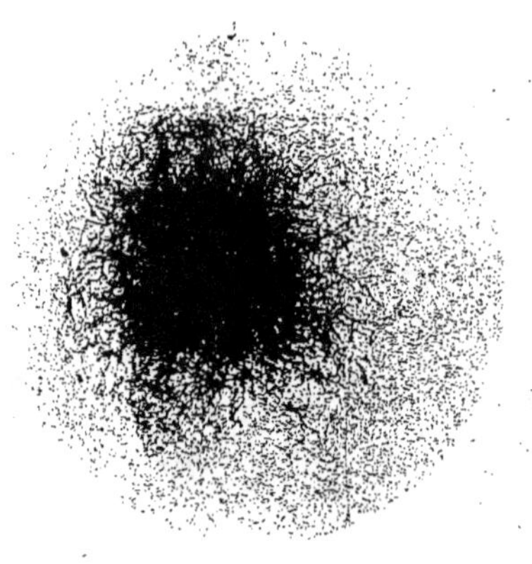

Fig. 313.
Pied de Madura. Culture sur bouillon (Vincent). (Gr. 250 diam.)

Les sphérules, examinées après coloration, ont donné les figures 312
et 313.

La température la plus favorable au développement du parasite
est 37°. Les cultures n'ont pas l'odeur de moisi de certains Streptotrix.
Le *Streptotrix Maduræ* ne liquéfie point la gélatine.

Sur la gélose glyco-glycérinée et sur la pomme de terre le parasite
se développe facilement. D'abord blanches ou légèrement jaunâtres,
les colonies prennent au bout d'un mois une coloration qui varie du
rose au rouge vif.

Le microbe est absolument aérobie.

Lorsque l'on dissocie l'une des colonies et que l'on en étale une couche mince sur une lamelle, on obtient des filaments offrant des granulations colorées, tels qu'ils sont représentés figure 514.

La sporulation est très active et a lieu spécialement dans les points où le contact avec l'air se fait facilement. Il existe surtout des spores à la surface des cultures sur bouillon ou sur pomme de terre. Mais on en trouve également dans le dépôt rassemblé au fond des tubes.

Les spores sont brillantes et se colorent par la méthode de Gram. Elles sont d'un tiers plus longues que larges.

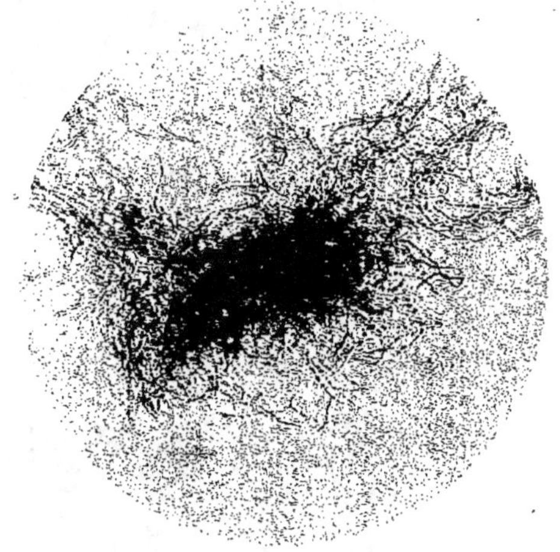

Fig. 514.

Pied de Madura. Culture. Dissociation (Vincent). (Gr. 700 diam.)

Les inoculations du *Streptotrix Maduræ* aux animaux n'ont pas donné de résultats positifs.

Si l'on veut étudier les lésions histologiques produites par le *Streptotrix Maduræ*, il faut exciser des fragments cutanés assez volumineux et en pratiquer des coupes très minces.

Les nodules peuvent être comparés à de véritables tubercules. Au centre on observe le grain proprement dit, infiltré de filaments mycéliens (fig. 515), et autour un amas de cellules embryonnaires analogues à celles qu'on remarque au niveau de tout foyer inflammatoire. Ces nodules sont à leur centre très friables.

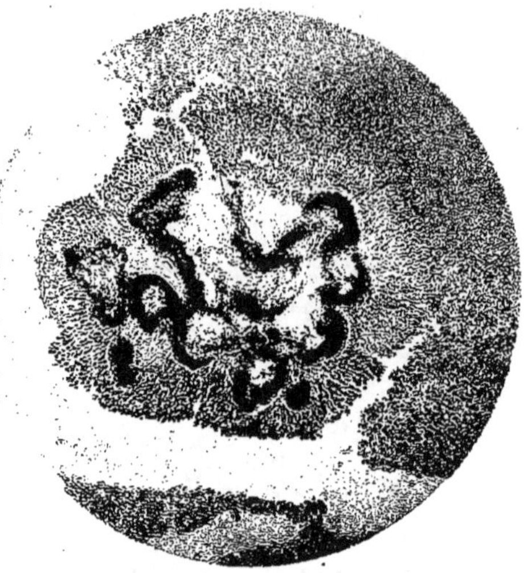

Fig. 315.
Pied de Madura. Coupe (Vincent). (Gr. 100 diam.)

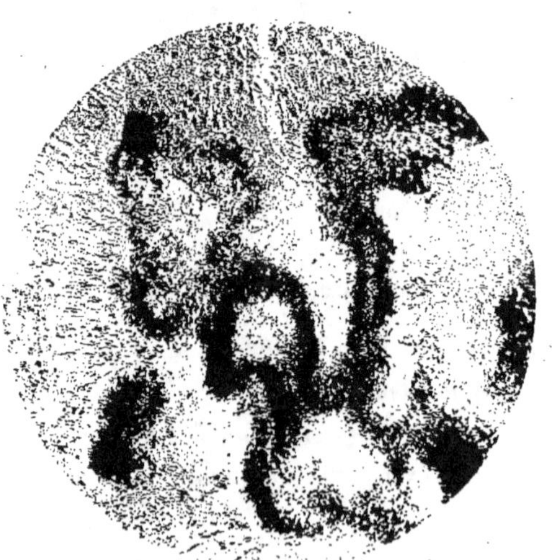

Fig. 316.
Pied de Madura. Coupe (Vincent). (Gr. 225 diam.)

Les cellules deviennent vers la périphérie plus espacées et plus volu-

mineuses. Elles offrent même une disposition rayonnée et un aspect
épithélioïde (fig. 316, 317 et 321).

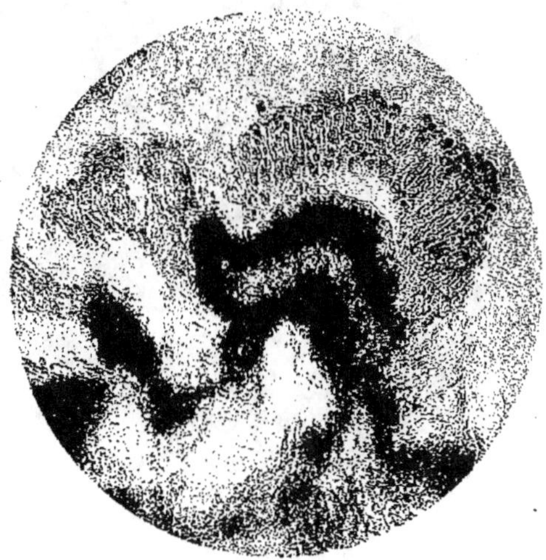

Fig. 317.
Pied de Madura. Coupe (Vincent). (Gr. 250 diam.)

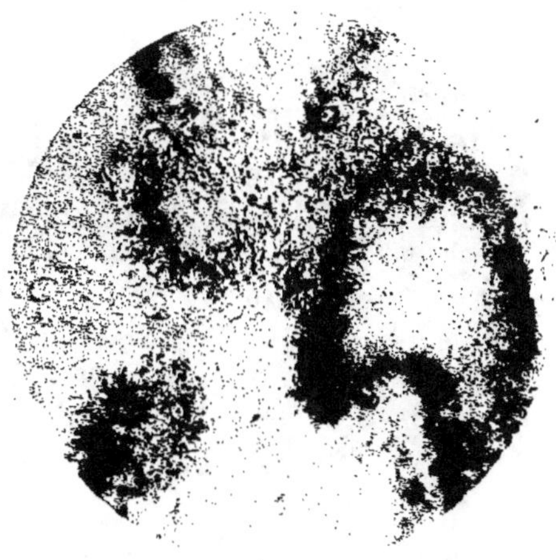

Fig. 318.
Pied de Madura. Coupe (Vincent). (Gr. 500 diam.)

Si l'on examine à un plus fort grossissement (500 diamètres par exemple) la pièce représentée fig. 315, on observe alors très nettement

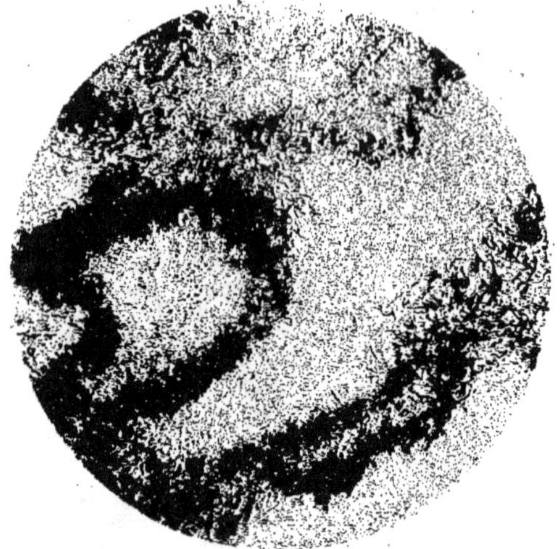

Fig. 319.
Pied de Madura. Coupe (Vincent). (Gr. 500 diam.)

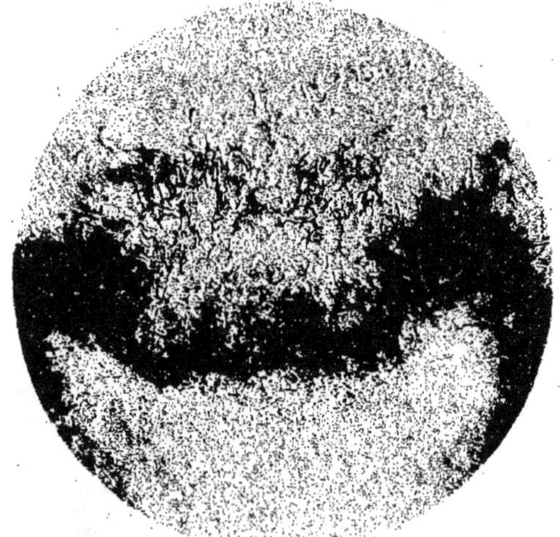

Fig. 320.
Pied de Madura. Coupe (Vincent). (Gr. 500 diam.)

le détail de l'infection due au *Streptotrix Maduræ* et l'enchevêtrement inextricable des foyers mycéliens, fig. 516 à 521.

On remarque habituellement, au centre de chacun des foyers secondaires, des espaces comme caséeux et sans traces du parasite, tandis que celui-ci s'est multiplié à la périphérie et entoure ces espaces centraux d'une sorte de couronne irrégulière.

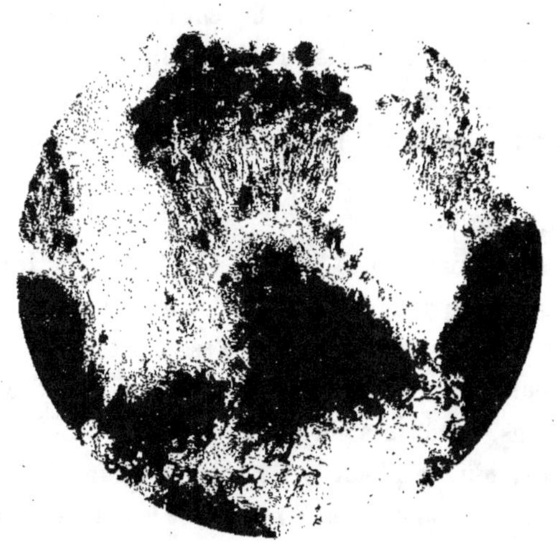

Fig. 321.

Pied de Madura. Coupe (Vincent). (Gr. 500 diam.)

Les détails des ramifications du *Streptotrix Maduræ* sont particulièrement visibles sur la figure 320.

La figure 321 est destinée à mieux faire voir les cellules épithélioïdes que l'on remarque à un faible grossissement sur les figures 315 et 317, et qui entourent la plupart des foyers infectieux, en simulant en quelque sorte l'aspect d'un revêtement épithélial cylindrique.

LES LEVURES

SACCHAROMYCÈTES — TORULAS — MYCODERMES

Les mots « Levure », « Levain » impliquent l'idée d'une *fermentation* : levure de vin, levure de bière, levure de distillerie, levain de boulangerie, etc.

On a toutefois réservé le nom de *Levure* aux ferments analogues d'aspect à ceux que l'on observe dans la transformation des liquides sucrés ou *Fermentation alcoolique*.

Ainsi, on n'a jamais classé parmi les « Levures » les ferments « lactique » ou « butyrique », qui appartiennent au genre « Bacille ».

Les levures sont des cellules ovales, d'assez gros diamètre, susceptibles de se reproduire par bourgeonnement et de prendre, dans certaines conditions, des formes allongées.

Leuvenhoéck, qui, le premier, les observa en 1680, décrivit leur forme sphérique ou ovalaire, mais méconnut leur nature organisée et les assimila aux grains d'amidon.

Thenard, en 1803, assigna aux levures, en raison de leur teneur en albumine, une place dans le monde organisé.

Cagnard de Latour et Schwann (1836) démontrèrent à leur tour que, sans ces organismes, la fermentation n'a pas lieu.

Le « bouillage » des moûts sucrés, connu depuis la plus haute antiquité, où l'on faisait usage de boissons fermentées, cessa désormais de demeurer un phénomène inexpliqué. Les progrès de la micrographie permirent bientôt aux savants d'approfondir les phénomènes biologiques si remarquables qu'avaient entrevus Schwann et Cagnard de Latour.

On rencontre des levures, dans la nature, partout où existent des substances fermentescibles.

De nombreuses cellules adhèrent à la surface des fruits sucrés au moment de leur maturité. A côté de ces ferments, on observe les spores des moisissures variées : *Aspergillus, Penicillum, Botrytis*, etc.

FERMENTATION ALCOOLIQUE

Si l'on ensemence dans du moût de bière un grain de raisin ou bien une parcelle de la surface d'une prune ou d'un abricot qui commence à se craqueler, on obtient en 24 heures une culture impure, où végètent côte à côte levures, moisissures et bactéries.

Si nous exceptons les bactéries et les moisissures, pour ne nous attacher qu'aux cellules dites *Levures*, nous isolerons en quelques jours, d'après les méthodes que nous indiquerons plus loin, les espèces les plus variées.

Certaines de ces espèces, transportées en culture pure sur un milieu sucré, déterminent une fermentation alcoolique très nette, avec dégagement de bulles d'acide carbonique.

D'autres végètent comme de simples Moisissures.

Enfin, les liquides fermentés se recouvrent fréquemment, au contact de l'air, d'une pellicule perlée et d'un blanc grisâtre constituée par de très petites cellules, et sans analogie avec les Levures.

Ce sont des Mycodermes.

Les mêmes liquides sucrés, s'ils sont déjà suffisamment acides, peuvent subir la fermentation acétique, à la suite d'une infection par le *Bacterium aceti* ou le *Bacterium Pastorianum*, qui s'y développent alors au lieu et place des Mycodermes.

L'aspect des Levures proprement dites et de certaines autres espèces saprophytes, à l'état unicellulaire : *Dematium pullulans*, *Monilia candida*, *Torulas*, *Mycodermes*, etc., est très analogue aux yeux d'un observateur inexpérimenté.

Aussi les premiers savants qui s'attachèrent à l'étude des fermentations se trouvèrent-ils dans l'impossibilité matérielle de distinguer les uns des autres ces organismes microscopiques.

La découverte des cellules de Levure dans les moûts en fermentation demeura ainsi sans portée pratique jusqu'aux recherches de Pasteur.

Le savant français, après avoir définitivement ruiné la théorie de la génération spontanée, appliqua ses recherches à l'étude des fermentations et confirma ainsi l'idée de Cagnard de Latour et de Schwann, qu'il ne pouvait y avoir de fermentation sans l'intervention d'un ferment organisé.

Poursuivant ses études sur le vin, la bière, le vinaigre, Pasteur découvrit alors cette loi, que chaque fermentation avait un ferment spécial.

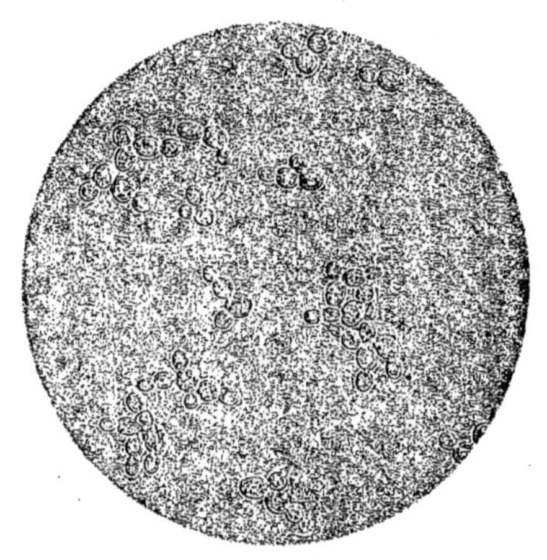

Fig. 322.

Levure haute (gr. 400 diam.).

L'étude des Levures venait enfin d'entrer dans la période scientifique.

La conséquence directe des recherches de Pasteur fut l'étude des maladies de la bière et du vin.

Pasteur démontra que le vin et la bière malades contiennent d'autres micro-organismes que les Levures (microcoques, bactéries, etc.). Nous représentons ci-dessus, fig. 322, une *Levure haute de bière*, à l'état de culture pure, en voie de bourgeonnement, et, fig. 523, le sédiment d'un vin de Bourgogne atteint de la maladie dite « l'Amertume des vins ».

On y remarque, non plus des Levures, mais des bâtonnets plus ou moins incurvés et de volume variable. Certains dépôts de bières altérées sont assez analogues d'aspect.

On croyait à cette époque qu'il n'existait qu'un seul ferment alcoolique, et toute boisson fermentée semblait devoir être parfaite si l'on y observait, sans infection des bactéries, le Saccharomyces spécifique, soit pour le vin le *Saccharomyces Ellipsoïdeus* et, pour la bière, le *Saccharomyces Cerevisiæ*.

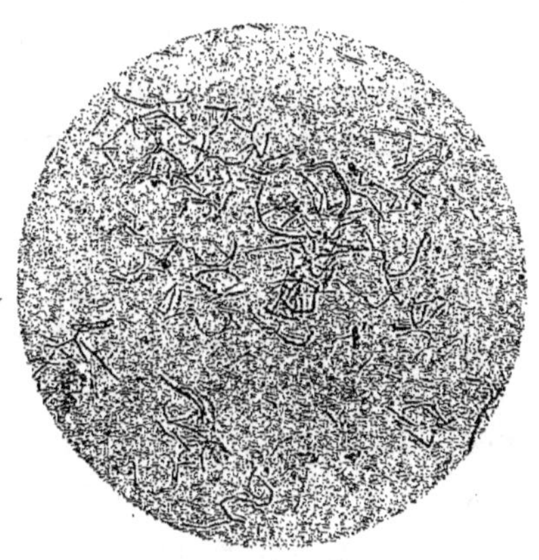

Fig. 325.

Sédiment de vin amer (gr. 400 diam.).

Comme conséquence pratique de ses découvertes, Pasteur proposa à l'industrie des boissons fermentées une série de précautions destinées à protéger les moûts contre la contamination des bactéries et autres organismes nuisibles.

Il eut également l'idée de stériliser les boissons fermentées et déjà clarifiées, en appliquant scientifiquement les méthodes déjà proposées empiriquement depuis le commencement du siècle par Appert (1804) pour la fabrication des conserves alimentaires.

Le chauffage des vins aux environs de 60° porte, depuis que Pasteur l'a recommandé, le nom de *Pasteurisation des vins*.

On l'a appliqué également à la conservation de la bière. C'est sur le même principe que sont basées les méthodes de stérilisation du lait actuellement en honneur.

Pasteur fit mieux et entrevit, malgré les méthodes imparfaites de recherches dont il disposait alors, la spécificité de certaines espèces de levures, qu'il décrivit avec soin d'après leurs caractères extérieurs.

Bien des points cependant demeuraient obscurs dans la science des fermentations, et il n'existait aucun procédé capable de permettre l'isolement à l'état de pureté de tel ou tel ferment bien défini.

Pasteur lui-même tendait à admettre la transformation possible des ferments, dans des conditions déterminées, et à assimiler les ferments du moût de raisin à des moisissures vulgaires telles que le *Dematium pullulans.*

Il croyait également que les Levures allongées, dites de forme pastorienne (Saccharomyces Pastorianus) étaient la conséquence d'une transformation des levures de bière ou de vin (Pasteur. Études sur la bière.).

Il appartenait à Hansen de résoudre cette importante question de la spécificité des Levures. C'est en 1882 que le savant danois commença, à la brasserie de Carlsberg, les célèbres recherches sur lesquelles il fonda la méthode qui devait si profondément transformer l'industrie des fermentations.

Hansen, rompant avec toutes les méthodes de recherches de ses devanciers, prit comme point de départ l'*individu, la cellule unique.* S'attachant à connaître les caractères spéciaux à chaque espèce, il arriva à séparer, dans une bière malade, les différentes espèces de Levure dont elle était composée, et à démontrer que les unes procuraient de la bière saine, tandis que les autres donnaient de la bière malade.

La méthode de Hansen fut une révolution dans l'étude des ferments que, jusque-là, personne n'avait pu isoler à l'état de pureté.

Les cellules de Saccharomycètes sont tellement analogues d'une espèce à l'autre, que leur aspect au microscope est insuffisant pour dif-

férencier les races les plus dissemblables par leurs propriétés biologiques. .

Une bière trouble et de mauvais goût peut ne contenir, à l'exclusion
de toute bactérie, que des cellules de Levure.

Hansen partit ainsi de ce principe que, pour obtenir une race pure
de Levure, on devait prendre comme point de départ *une cellule unique*,
deux cellules voisines, d'aspect identique, pouvant être de race fort
différente, et donner naissance, par voisinage, à une seule et même
colonie.

Le point délicat était de perfectionner encore la méthode
de Koch — isolement des bactéries par les cultures sur plaques
de gélatine — de telle sorte qu'on pût à coup sûr partir d'une seule
cellule.

Hansen, profitant du diamètre assez considérable des cellules de
Levure, démontra qu'il était facile, grâce à l'emploi d'une chambre
humide spéciale dont la lamelle porte un quadrillage numéroté,
de pointer sur un schéma la situation de chaque cellule unique
suffisamment distante des cellules les plus voisines, en notant sa
situation par rapport aux chiffres qui servent à numéroter chacune
des cases.

Le liquide gélatineux qui est versé sur la lamelle doit donc être
assez pauvre en cellules pour qu'il n'en existe guère que 10 à 20 sur
toute l'étendue du quadrillage. Chaque cellule, suivie jour par jour,
donne naissance à une colonie isolée distante de ses congénères
et qu'il est facile de recueillir à la pointe d'une aiguille de platine
stérilisée, pour la transporter à l'état de pureté sur un milieu
approprié.

Existe-t-il dans le liquide plusieurs races différentes de Levures ?
Chacune d'elles peut être isolée, grâce à cette méthode ingénieuse, et
reproduite en culture pure.

En possession de cette méthode précise et inattaquable, Hansen put
conclure avec certitude que chaque espèce de Levure présente des
caractères distincts, invariables, donne des produits définis, et ne
peut se transformer en une autre espèce.

Bien mieux, poussant presque jusqu'à la perfection l'analyse bactériologique des moûts en fermentation, Hansen chercha une méthode capable de différencier chaque race de ses congénères.

Il se basa à cet effet sur l'étude des caractères physiologiques propres à chaque ferment.

L'un des plus précieux est la sporulation.

Les Levures industrielles se reproduisent, dans la pratique, par bourgeonnement ; mais ce n'est pas leur seul mode de reproduction ;

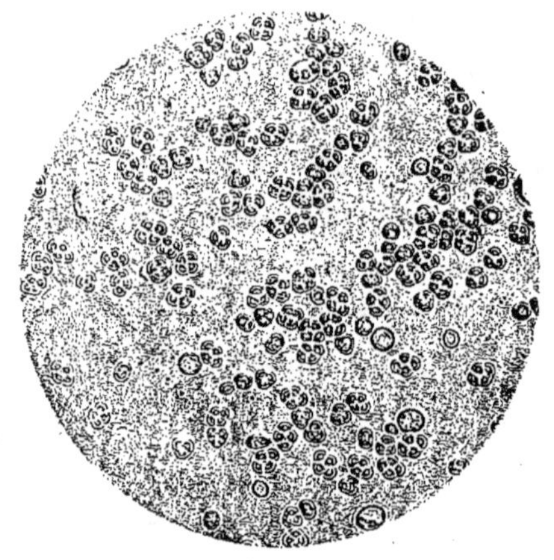

Fig. 324.

Levure de vin de Champagne en voie de sporulation (gr. 400 diam.)

elles peuvent aussi se multiplier par sporulation : la cellule-mère, placée dans certaines conditions (libre accès de l'air, humidité, absence de substratum nutritif), forme des spores, c'est-à-dire que son contenu se fragmente, et que chaque portion s'enveloppe d'une membrane (fig. 324).

Or, dans les Levures saccharomycètes, les spores apparaissent en des espaces de temps déterminés, différents pour chaque espèce.

Le moyen le plus commode pour provoquer la formation des spores est de porter une ou deux gouttes d'un dépôt de levure contenant des cellules jeunes et vigoureuses sur un petit bloc de plâtre préalablement stérilisé. Ce bloc de plâtre est placé dans une boîte de verre couverte : on le maintient humide en versant de l'eau au fond de la boîte.

Toutes les conditions nécessaires à la formation des spores et signalées plus haut, accès de l'air, humidité, absence d'éléments nutritifs, se trouvent ainsi réalisées.

On note le moment de l'apparition des rudiments de spores à des températures différentes : 15° et 25° par exemple.

Il est exceptionnel que deux races de Levures présentent, à différents degrés de température, les mêmes particularités de sporulation.

Parmi les autres signes capables de permettre la distinction de différentes races de Levures, nous citerons :

1° Les caractères extérieurs de la fermentation : fermentation plus ou moins tumultueuse; aspect des écumes ; nature et consistance du dépôt, etc. ;

2° Le degré d'atténuation, c'est-à-dire la quantité d'alcool formé dans un même moût;

3° Le degré d'acidité du moût après fermentation ;

4° La clarification ;

5° Le résultat de la dégustation du liquide clarifié ; et enfin, l'aspect des voiles et le temps nécessaire à leur formation (voir plus loin).

Hansen divisa en deux groupes les organismes qu'il isola des moûts sucrés en fermentation :

1° Les *Levures saccharomycètes*, qui présentent comme caractère commun « la sporulation » et comprennent la presque totalité des levures industrielles : bière, vin, cidre, distillerie, panification, etc. ;

2° Les *Levures* qui ne sporulent pas, beaucoup plus variées d'aspect et sans grande importance pratique, telles les *Torulas* de Pasteur, la *Levure apiculée*, jadis improprement appelée « *Saccharomyces apiculatus* », et les *Mycodermes*, qui n'ont absolument de commun avec les levures que leur aspect microscopique, et ne donnent aucune fermentation.

LEVURES VRAIES — SACCHAROMYCÈTES

Les Levures saccharomycètes se distinguent des organismes avec lesquels on les a longtemps confondues par deux caractères biologiques principaux :

1° Elles sont des agents actifs de fermentation ;

2° Elles donnent des spores dans des conditions déterminées.

Nous étudierons tout d'abord les Levures de bière, qui sont actuellement les mieux connues.

LEVURES DE BIÈRE

FABRICATION DE LA BIÈRE

La bière est une boisson fermentée produite par l'action des Levures sur une infusion ou décoction de malt et de houblon.

La fabrication de la bière comporte deux opérations bien distinctes :

1° La *Saccharification* ;

2° La *Fermentation*.

I. — SACCHARIFICATION

Le moût de bière est un liquide sucré dont l'élément principal est l'*extrait d'orge germée* ou *malt*.

La germination de l'orge, qui est provoquée par les conditions voulues d'humidité et de chaleur, liquéfie l'amidon de la graine et détermine la formation d'un ferment soluble, la *diastase*.

L'*orge germée* ou *malt* est séchée jusqu'à un degré variable de caramélisation dans des tourailles ou plateaux étagés.

Le touraillage fait sentir son action sur le cachet de la bière suivant qu'il est effectué à une température plus ou moins élevée.

Au sortir du touraillage, les germes de l'orge sont séparés de la graine par frottement, car leur présence donnerait au moût une amertume spéciale fort désagréable et une teneur excessive en matières albuminoïdes, dont l'abondance faciliterait la fermentation putride du liquide.

Le *malt* touraillé est concassé et réduit en farine, soit à l'état de pureté, soit mélangé à d'autres matières saccharifiables (blé, maïs, riz, etc.).

La farine ainsi préparée est additionnée d'eau, puis saccharifiée sous l'action lente de la chaleur.

Cette opération, dite *brassage*, qui a donné aux *brasseries* leur nom, est de la plus haute importance. Le degré de saccharification, c'est-à-dire le rapport du sucre formé aux autres matières extractives du malt — dextrines, matières azotées, cendres, etc., dépend de la température du brassin et de la durée d'action de la chaleur.

Le brassin doit être porté par des moyens variables à une température de 55° à 60° ; on l'y maintient pendant trois quarts d'heure à une heure.

Une température exagérée entrave l'action de la diastase sur le malt.

La saccharification doit être conduite d'une manière déterminée suivant que l'on veut obtenir tel ou tel type de bière, le rapport du *sucre* aux matières *non saccharifiées* ou *non saccharifiables* influant directement sur la proportion d'alcool et d'extrait du liquide fermenté.

La saccharification terminée, le moût de bière est additionné de houblon dans des proportions variables et porté à l'ébullition.

L'ébullition du moût en présence du houblon termine l'opération du brassage et donne à ce moût un cachet spécial d'amertume, en même temps qu'elle produit, avec une partie des albuminoïdes du moût, un précipité qui facilite la clarification. Certaines résines et huiles essentielles se dissolvent sous l'action de la chaleur.

Le moût houblonné présente de ce fait, vis-à-vis des bactéries, une résistance antiseptique bien supérieure à celle du moût non houblonné.

Le moût de bière étant franchement acide, l'ébullition a pour effet de le stériliser.

13

II. — FERMENTATION

Le moût houblonné est mis en fermentation aussitôt après refroidissement.

Les levures de bière peuvent donner lieu à deux modes de fermentation : la *fermentation haute* et la *fermentation basse*.

La *levure haute* est ainsi dénommée parce qu'elle est entraînée, pendant le bouillage, à la surface du liquide, que l'on écume.

Au contraire, la *levure basse* se dépose au fond du récipient.

Le caractère de la levure influe (comme le rapport du sucre au non-sucre) sur le cachet de la bière, et ce sont toutes ces différences qui permettent la fabrication de tant de bières diverses : les types Munich (brune et peu fermentée), Pilsen (pâle, sèche et alcoolique), pour la fermentation basse; les genres Pale ale, Porter, etc., pour la fermentation haute.

La fermentation haute s'effectue de 12 à 25 degrés. La fermentation basse est provoquée généralement dans des locaux refroidis par des machines à glace.

La température du moût en fermentation basse varie de 5 à 10 degrés centigrades.

La fermentation haute évolue entre 12° et 25° centigrades et dure de 2 à 4 jours : la fermentation basse demande au contraire 8 à 15 jours et plus.

Les fermentations haute et basse s'effectuent en deux temps : 1° la fermentation principale ou tumultueuse — pendant laquelle la levure haute se rassemble à la surface du liquide, où on la recueille, tandis que la levure basse se dépose au fond du récipient; — 2° la fermentation secondaire, plus lente, qui se fait en cuve, à la suite de l'oxygénation due au soutirage, dans des fûts ou foudres de capacité variable.

La fermentation principale est fournie particulièrement par la transformation du sucre, tandis que, dans la fermentation secondaire, ce sont les *dextrines* et un sucre particulier, l'*iso-maltose* (Litner), qui se transforment à leur tour.

Les fûts de garde sont fermés hermétiquement à l'aide d'une bonde avant la fin de la fermentation secondaire, de telle sorte qu'il s'y produit, en vase clos, une véritable *prise de mousse*, comme on l'observe dans la fabrication des *vins de Champagne*.

Cette prise de mousse peut être activée par l'addition de bière jeune en pleine fermentation.

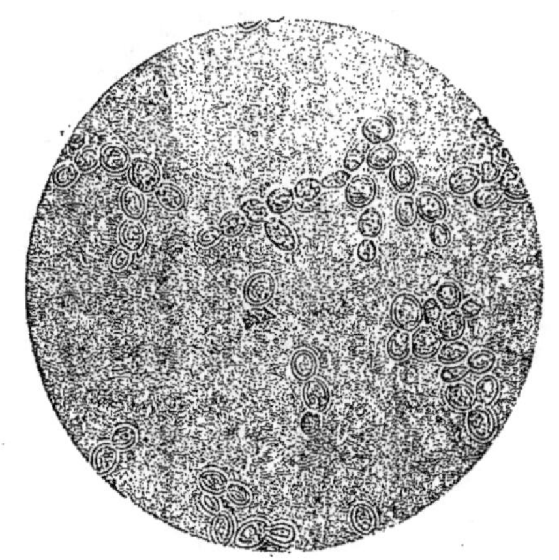

Fig. 325.

Levure haute en voie de bourgeonnement (gr. 400 diam.).

Le foudre de garde contient ainsi de la bière saturée d'acide carbonique, sous une pression maximum de 1 atmosphère.

On tire cette bière mousseuse, à l'aide d'appareils spéciaux destinés à éviter les pertes de gaz, dans les fûts ou les bouteilles d'expédition.

Nous représentons figures 325 et 326 une levure *haute* de brasserie en voie de bourgeonnement.

Les levures hautes sont caractérisées par leur développement en chaînettes, chaque bourgeon demeurant attaché à la cellule mère ;

c'est à cette propriété de la levure haute que l'on attribue le phénomène de la fermentation dite « fermentation haute ».

On prétend que les bulles d'acide carbonique ont une prise sur les chaînettes de la fermentation haute, qu'elles entraînent à la surface du liquide, tandis qu'elles restent sans action sur les éléments isolés de la levure basse.

Il est à noter que le dégagement d'acide carbonique est beaucoup

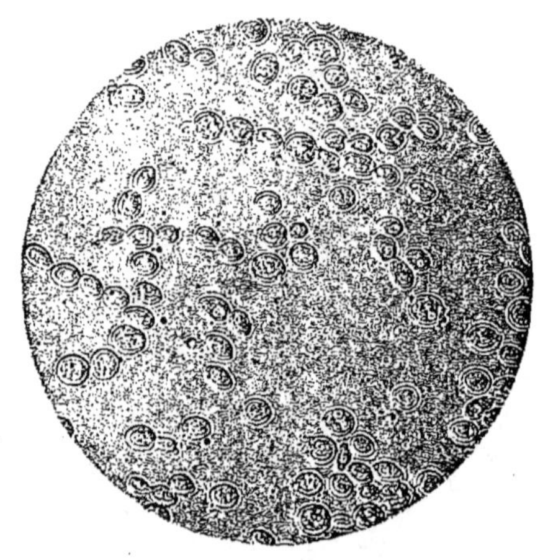

Fig. 326.

Levure haute en voie de bourgeonnement (gr. 400 diam.).

plus énergique dans la fermentation haute, par suite de la température élevée à laquelle on la provoque.

Le bourgeonnement actif des levures représentées figures 325 et 326 caractérise le début de la fermentation.

Nous reproduisons, fig. 527 et 528, les cultures sur milieu solide (agar-agar au moût de bière) de deux types différents de levures hautes.

Les levures basses ne se développent pas en chaînettes. Telle la levure dite « levure de Carlsberg n° 2 », une des deux races de ferments employés à la brasserie de Carlsberg.

Les figures 329 et 330 représentent cette levure au début de

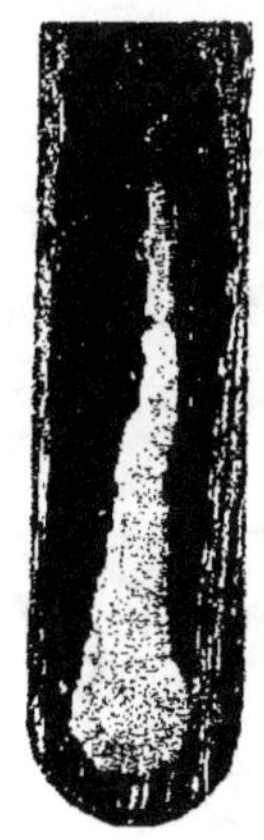 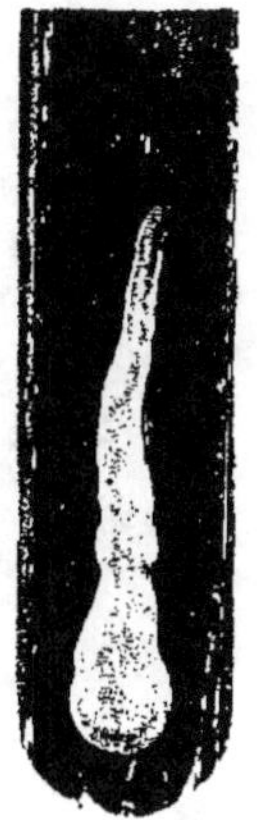

Fig. 327.   Fig. 328.

Deux levures hautes en culture sur l'agar-agar au moût de bière (grandeur naturelle).

la fermentation. On remarquera qu'il n'existe sur ces figures

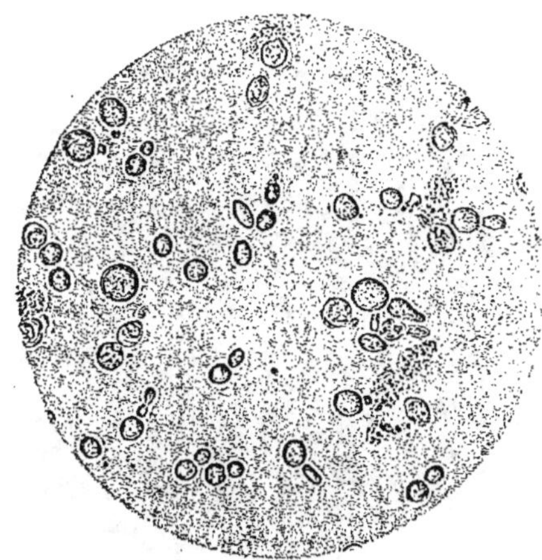

Fig. 329.

Levure basse (Carlsberg II). (Gr. 400 diam.)

aucune des longues chaînettes des clichés 325 et 326.

   ATLAS DE MICROBIOLOGIE

La figure 331 représente une autre levure basse, plus âgée. Cette levure

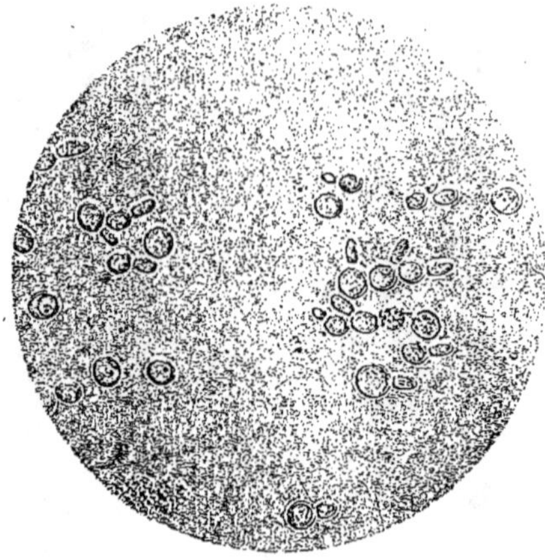

Fig. 330.

Levure basse (Carlsberg II). (Gr. 400 diam.)

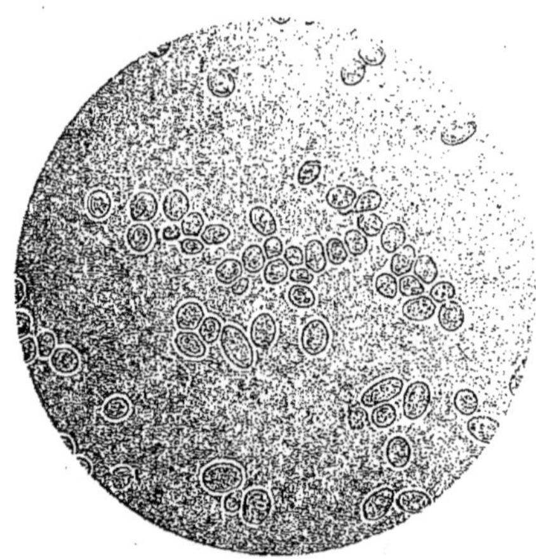

Fig. 331.

Levure basse d'une brasserie de Reims (gr. 400 diam.) (Chazaren.)

n'est plus en bourgeonnement, ce qui indique que la fermentation est à peu près terminée.

La figure 332 représente une levure basse provenant d'une brasserie de l'est de la France, et en culture très âgée.

Les cellules, au lieu de se montrer homogènes comme celles des figures 329 et 330, ne renferment plus dans leur membrane d'enveloppe que des fragments de protoplasma granuleux séparés par des vacuoles.

Cet aspect est toujours un indice de vétusté des cellules.

On remarquera figure 332, sur le diamètre vertical et à 20 milli-

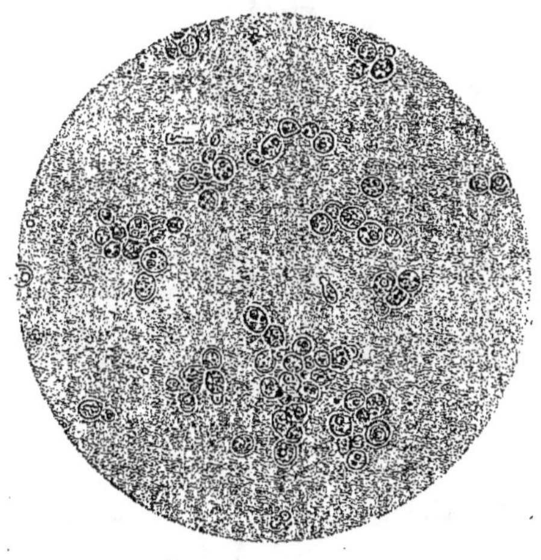

Fig. 332,

Levure basse. Vieille culture sur moût de bière. Cellules de la surface (gr. 400 diam.).

mètres de la circonférence du cliché, au milieu d'une chaînette horizontale de 5 cellules, une cellule à double contour, dont le centre rétracté est séparé de la membrane d'enveloppe par un liséré clair.

Cet aspect est celui d'une cellule morte. On contrôle aisément l'état de vie ou de mort des cellules de levure en introduisant au bord de la lamelle une goutte de solution aqueuse d'éosine. Les cellules mortes prennent seules la coloration.

LEVURES DE MALADIE

Nous avons vu que Pasteur attribuait, au début de ses recherches, les maladies de la bière à des bactéries et croyait l'examen microscopique suffisant pour déceler l'existence de germes nocifs.

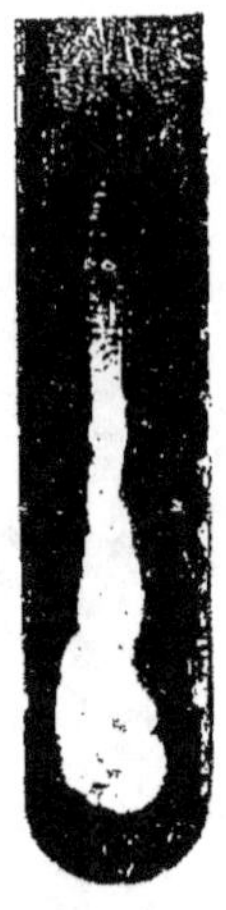

Fig. 533.

Culture de *Sacch. Ellipsoïdeus* I sur agar-agar au moût de bière.

C'est ainsi que certaines bières malades foisonnent en microcoques, sarcines ou bactéries.

Hansen le premier, prenant pour point de départ, comme nous l'avons indiqué, des cultures provenant d'une seule cellule, isola dans une bière trouble et de mauvais goût où l'examen microscopique ne révélait aucune trace de micro-organismes autres que des levures, plusieurs ferments absolument semblables à l'examen histologique le plus approfondi, mais entièrement différents par leurs propriétés biologiques.

Les uns donnaient en fermentation une bière de bonne qualité, les autres une bière trouble et de mauvais goût (*amertume*, etc.).

Hansen décrivit ainsi 6 levures différentes dont 4 sont des levures de maladie de la bière.

Il détermina ces espèces avec une précision absolue par l'étude méthodique de leurs propriétés au point de vue de la sporulation à diverses températures (de 5 à 33 degrés) et de l'époque de formation des voiles, qui, pour certaines espèces, ne se produisent qu'au bout de plusieurs mois.

Ces levures sont : 1° *Saccharomyces Cerevisiæ n° 1*, levure haute de brasserie.

2° *Saccharomyces Ellipsoïdeus n° 1*, levure de vin qu'Hansen a étudiée comparativement aux levures de brasserie, et dont les propriétés biologiques sont différentes (fig. 333).

3° *Saccharomyces Ellipsoïdeus n° 2*, levure de maladie de la bière. Cette levure est une de celles qui causent dans les brasseries les ravages les plus irrémédiables — trouble de la bière et mauvais goût.

Ce trouble, tout particulier, ne peut être combattu par aucun des moyens ordinaires : repos, clarifiants, collage, filtration.

4° *Saccharomyces Pastorianus n° 1*, levure basse caractérisée, ainsi que les deux espèces suivantes, par la forme allongée des éléments. Cette levure donne à la bière un goût amer, une mauvaise odeur et un trouble spécial.

5° *Saccharomyces Pastorianus n° 2*, levure de fermentation haute et peu nocive.

6° *Saccharomyces Pastorianus n° 3*, levure haute, empêchant la clarification.

Depuis la découverte des caractères différentiels de ces premières races de levures, découverte fondamentale qui eut pour effet, comme nous l'avons indiqué plus haut, de métamorphoser en quelques années la fabrication industrielle des boissons fermentées, on a isolé à l'état de pureté une foule de races différentes de Saccharomycètes industriels, jouissant de propriétés distinctes.

SPORULATION

Nous représentons figure 334 le *Saccharomyces Pastorianus n° 3*, transporté sur bloc de plâtre pour l'apparition des spores.

On remarquera, dans plusieurs des cellules de *Sacch. Pasto-*

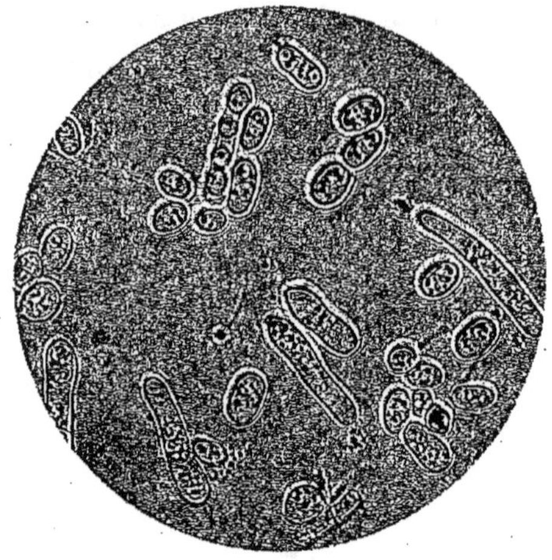

Fig. 334.

Sacch. Pastorianus III, en voie de sporulation (gr. 1000 diam.).

rianus de la figure 334, notamment en haut de la figure, des spores endo-

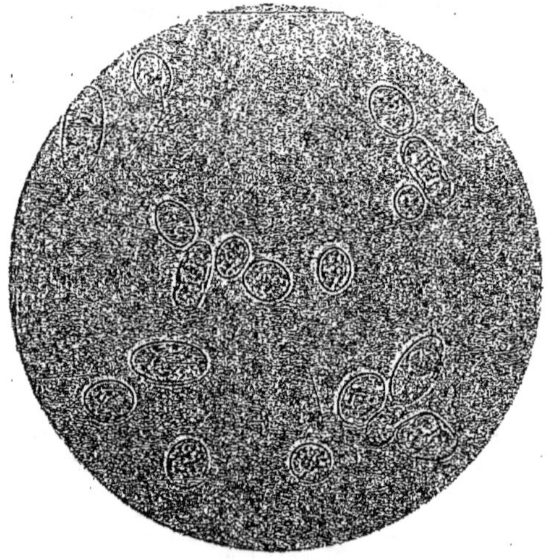

Fig. 335.

Levure de vin. Sporulation sur agar-agar peptonisé, le cinquième jour (gr. 1000 diam.).

gènes bien distinctes, au nombre de quatre dans le même article. A droite de la figure se trouve un bacille à spore terminale, infection

fréquente des cultures sur plâtre où les bactéries, comme les levures,
sont placées dans les meilleures conditions pour sporuler.

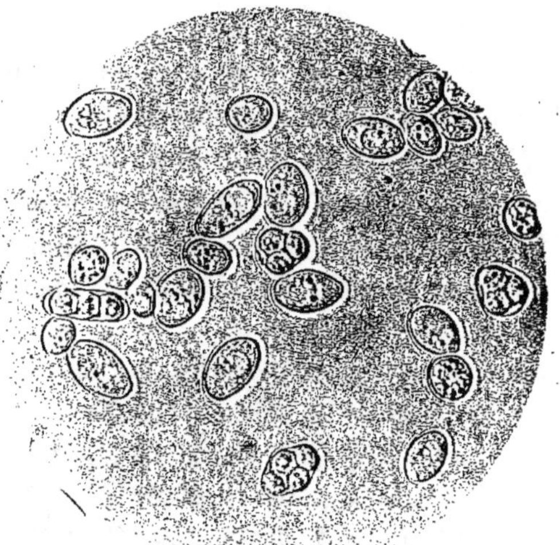

Fig. 336.
Levure de vin. Sporulation sur milieu solide (gr. 1000 diam.).

Les spores se forment parfois, pour certaines levures au moins, sur

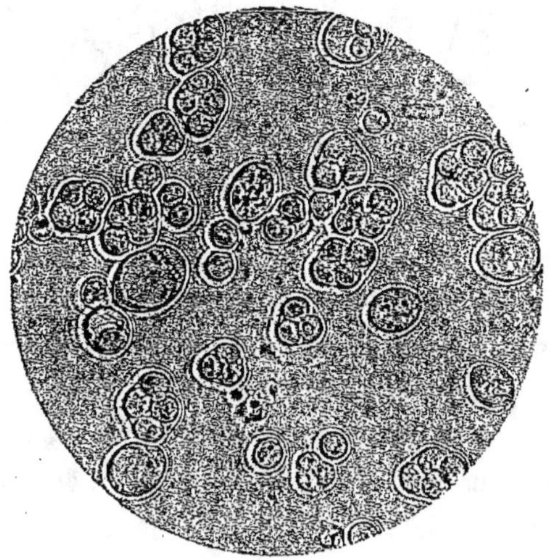

Fig. 337.
Sporulation d'une levure de vin sur bloc de plâtre (gr. 1000 diam.).

les milieux solides. Telles les spores représentées fig. 335 et 336, et qui appartiennent à une levure de vin.

Les spores sont plus nombreuses sur plâtre, comme le témoignent les fig. 337 et 338.

Hansen a saisi dans les particularités de la sporulation un moyen de reconnaître les levures industrielles des levures de maladie.

Il a, en effet, reconnu qu'en étudiant la sporulation comparative de plusieurs espèces de levures à des températures variant entre 5 et 30 degrés environ, il existe toujours une température où les levures de maladie forment leurs spores plus rapidement que les levures industrielles.

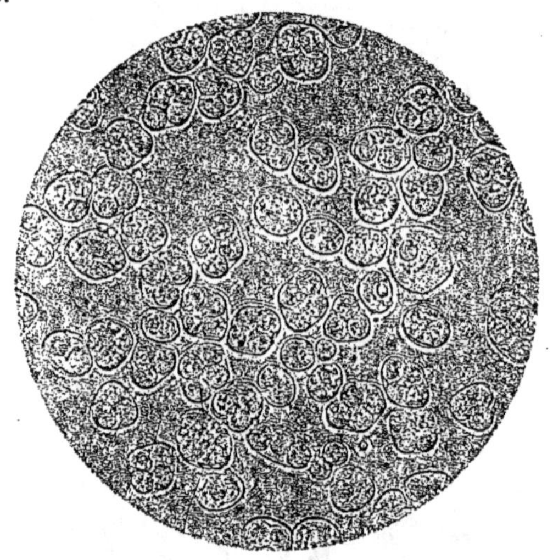

Fig. 338.

Sporulation d'une levure de vin sur bloc de plâtre (gr. 1000 diam.).

Presque toutes ces cellules sont bourrées de spores.

En général il suffit d'étudier la sporulation aux températures de 15 et de 25 degrés.

A 25 degrés, toutes les levures de maladie présentent des rudiments de spores en moins de quarante heures. Il en est de même de presque toutes les levures hautes et de quelques levures basses. Il est donc bien aisé de reconnaître, par la culture sur plâtre à 25 degrés, toutes les races de levures basses qui ne présentent à cette température des rudiments de spores qu'au delà de quarante heures (de quarante-deux à quarante-cinq heures jusqu'à six à huit jours).

Pour la plupart des levures qui donnent, comme les levures de maladie, les levures hautes et quelques levures basses, leurs spores en moins de quarante heures à 25 degrés, il faut exposer les blocs de plâtre à une température plus basse. A 15 degrés, par exemple, toutes les levures de maladie donnent des rudiments de spores en moins de soixante-douze heures, et toutes les levures industrielles de brasserie, hautes ou basses, en plus de soixante-douze heures.

FORMATION DES VOILES

Lorsqu'on laisse au repos complet un ballon de moût sucré où l'on a ensemencé un saccharomycète, il se produit, plus ou moins

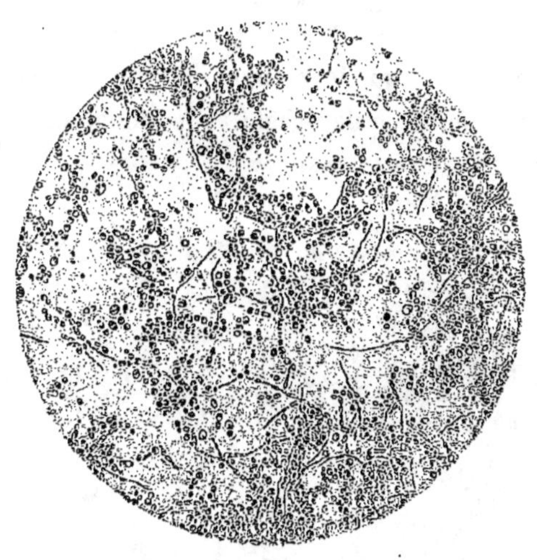

Fig. 339.

Voile jeune du *Sacch. cerevisiæ* 1 (gr. 100 diam.).

longtemps après la cessation complète de la fermentation, à la surface du liquide entièrement clarifié et presque décoloré, une pellicule mince et à peine visible, sauf à la lumière réfléchie. Ce voile pourrait, à un examen superficiel, être confondu avec une infection de

mycodermes. Il est toutefois beaucoup plus ténu. Si l'on prélève une
parcelle de ce voile avec une aiguille stérilisée, et si on l'étudie au

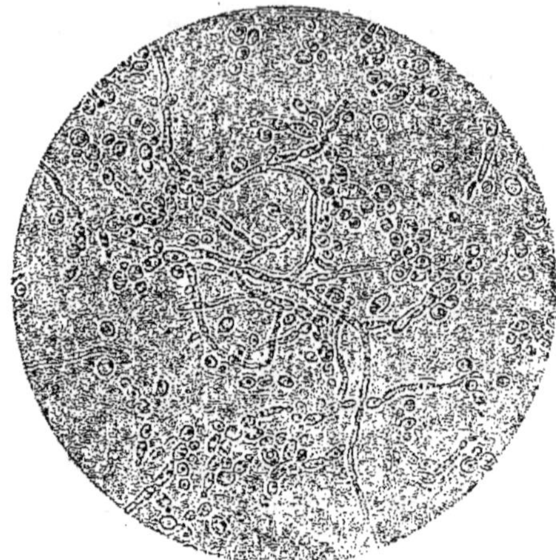

Fig. 340.
Voile jeune du *Sacch. cerevisiæ* I (gr. 400 diam.).

microscope, on remarque que les cellules du voile, au lieu de présenter
exclusivement leur forme ovalaire habituelle, donnent, dans la plupart

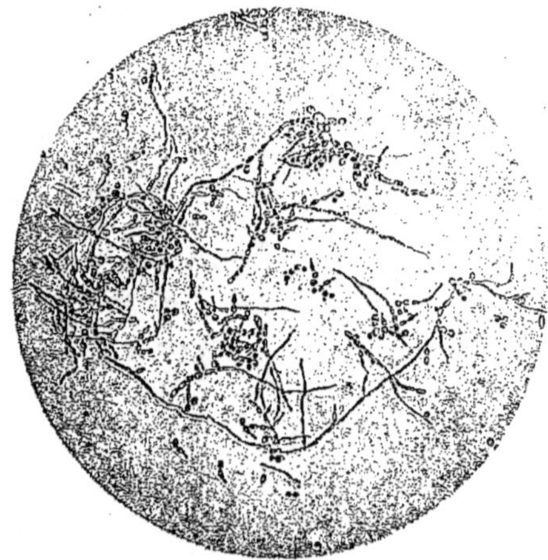

Fig. 341.
Sacch. cerevisiæ I. — Voile ancien (gr. 200 diam.).

des cas, des prolongements d'aspect mycélien d'autant plus accentués
pour une même espèce que le voile est plus vieux.

Les fig. 339 et 340 représentent le début de la formation du voile

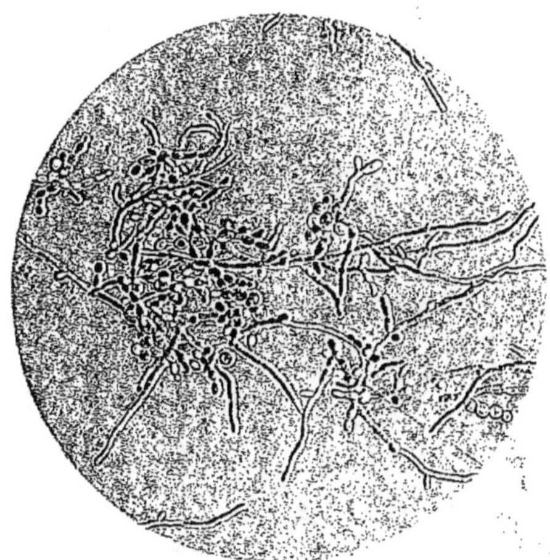

Fig. 342.

Sacch. cerevisiæ I. Voile ancien (gr. 350 diam.).

d'une culture de *Sacch. cerevisiæ* I. On n'y observe encore que peu de

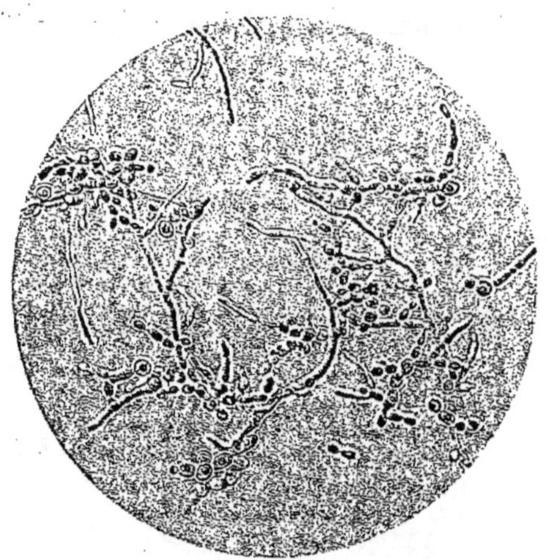

Fig. 343.

Sacch. cerevisiæ I. Voile ancien (gr. 400 diam.).

formes mycéliennes; les fig. 341, 342 et 343 montrent à des grossissements variables des voiles d'un âge plus avancé.

Les figures 544 et 545 montrent, à un grossissement de 400 dia-

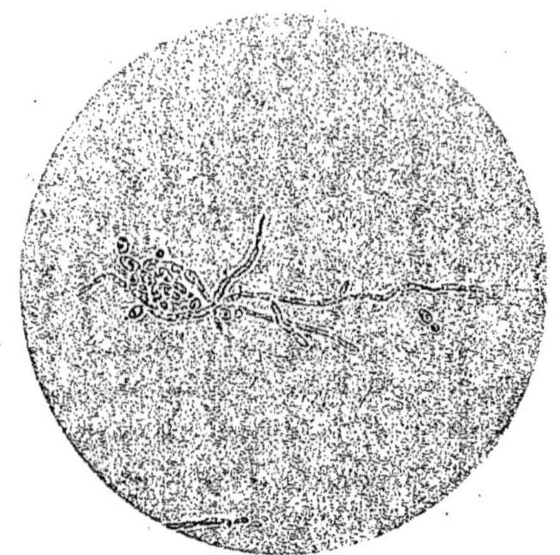

Fig. 344.

Voile du *Sacch. cerevisiæ* I. Colonie isolée (gr. 400 diam.).

mètres, la transformation des éléments ovalaires en éléments mycéliens.

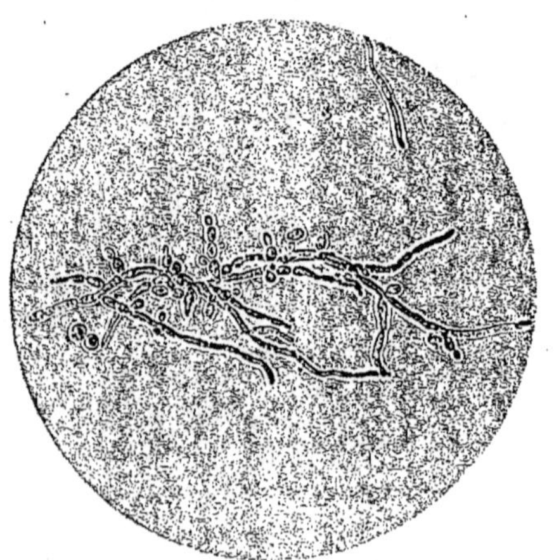

Fig. 345.

Voile du *Sacch. cerevisiæ* I. Colonie isolée (gr. 400 diam.).

Cette levure est une levure haute, le *Saccharomyces cerevisiæ* I.

Les figures 346, 347 et 348 représentent, à des grossissements diffé-

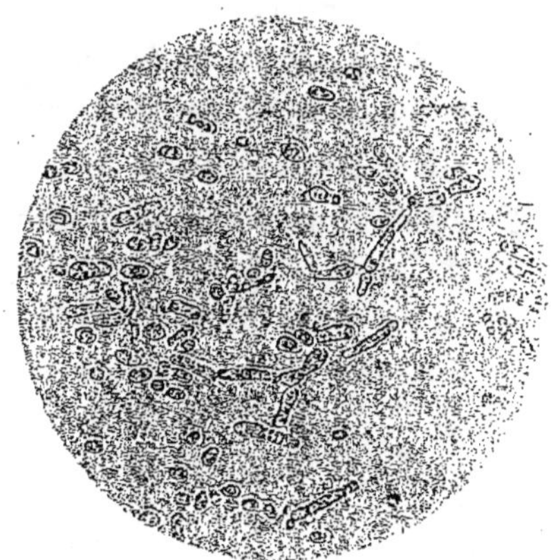

Fig. 346.

Voile jeune de *Sacch. Pastorianus* III. (Gr. 400 diam.)

rents, le voile de la levure de maladie *Sacch. Pastorianus* III. La transfor-

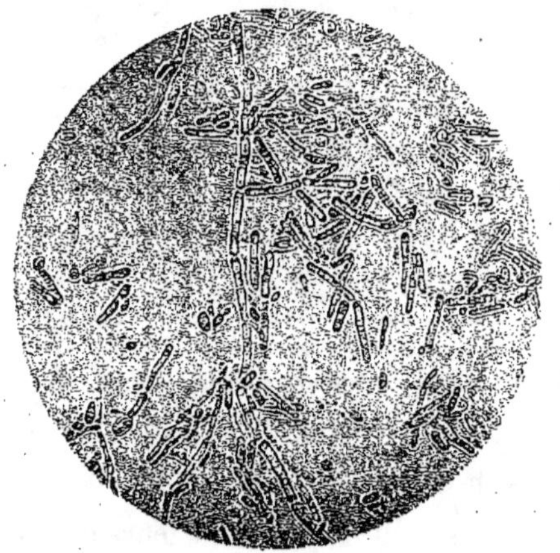

Fig. 347.

Sacch. Pastorianus III. Voile plus ancien. (Gr. 300 diam.)

mation est ici moins évidente que pour le *Saccharomyces cerevisiæ* I, en raison de la forme en boudin des articles jeunes.

On observe néanmoins très nettement dans ces préparations la présence de longs filaments.

Certains Saccharomycètes présentent cette particularité, que leurs voiles, tout en étant très caractérisés, ne contiennent pas de cellules allongées. Pour le *Sacch. Ellipsoïdeus* II, les cellules du voile sont plus arrondies que celles du dépôt, qui se montrent au contraire ovalaires. Le voile du *Sacch. Ellips.* II est, de tous, celui qui se forme le plus rapidement. Il devient manifeste en cinq à six jours à 25 degrés.

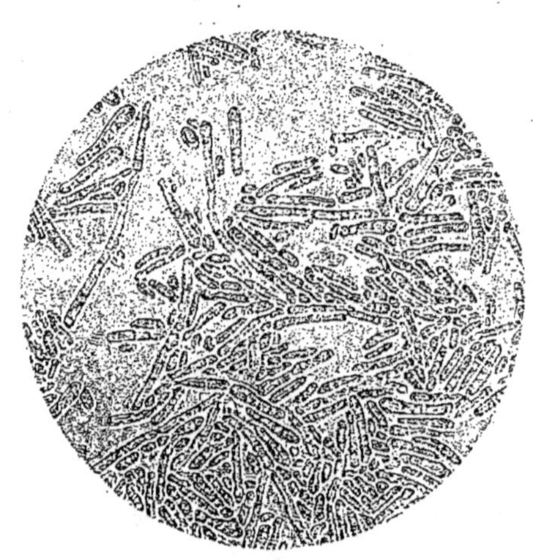

Fig. 348.
Sacch. Pastorianus III. — Voile ancien. (Gr. 400 diam.)

Comme les spores, les voiles se forment pour une même race de Saccharomycètes et à une même température en un laps de temps *invariable*. Ce laps de temps varie suivant les espèces.

Cette particularité s'ajoute aux divers moyens d'identification que nous avons signalés plus haut.

Le mérite de cette découverte, qui complète celle des caractères spécifiques de la sporulation, et a permis de différencier certaines espèces de levures encore mal caractérisées, appartient encore à Hansen.

NOYAUX ET RÉSEAUX GÉLATINEUX

On a longtemps discuté pour savoir si les Saccharomycètes possédaient un vrai noyau. Les recherches de Jenssen l'ont mis en évidence. Sa méthode est particulièrement basée sur l'emploi de l'acide osmique.

On a pu suivre, d'après la méthode de Jenssen, les transformations du noyau des Saccharomycètes au cours de la multiplication des cellules par bourgeonnement et par sporulation. Les figures de karyokinèse sont toutefois difficiles à obtenir.

Lorsqu'on abandonne un dépôt de levure à l'air libre jusqu'à siccité presque complète, l'examen microscopique révèle l'existence d'un réseau gélatineux colorable à la fuchsine. Ce réseau gélatineux des Saccharomycètes a été comparé aux masses gélatineuses qui entourent certains micrococques.

LEVURES DE VIN

On pensait, avant les recherches de Hansen et de ses élèves, qu'il n'existait pour le moût de vin qu'un seul ferment alcoolique, le *Saccharomyces ellipsoïdeus*. Cette dénomination serait en tous cas impropre, puisqu'on rencontre dans le moût de vin en fermentation des levures de forme très variable, depuis la levure apiculée (voir plus loin fig. 351 et 352) jusqu'aux formes allongées dites « Pastoriennes ».

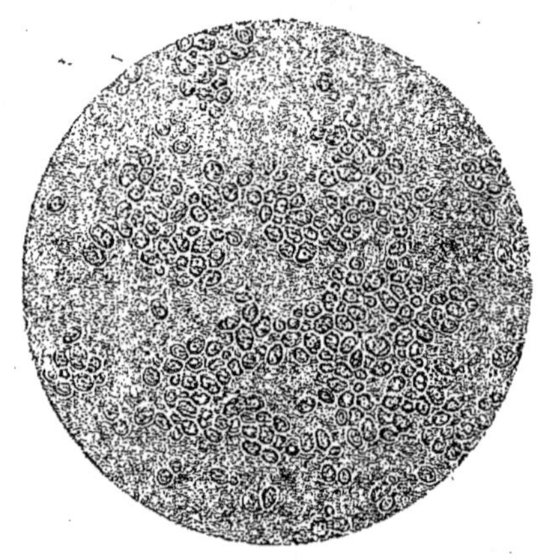

Fig. 349.

Levure de vin de Champagne en culture pure sur milieu liquide (gr. 400 diam.).

La plupart des levures de vin sont morphologiquement assez semblables aux levures de bière. Toutefois leur diamètre est généralement plus petit et leur forme plus irrégulière (fig. 349). Presque toutes les levures de vin sont des levures basses. Nous n'en avons observé que de très rares espèces qui donnent en culture pure des phénomènes de fermentation haute.

Les levures de vin, sur milieu solide, se développent sous forme d'une couche blanche ou blanc grisâtre assez homogène, comme tous les Saccharomycètes (fig. 350).

La fermentation du moût de vin, dans la pratique courante, diffère essentiellement de la fermentation du moût de bière. Le moût de bière est en effet stérilisé par la cuisson et ensemencé avec un levain déterminé, tandis que le moût de vin est livré à l'action des ferments les plus variables qui foisonnent sur les grains, sur le bois et les feuilles de vigne, et, dès que la vendange est commencée, à la surface des pressoirs et des vaisseaux utilisés par les vignerons.

Deux méthodes bien distinctes de vinification sont employées pour les vins naturels, suivant qu'il s'agit de *vin rouge* ou de *vin blanc*.

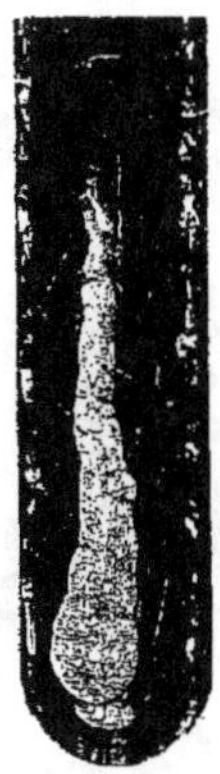

Fig. 350.

Levure de vin du Rhin. Culture sur milieu solide.

Pour le *vin rouge*, les grappes sont versées dans des cuves d'un grand volume et écrasées par le foulage. La fermentation se produit bientôt et le vin est soutiré lorsque la presque totalité du sucre a été transformée en alcool. Ensuite les marcs sont épuisés sous le pressoir.

Pour le *vin blanc*, dont le type de fabrication atteint le degré le plus parfait en Champagne, la grappe est au contraire cueillie sans être froissée, transportée avec soin dans des paniers d'osier, et soumise intacte à l'action du pressoir.

Le vin blanc de Champagne est en effet fabriqué en majeure partie avec du *raisin noir*, et c'est à ces précautions qu'on doit de ne pas l'obtenir « rosé » ou, pour mieux dire, « taché ».

Le pressurage, à cet effet, est mené rapidement. Le premier moût porte le nom de « cuvée ». Il doit être limpide et incolore. Le marc est ensuite épuisé et, dans certaines contrées, comme en Champagne, le dernier jus, qui est *taché*, est mis à part comme étant de qualité inférieure. Le vin blanc peut donc être obtenu avec du raisin noir, à condition de faire la cueillette avec soin et de pressurer avant que le grain, meurtri et contus, n'ait subi à sa surface un commencement de fermentation.

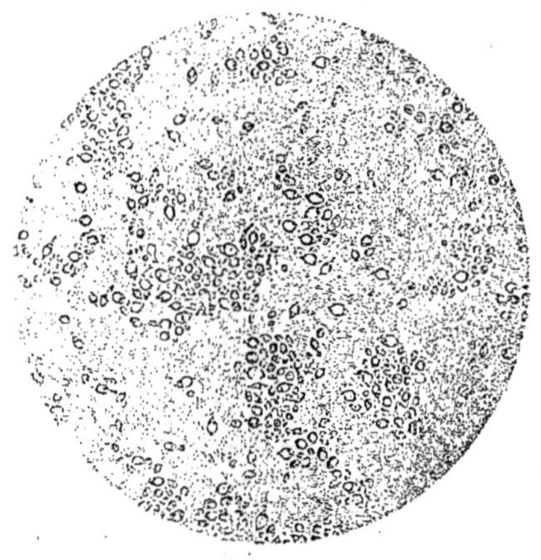

Fig. 351.

Levure apiculée provenant d'un moût de Champagne (Ay). (Gr. 400 diam.)

Dans les années où le raisin est trop mûr, il est difficile d'obtenir avec du raisin noir un moût absolument incolore.

Le moût au sortir du pressoir, est mis en fûts, où il reste jusqu'à complète fermentation.

Dans la fabrication du *vin rouge*, la grappe est au contraire écrasée, ou, pour employer le mot technique, « foulée » dans de grandes cuves de 10 à 20 hectolitres et plus, et le moût fermente au contact de la grappe, qui lui donne sa couleur.

Dans certains pays où le bois de la grappe reste vert, on obtient du vin rouge de meilleure qualité en pratiquant l'*égrenage* et en séparant de la grappe elle-même les grains, qui sont foulés seuls; isolés de la partie ligneuse, et livrés ainsi à la fermentation.

Qu'il s'agisse de vin blanc ou rouge, diverses levures se succèdent au cours de la vinification.

La levure apiculée, dont nous avons isolé plusieurs espèces (fig. 551 et 552), apparaît la première, pour disparaître dès qu'il existe une petite proportion d'alcool. Cette levure se trouve également sur les prunes, les abricots et presque tous les fruits sucrés, au moment de leur

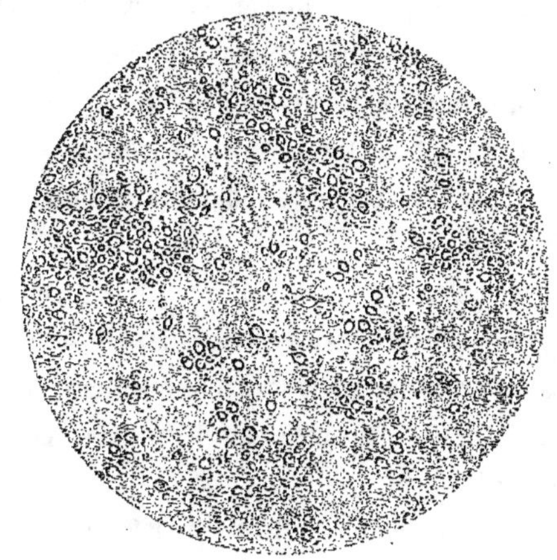

Fɪɢ. 352.

Levure apiculée provenant d'un moût de Champagne (Bouzy). (Gr. 400 diam.)

maturité. Les levures apiculées n'ont pas de sporulation connue. Elles n'appartiennent donc pas au groupe des Saccharomycètes.

Ce sont ces derniers qui sont en général pour le vin, comme pour la bière, les véritables agents de la fermentation alcoolique.

Leur multiplication, d'abord lente, s'accentue rapidement et est caractérisée par le « bouillage » du moût.

L'analyse bactériologique des moûts de vin en fermentation, faite d'après les méthodes de Hansen, démontre que, dans un même cru, végètent côte à côte une multitude d'espèces différentes.

Ces espèces semblent se succéder les unes aux autres au cours de la fermentation, à chacun des stades de laquelle prédomine l'une ou l'autre.

On comprend donc combien est complexe l'étude de la vinification. Ces particularités expliquent également les échecs multiples qu'ont rencontrés les essais d'ensemencements de moût de vin avec des cultures pures, méthode au contraire si remarquable dans la fabrication de la bière.

Ajoutons que, pour le moût de vin, il faut encore envisager, dans les tentatives d'ensemencement, la concurrence des levures naturelles, à laquelle il est impossible de remédier par la stérilisation du milieu.

Le cadre de cet ouvrage ne nous permet pas de décrire ici les méthodes dont nous disposons pour obvier à ces divers inconvénients.

A côté de la fabrication des vins rouges et blancs naturels se placent la fabrication des *vins mousseux* et la fabrication des *vins de sucre et de raisin sec.*

Les *vins mousseux* sont obtenus par une seconde fermentation, en vase clos, du vin déjà soutiré et clarifié. On additionne à cet effet le vin ou les divers crus mélangés pour obtenir telle ou telle qualité de 25 à 30 grammes de sucre candi par litre. Le vin, ainsi traité, est mis en bouteilles.

Bientôt se développent les levures naturelles qui restaient en suspension dans le liquide, et il se produit en vase clos un dégagement d'acide carbonique qui porte la pression à 5 ou 6 atmosphères.

Dès que le vin *a pris mousse* et que la levure est ramenée à la partie déclive de la bouteille, maintenue horizontale, cette dernière est mise sur pointe, et le dépôt, par diverses manœuvres, est amené sur le bouchon pour être expulsé par le « dégorgement ».

Le vin est alors prêt pour l'expédition et dosé de liqueur sucrée en quantité variable.

Le *vin de sucre* est fait avec les *aines* ou *marcs*, qui doivent alors être extraits du pressoir avant de se trouver complètement épuisés.

On fait également des *vins de raisin sec et de fruits*. On emploie, à cet effet, soit la fermentation naturelle, soit des levures de culture.

LEVURES DE CIDRE

Les levures qui entrent spontanément en jeu dans la fabrication des cidres se trouvent, au moment de la récolte des pommes et des poires à cidre, à la surface de ces fruits.

On a isolé des levures de cidres dont l'ensemencement a donné de bons résultats.

LEVURES DE DISTILLERIE

Les levures de *distillerie* (fig. 553) sont des levures industrielles que l'on a choisies parmi les levures de bières susceptibles de donner le plus fort rendement en alcool.

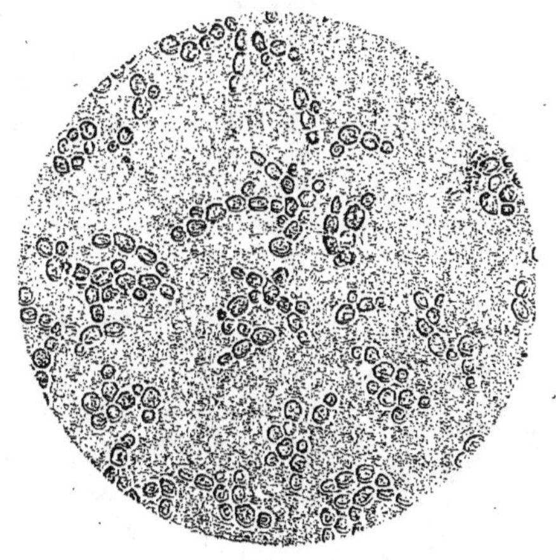

Fig. 553.
Levure de distillerie. Culture jeune (gr. 400 diam.).

Ce haut rendement s'explique par ce fait, que les levures choisies comme levures industrielles de distillerie sont capables de fermenter non seulement le glucose, le maltose et l'iso-maltose, qui sont directement fermentescibles, mais aussi les produits intermédiaires de la décomposition de l'amidon, tels que les dextrines et les amyloïdes inférieurs.

La sporulation et la formation des voiles sont pour les levures

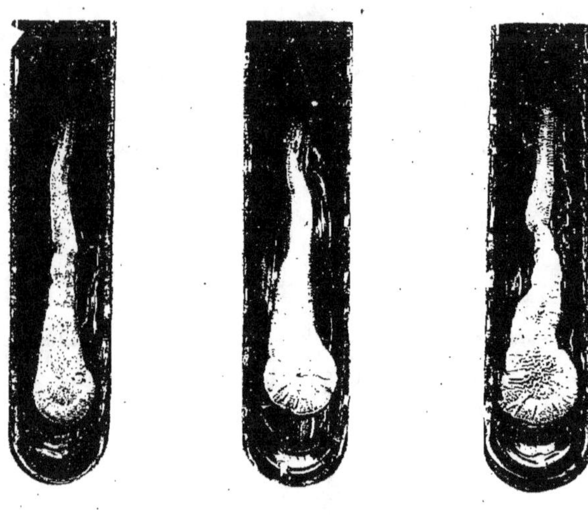

Fig. 354.   Fig. 355.   Fig. 356.

Trois levures différentes de distillerie. Cultures sur agar au moût de bière.

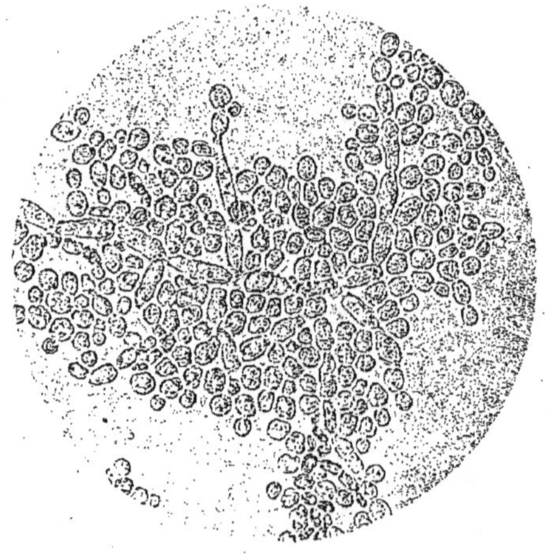

Fig. 357.

Levure de distillerie. Formes allongées (gr. 400 diam.).

de distillerie ce que l'on observe pour les autres Saccharomycètes et ont servi au classement des diverses espèces industrielles.

Nous représentons, fig. 354, 355 et 356, trois levures de distillerie en culture sur milieu solide (agar-agar au moût de bière).

Dans la figure suivante, on remarque quelques formes allongées provenant d'un voile et que l'on rencontre parfois dans le dépôt quand la culture a été agitée.

Les moûts de distillerie sont en général composés de toute espèce de matières saccharifiables, telles que malt, orge crue, c'est-à-dire non germée, seigle, riz, maïs, pomme de terre, betterave, etc.

LEVURES DE BOULANGERIE

Les levures de boulangerie sont des levures hautes de bière. Les levures basses ne donneraient aucun résultat, à moins d'artifices

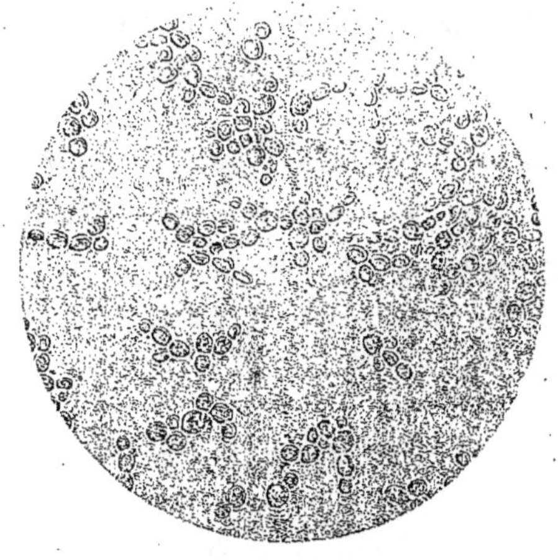

Fig. 358.

Levure de boulangerie (gr. 400 diam.).

spéciaux. On recherche pour la boulangerie les races les plus fertiles, c'est-à-dire celles qui en un temps donné se multiplient le plus vite.

On reproduit ces levures dans des moûts de très faible densité, destinés habituellement à la distillerie. Le dépôt de levures est recueilli dans des bacs ou mieux isolé par la force centrifuge au moyen de turbines spéciales, puis soumis à l'action d'une presse, afin d'obtenir des gâteaux fermes, presque secs, et par suite moins altérables.

Ces levures sont expédiées aux boulangers, qui font d'abord un premier levain en mélangeant à de la farine une certaine portion d'un gâteau de levure délayé dans de l'eau tiède.

La farine de blé contient 2 à 3 pour 100 de sucre, et l'addition de levure ajoute une certaine quantité de diastase à la céréaline, diastase naturelle du grain, qui toutes deux transforment en sucre une partie de l'amidon.

Certains boulangers ajoutent même du glucose.

Les cellules de levure, intimement mélangées à la farine humide qui, comme nous venons de le dire, contient naturellement une certaine quantité de sucre ainsi que des matières azotées et des phosphates propres à favoriser leur développement, y déterminent une véritable fermentation alcoolique.

Les bulles d'acide carbonique se dégagent dans toute l'épaisseur de la pâte, et y restent emprisonnées en la gonflant et en la doublant de volume.

Le pain, ainsi levé, est prêt pour la cuisson, qui élimine l'alcool et l'excès d'eau et le rend plus digeste et moins altérable, par suite de la formation d'une croûte dure et sèche.

LE KÉPHIR

Parmi les boissons fermentées, nous devons encore signaler le

Fig. 359.
Saccharomyces Kephir. Culture jeune. (Gr. 400 diam.)

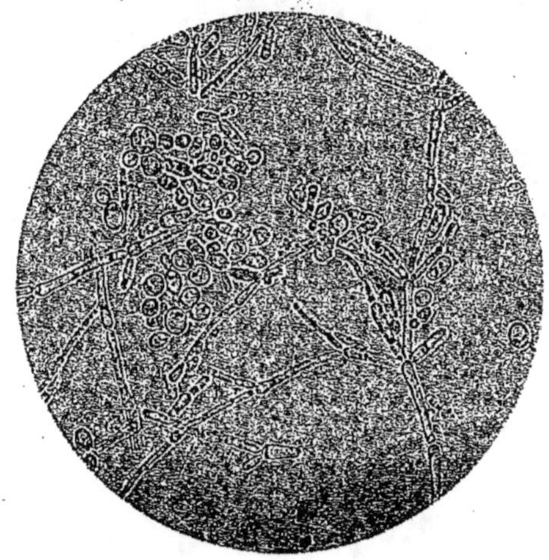

Fig. 360.
Saccharomyces Kephir. Formes de voile. (Gr. 400 diam.)

Képhir du Caucase, qui est une boisson alcoolique fermentée, provenant
du lait de vache, de chèvre ou de brebis.

Les grains de Képhir, que les habitants du Caucase ajoutent au lait, contiennent, outre d'autres micro-organismes, tels que la bactérie appelée *Dispora Caucasica*, de véritables Saccharomycètes. Nous représentons en culture pure, fig. 560 et 561, l'un de ces Saccharomycètes, isolé au laboratoire de Jörgensen, à Copenhague.

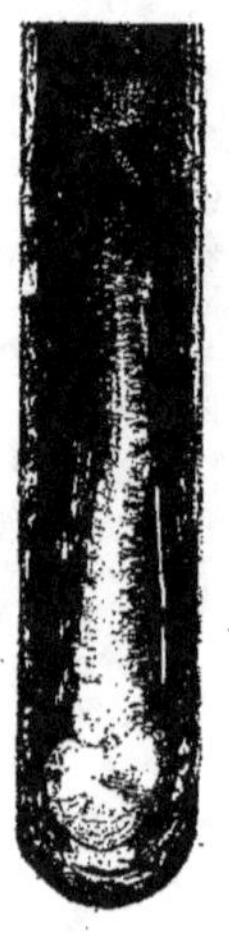

Fig. 561.

Saccharomyces Képhir. Culture sur agar au moût de bière.

Le lait ainsi fermenté contient jusqu'à 2 pour 100 d'alcool.

SACCHAROMYCÈTES NON INDUSTRIELS

En dehors des levures industrielles, et parmi les Saccharomycètes, se trouvent un certain nombre d'organismes microscopiques plus ou moins étudiés.

Ces micro-organismes se rencontrent, soit sur les fruits, qu'ils altèrent, soit dans les moûts industriels, où ils jouent le rôle d'agents de maladie.

Nous représentons ci-contre la levure nommée par Rees *Sacch. exiguus* n° I, en culture pure sur l'agar-agar au moût de bière. Cette levure fermente directement le Saccharose.

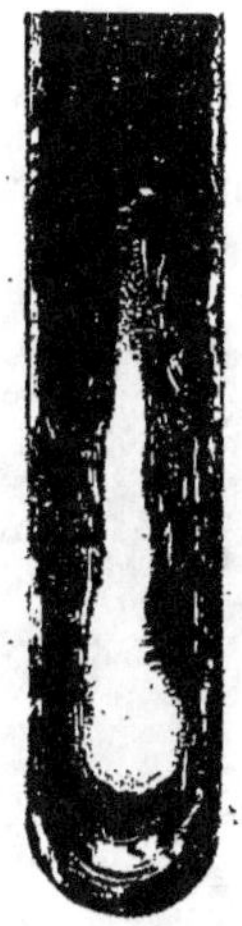

Fig. 362.

Saccharomyces exiguus I. Culture sur agar au moût de bière.

Le *Sacch. exiguus* II est assez analogue d'aspect.

Ces levures, étudiées par Hansen, ont été isolées d'une levure pressée de boulangerie.

Elles sont toutes deux caractérisées par le petit diamètre des cellules.

On remarquera ces particularités en comparant par exemple les

fig. 363 et 364 (*Sacch. exiguus* II) aux fig. 326, 329, 330 et 331
(Levures hautes et basses de brasserie).

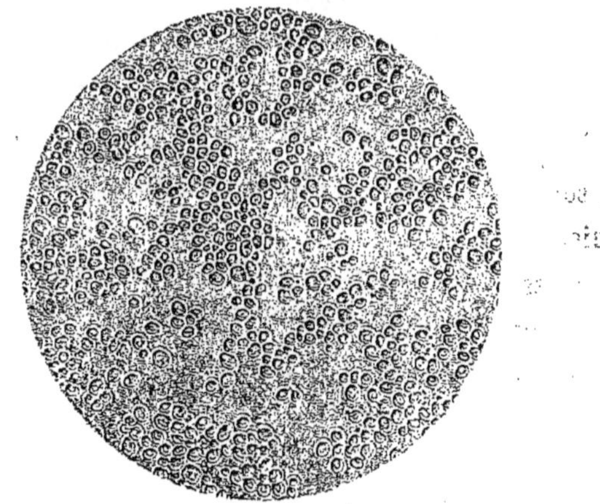

Fig. 363.

Saccharomyces exiguus II. Culture sur milieu liquide (Dextrose). (Gr. 400 diam.)

Le *Saccharomyces exiguus* n° II diffère du *Sacch. exiguus* n° I en

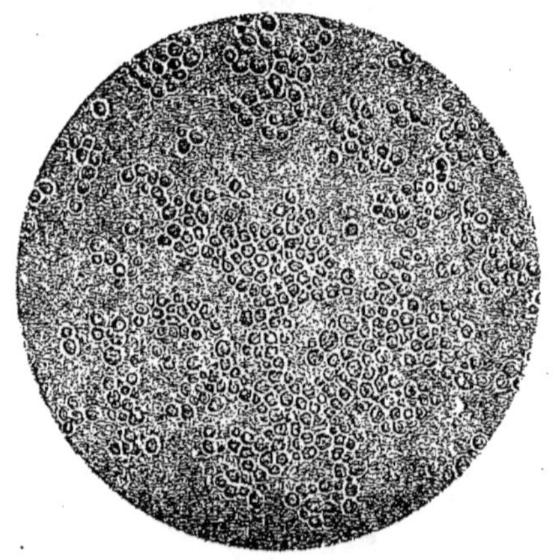

Fig. 364.

Saccharomyces exiguus II. Culture sur moût de vin. (Gr. 400 diam.)

ce sens, qu'il fermente le saccharose en donnant de l'invertine,
c'est-à-dire après l'avoir transformé en glucose.

SACCHAROMYCES ANOMALUS

Parmi d'autres levures d'un intérêt moins immédiat nous signalerons particulièrement une espèce très curieuse par ses propriétés biologiques et ses formes de reproduction : le *Sacch. anomalus*.

Ce saccharomycète a été trouvé sur des fruits sucrés. Il se cultive très bien sur le moût de bière. C'est une petite levure (fig. 365), qui donne lieu à une fermentation très active. Mais, phénomène particulier, en même temps que se fait la fermentation, il se produit à la surface du

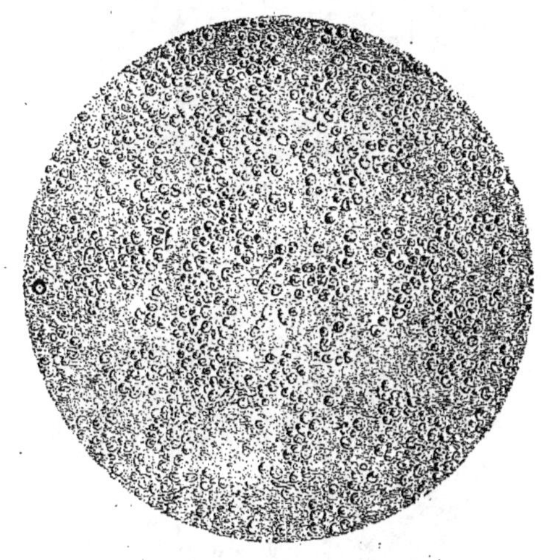

Fig. 365.
Saccharomyces anomalus (Jörgensen). Culture sur gélatine (gr. 400 diam.).

liquide nutritif un voile très visible, ressemblant quelque peu à une couche de mycodermes, et plus marqué au bout de quelques jours que les voiles ténus de saccharomycètes que l'on n'observe qu'au bout de plusieurs semaines.

Concurremment à la formation de l'alcool, il existe dans les cultures un faible dégagement d'éther acétique. On attribue cette particularité à la présence du voile, où l'alcool s'oxyderait en partie.

La sporulation du *Sacch. anomalus*, dont on possède aujourd'hui plusieurs variétés, est très bizarre. Comme on peut s'en rendre compte sur les figures 366 et 367, les cellules en voie de sporulation deviennent

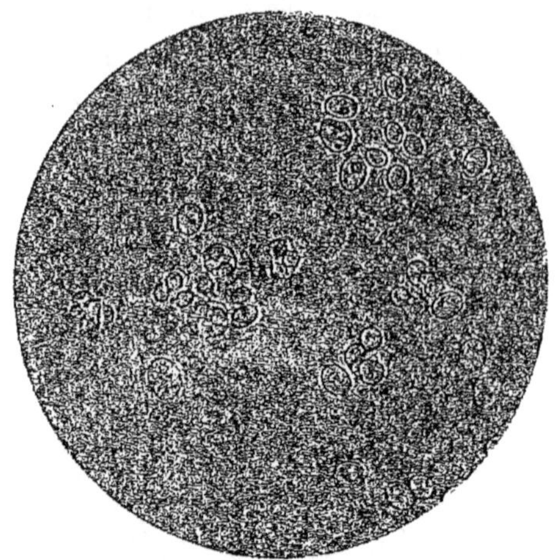

Fig. 366.

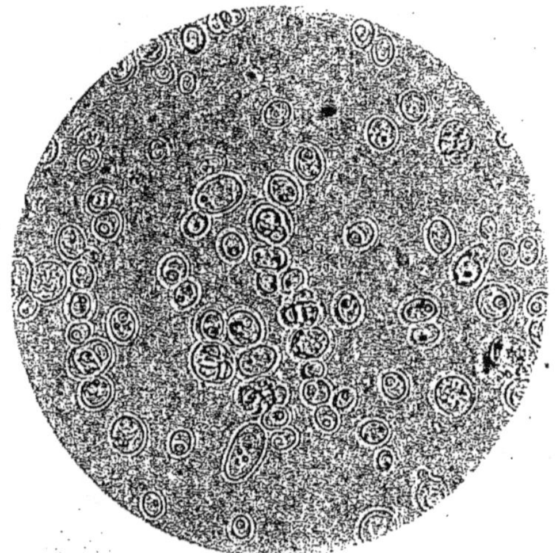

Fig. 367.

Saccharomyces anomalus. Sporulation sur bloc de plâtre (gr. 1000 diam.).
Spores enfermées dans leur enveloppe commune.

énormes, et laissent voir dans leur intérieur, deux, trois ou quatre spores dites « en forme de chapeau » — « Hut-Sporen ».

Ces spores peuvent être étudiées sur les fig. 368 et 569, ou elles ont été

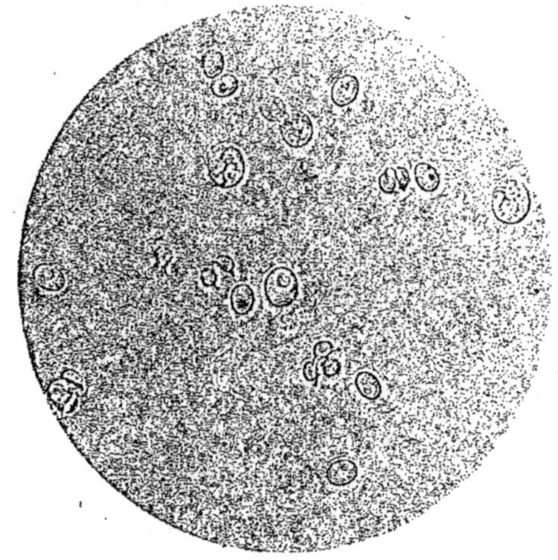

Fig. 368.

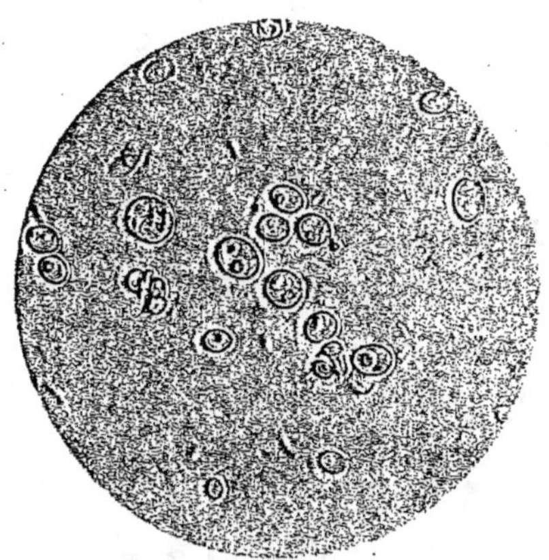

Fig. 369.
Saccharomyces anomalus (gr. 1000 diam.).
Spores mises en liberté.

mises en liberté par suite de la rupture de quelques sacs d'enveloppe

LEVURES NE DONNANT PAS DE SPORES

Les levures de brasserie donnent toutes des spores. Elles appartiennent donc sans exception au genre Saccharomycète.

Parmi les levures de vin, quelques-unes n'ont jamais donné de spores dans les conditions habituelles d'observation.

Mais en général les levures non saccharomycètes ne sont pas des levures industrielles. Tel le *Saccharomyces apiculatus*, que nous avons cité plus haut (voir fig. 551 et 352), comme apparaissant accessoirement dans le moût de raisin au début de la vinification.

Parmi les levures qui ne donnent pas de spores, nous décrirons les Torulas et les Mycodermes.

TORULAS

Pasteur a donné le nom de *Torulas* à toute une série de micro-organismes de petites dimensions ayant l'apparence extérieure des levures saccharomycètes, mais ne donnant jamais de spores.

Les Torulas se reproduisent exclusivement par bourgeonnement.

On les rencontre fréquemment dans l'air et sur les fruits sucrés.

TORULA ALBA

Nous figurons ci-contre, fig. 370, une petite Torula à forme arrondie dont la culture se fait très bien sur la gélatine peptone ordinaire et qui se reproduit sur l'agar-agar au moût de bière sous l'aspect d'une épaisse couche d'un blanc vif.

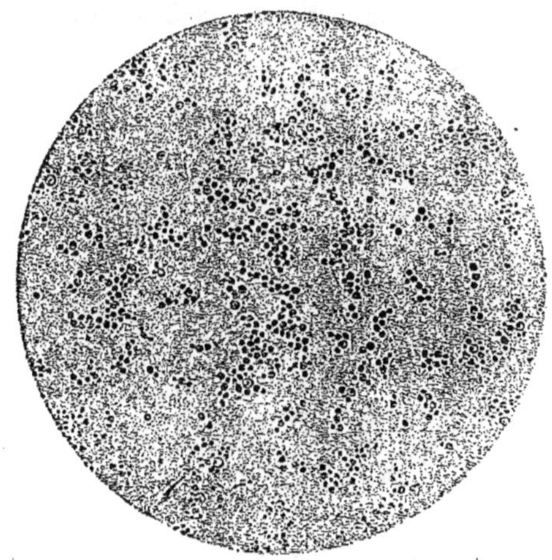

Fig. 570.

Torula alba (gr. 400 diam.).

Cette espèce existe en culture dans différents laboratoires sous le terme impropre de *Levure blanche* ou de *Saccharomyces albus*.

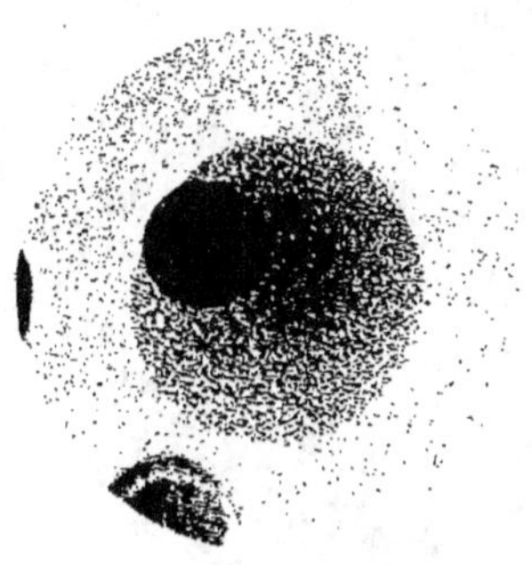

Fig. 571.

Torula alba. Colonie sur plaque de gélatine (gr. 150 diam.).

Nous représentons fig. 571, au grossissement de 150 diam., une colonie de *Torula alba* sur plaque de gélatine peptone.

TORULA B

On cultive au laboratoire de Jörgensen, à Copenhague, une Torula

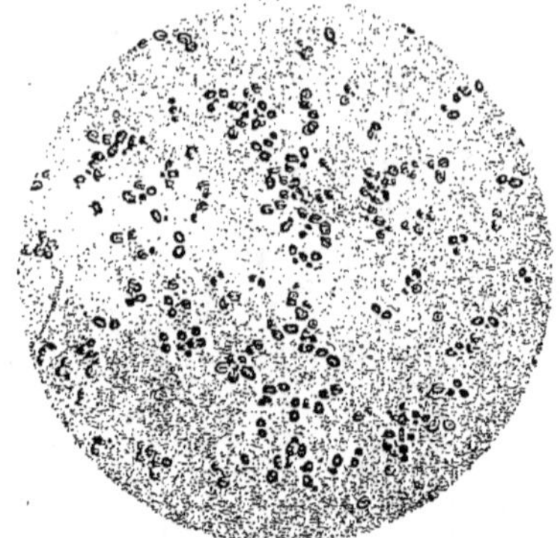

Fig. 372.
Torula B (Jörgensen). (Gr. 400 diam.)

inscrite sous le nom de Torula B, et dont nous donnons la photogra-

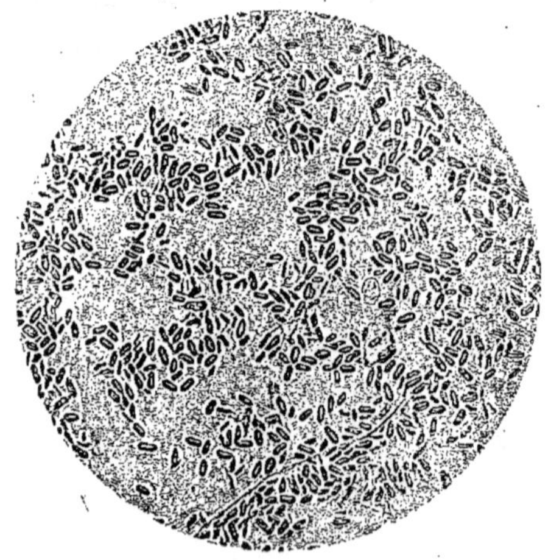

Fig. 373.
Torula C (*T. Rosea*). (Gr. 400 diam.)

phie en culture sur milieu liquide (moût de vin) (fig. 372) et sur
agar-agar (fig. 374).

TORULA C (Torula Rosea)

La Torula C, que nous représentons fig. 375 et 375, se cultive sur milieu liquide (moût de vin), sous forme d'éléments légèrement allongés, et présente habituellement des vestiges de mycélium (fig. 375).

Sur l'agar-agar, cette Torula forme une couche rose, ridée à sa surface et assez épaisse.

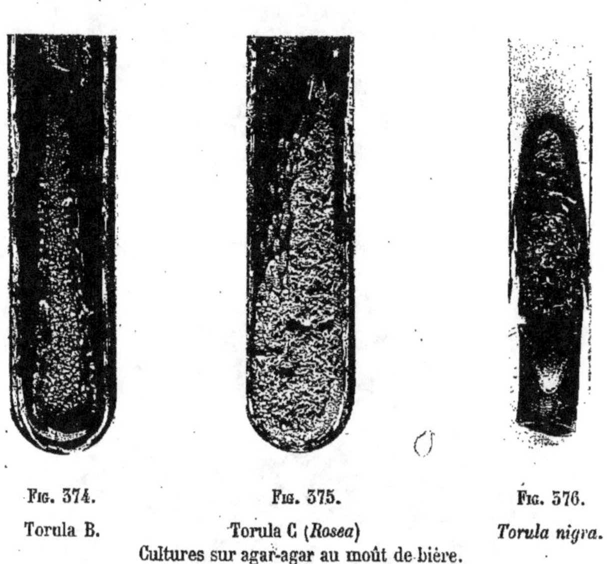

FIG. 374.   FIG. 375.   FIG. 576.
Torula B.   Torula C (*Rosea*)   *Torula nigra.*
            Cultures sur agar-agar au moût de bière.

TORULA NIGRA

On a décrit sous les noms impropres de *Sacch. niger* et de Levure noire une torula saprophyte qui se développe sur différents milieux, gélatine peptone, agar-agar peptonisé, et surtout sur le moût de bière, sous l'aspect d'une épaisse couche noirâtre.

La culture prend un aspect sec et ridé sur l'agar-agar au moût de bière (fig. 576).

A l'examen microscopique, on trouve presque toujours, à côté de
très petits éléments qui se colorent à la fuchsine (fig. 577), des élé-

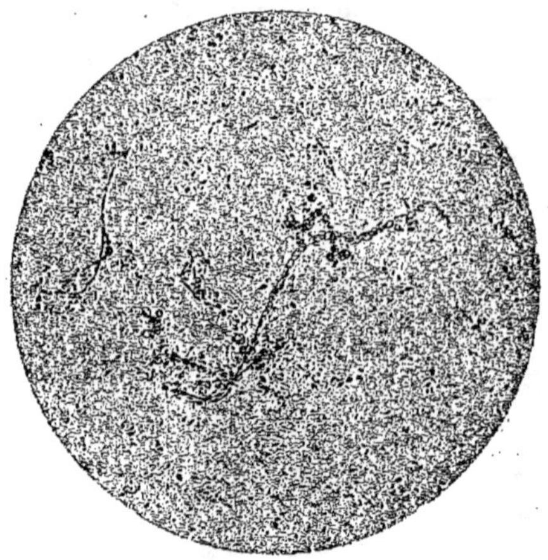

Fig. 377.

Torula nigra. Coloration à la fuchsine (gr. 200 diam.).

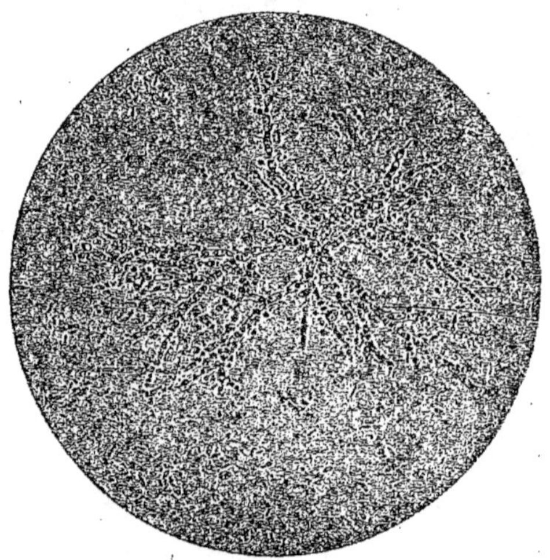

Fig. 578.

Torula nigra. Vieille culture (gr. 250 diam.).

ments allongés, groupés en chapelet et ayant grande tendance à la formation de filaments mycéliens (fig. 578, 379 et 380).

La torula que l'on cultive dans quelques laboratoires sous les noms

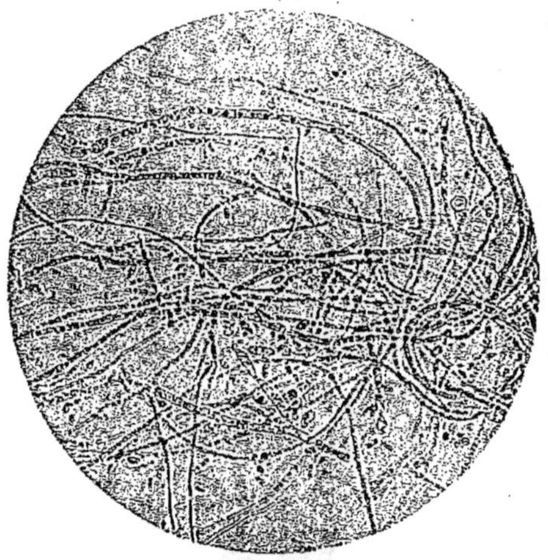

Fig. 379.
Torula nigra. Formes mycéliennes (gr. 250 diam.),

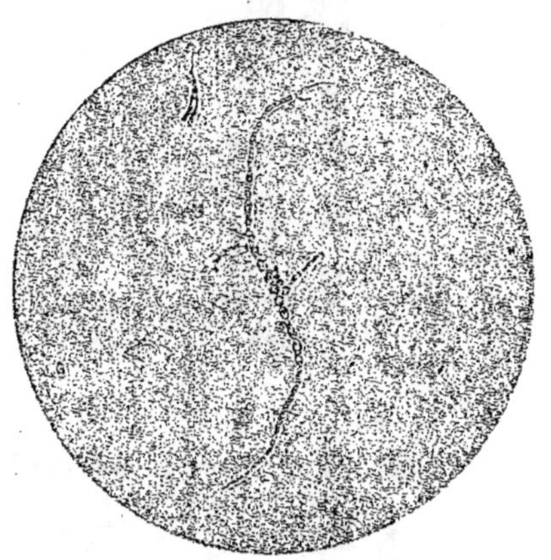

Fig. 580.
Torula nigra. Formes mycéliennes (gr. 250 diam.).

impropres de *Levure rose* ou *Saccharomyces glutinis* n'est qu'une torula sans importance.

MYCODERMES

Rees a donné le nom de *Mycoderma cerevisiæ* et de *Mycoderma vini*
à de petites levures qui se développent à la surface des liquides faiblement alcooliques, *bière* ou *vin*, où ils transforment complètement
l'alcool en acide carbonique et en eau.

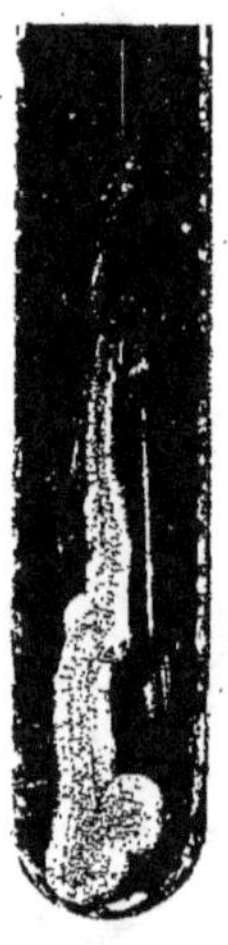

Mycoderma cerevisiæ. Culture sur agar au moût de bière.

Rees a cru que les mycodermes donnaient des spores. Il n'en est
rien. Ils se multiplient par simple bourgeonnement.

Nous représentons fig. 381 le *Mycoderma cerevisiæ*, en culture sur
agar-agar, où il forme une couche mince finement ridée, sèche, ressemblant quelque peu à la culture du *Bacillus mesentericus vulgaris*.

Les figures 282, 283 et 284 représentent des cultures pures de

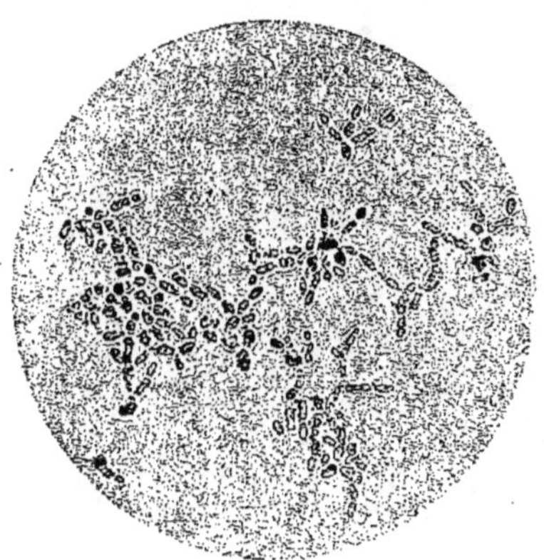

Fig. 382.

Mycoderma cerevisiæ. Culture sur agar (gr. 400 diam.).

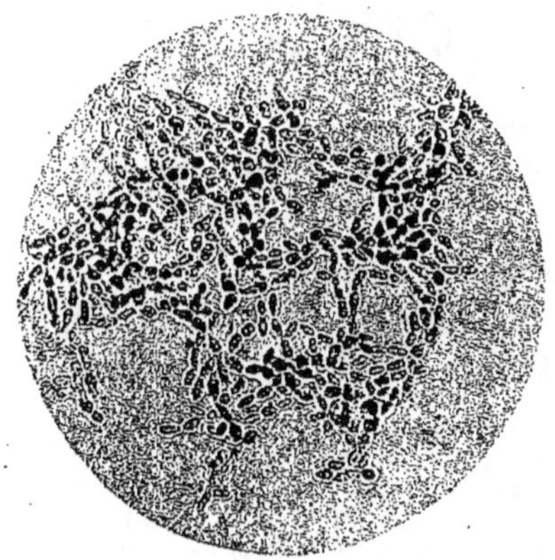

Fig. 383.

Mycoderma cerevisiæ. Culture sur milieu liquide (gr. 400 diam.).

Mycoderma cerevisiæ sur milieu liquide et sur agar-agar, à divers degrés d'ancienneté.

Le *Mycoderma vini* (fig. 585), souvent dénommé « fleurs de vin », est

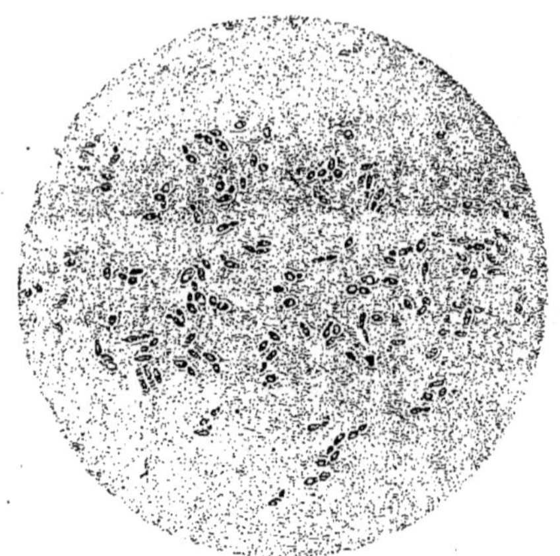

Fig. 584.

Mycoderma cerevisiæ. Vieille culture sur milieu solide (gr. 400 diam.).

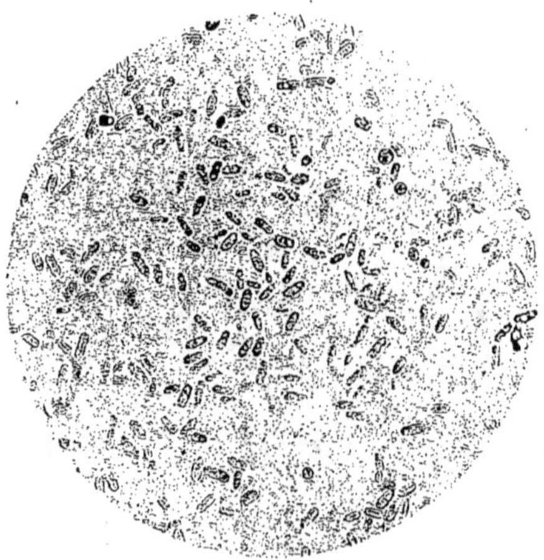

Fig. 585.

Mycoderma vini. Culture jeune (gr. 400 diam.).

assez analogue. On le trouve fréquemment à la surface du vin dans les fûts en vidange.

MONILIA CANDIDA

La *Monilia candida* s'observe à l'état d'une couche blanche sur le fumier ou sur les fruits sucrés.

Elle provoque dans le moût de bière une fermentation active, au cours de laquelle un voile se forme à la surface du liquide.

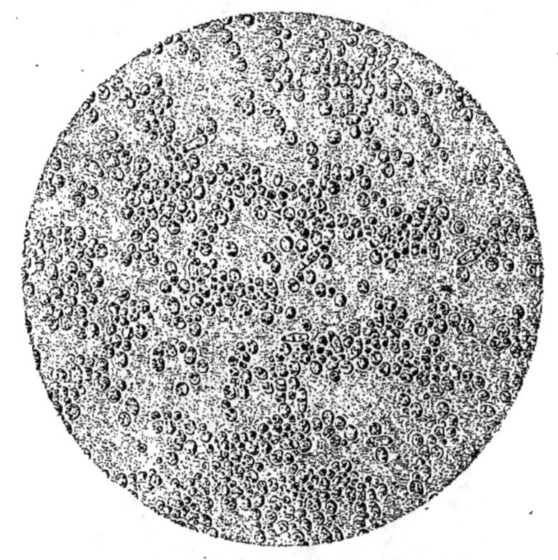

Fig. 586.

Monilia candida. Culture sur moût de bière. Formes de dépôt (gr. 400 diam.)

Nous donnons fig. 586 l'aspect des cellules du dépôt au cours de cette fermentation.

On les distingue aisément avec quelque habitude des levures proprement dites, dont le protoplasma est plus granuleux.

La figure 587 représente les cellules du voile, au moment de sa formation.

Ces éléments sont à peu près sphériques.

Leur protoplasma est clair, transparent, et l'on n'y observe guère

que des gouttelettes graisseuses et deux ou trois granulations sphériques très réfringentes.

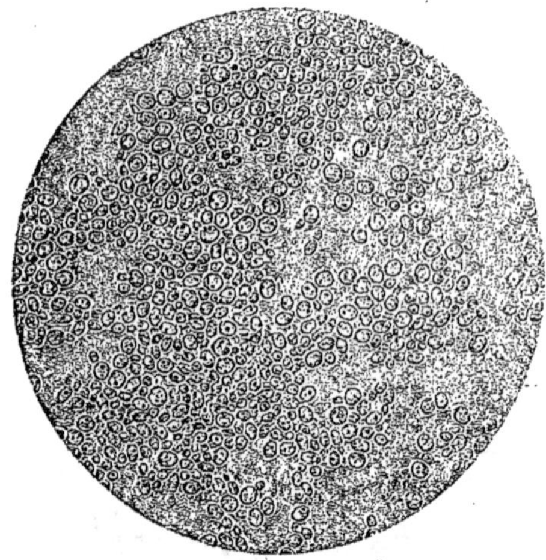

Fig. 387.
Monilia candida. Culture sur moût de bière. **Formes jeunes de voile** (gr. 400 diam.).

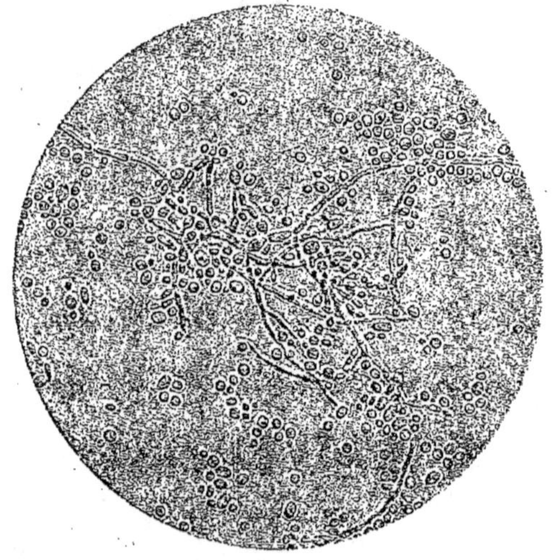

Fig. 388.
Monilia candida. Voile ancien (gr. 400 diam.).

Lorsque le voile vieillit, on voit apparaître des formes mycéliennes,
très évidentes dans les figures 388, 389 et 390.

Ces voiles sont fort analogues comme caractères microscopiques à ceux du *Saccharomyces cerevisiæ* I, de Hansen (voir fig. 559 à 545).

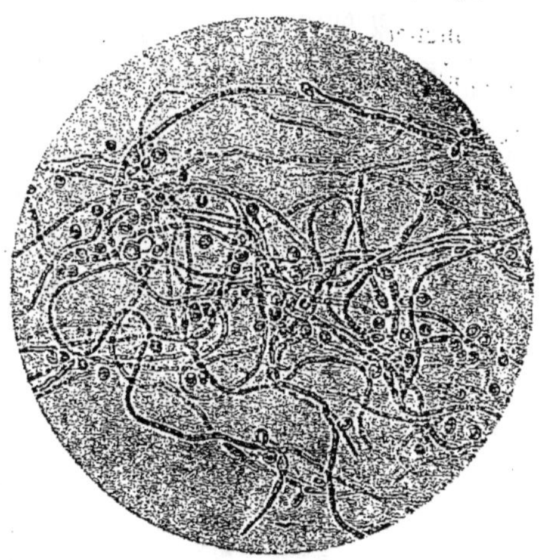

Fig. 589.

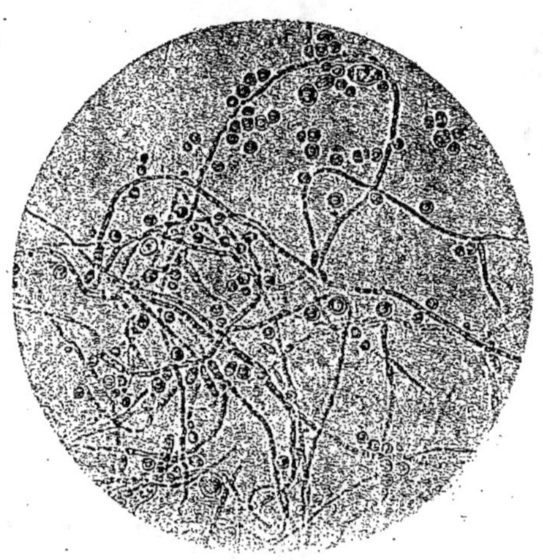

Fig. 590.
Monilia candida. Voile ancien (gr. 400 diam.).

A l'œil nu ils sont très différents, car ils se présentent à la surface du liquide sous l'aspect d'une épaisse couche blanchâtre, tandis que les voiles de Saccharomycètes sont très ténus et simplement visibles à l'examen oblique.

La *Monilia candida* se cultive aisément sur la gélatine peptone (fig. 291), où l'ensemencement par piqûre donne une culture arborescente, assez analogue à certaines cultures de *Bacillus Anthracis* (voir plus loin).

Sur l'agar au moût de bière, il se produit une culture blanche, épaisse et ridée (fig. 592), très différente de la couche duveteuse qu'offre sur le même milieu une moisissure assez analogue, la *Chalara Mycoderma* (fig. 393), sur laquelle nous n'insisterons pas ici.

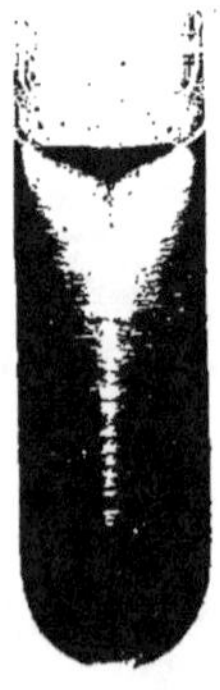

Fig. 591.

Monilia candida. Culture sur
gélatine peptone.

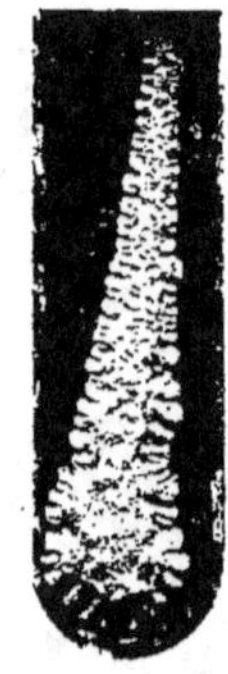

Fig. 392.

Monilia candida. Culture sur
agar au moût de bière.

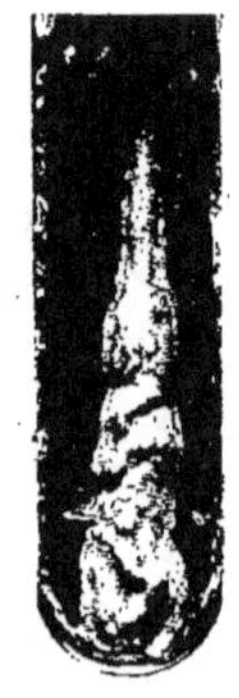

Fig. 593.

Chalara Mycoderma.
Culture sur agar-agar.

PROPRIÉTÉS BIOLOGIQUES

La *Monilia candida* donne peu d'alcool au début de la fermentation qu'elle détermine, mais la transformation du sucre continue lentement et, dans les conditions où le *Saccharomyces cerevisiæ* I donne en 18 jours 6 pour 100 d'alcool, la *Monilia* en produit 5 pour 100 au bout de *plusieurs mois*.

Elle ne sécrète pas d'invertine et fermente directement le sucre de canne.

Elle ne peut être utilisée comme ferment alcoolique.

DEMATIUM PULLULANS

Le *Dematium pullulans* se rencontre sur les fruits, notamment sur les baies de raisin.

Il est caractérisé par un mycélium ramifié d'où se détachent des cellules ressemblant à des cellules de levure.

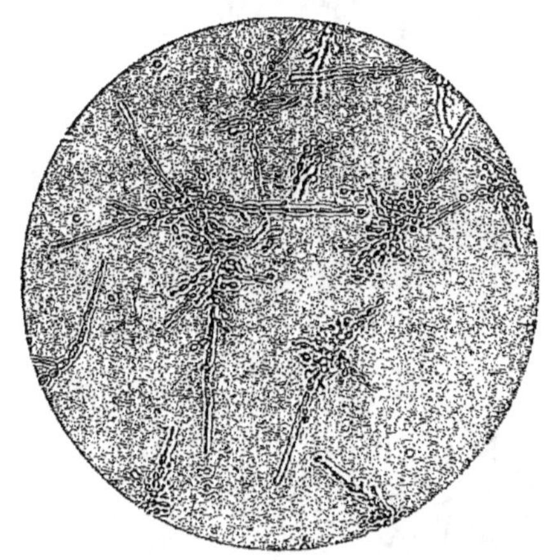

Fig. 394.

Dematium pullulans. Chambre humide. Formes jeunes. (gr. 300 diam,).

Ces cellules peuvent bourgeonner ou donner naissance à des filaments mycéliens.

Le *Dematium pullulans* se rencontrant presque toujours sur le raisin à côté des cellules de levure, plusieurs auteurs ont été tentés d'identifier les bourgeons du Dematium et les cellules de Saccharomycètes. Nous représentons (fig. 394 à 397) plusieurs colonies de *Dematium pullulans* sur chambre humide.

On remarquera sur ces photographies que les éléments ovalaires

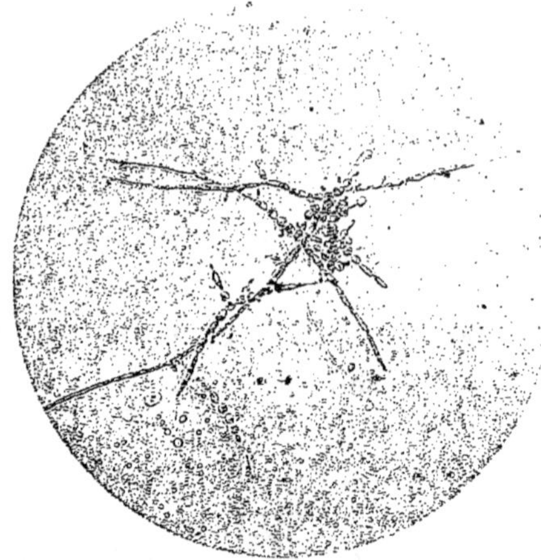

Fig. 395.

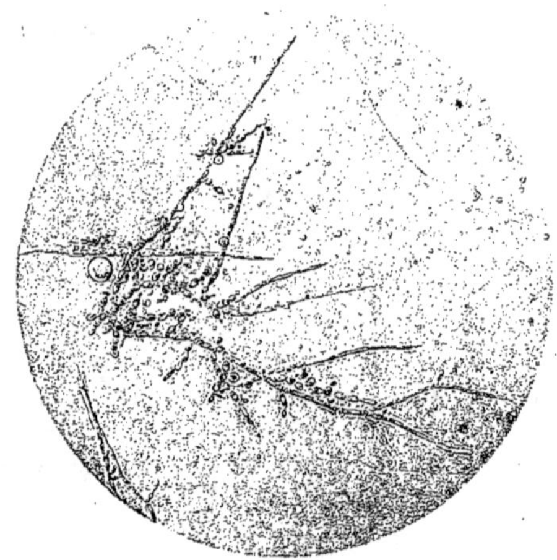

Fig. 396.

Dematium pullulans. Développement du mycélium (gr. 300 diam.).

du Dematium ont une grande analogie d'aspect avec les véritables
cellules de levure.

Le Dematium offre cette particularité, que les formes mycéliennes apparaissent dès le début de sa germination, tandis que les levures véritables ne présentent des formes mycéliennes qu'exceptionnellement et dans des conditions bien déterminées.

Le Dematium ne donne jamais de spores.

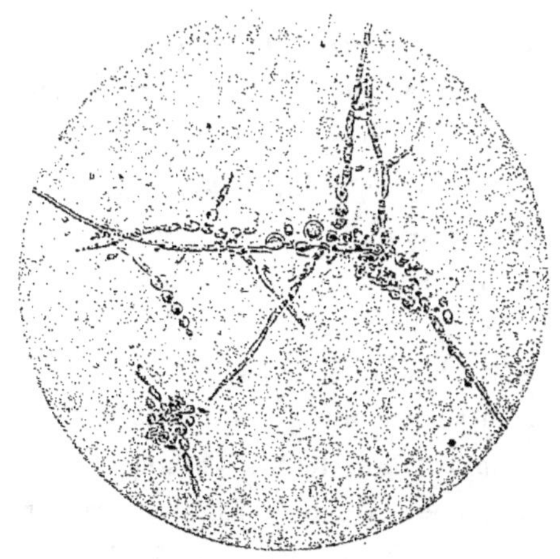

Fig. 397.
Dematium pullulans. Chambre humide (gr. 400 diam.).

PROPRIÉTÉS BIOLOGIQUES

Le *Dematium pullulans* produit dans les liquides sucrés une faible fermentation. Il est saprophyte.

LE MUGUET

Le muguet, autrefois appelé *aphta lactamen* (aphte d'allaitement), a porté tour à tour les noms les plus fantaisistes, puisqu'on l'a dénommé, pour n'en citer que quelques-uns : *Oïdium albicans* (Robin), *Syringospora Robinii* (Quinquaud), *Saccharomyces albicans* (Grawitz), *Dematium albicans* (Laurent).

Nous étudierons le champignon du muguet d'après les intéressantes recherches de notre collègue Achalme, chef de clinique du Pr Jaccoud, et d'après nos recherches personnelles.

Le muguet se développe en général chez des malades affaiblis, chez les enfants en bas âge atteints d'athrepsie, ou dans les états cachectiques graves (fièvre typhoïde, paralysie, cancer, etc.).

La maladie débute d'habitude dans la cavité buccale. Quand la muqueuse est envahie par le champignon du muguet, on observe une réaction franchement acide, témoignant qu'il s'est produit, avant l'apparition du parasite, des fermentations préliminaires susceptibles de lui créer un milieu de culture favorable. C'est ainsi qu'on observe fréquemment chez les jeunes enfants en même temps que le muguet le bacille de l'acide lactique et un grand nombre d'autres microcoques et bactéries.

Le muguet affectionne les muqueuses à épithélium pavimenteux. Il apparaît sur le dos de la langue sous forme de petites colonies arrondies d'un blanc éclatant, qui finissent par l'envelopper d'un enduit membraniforme de plusieurs millimètres d'épaisseur. La face interne des joues, le palais, sont successivement envahis, et, dans des cas assez rares, on a retrouvé à la surface de l'œsophage, ou même de l'estomac et de l'intestin (Parrot), des plaques de couleur marron, dues au champignon du muguet.

On a rencontré également des plaques de muguet sur les cordes
vocales inférieures. Parfois le champignon se développe au niveau
du mamelon, où il est apporté par un enfant atteint de muguet buccal.
On l'a observé chez les diabétiques au niveau des organes génitaux.

Si, chez un enfant atteint de muguet, on examine le raclage de la
bouche, soit sans coloration, soit par la méthode de Gram, on constate,
au milieu de nombreuses cellules épithéliales, un lacis de filaments

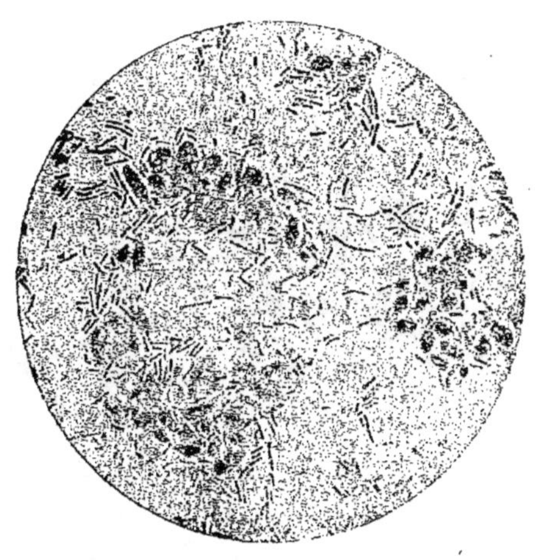

Fig. 398.

Muguet. Apparition du champignon au milieu des bacilles de fermentation lactique.
Formes jeunes et ovalaires (gr. 1000 diam.).

ramifiés, et dans leurs mailles une quantité de cellules ovoïdes analogues à des levures. Les filaments sont d'autant plus abondants que le
muguet est de date plus ancienne.

Tout au début, on n'observe guère que des cellules ovalaires Dans la
fig. 398, les cellules ovalaires se montrent à l'exclusion de tout
filament mycélien. On remarquera leur association avec le bacille
de l'acide lactique, qui, dans cette préparation, existe presque à
l'état de pureté à côté du champignon du muguet,

Les filaments mycéliens, comme nous l'avons signalé, apparaissent dès que la maladie est confirmée.

Ils finissent par former un lacis inextricable, dissocient l'épithélium buccal, pénètrent ses couches profondes et même le derme sous-jacent (Virchow et Parrot). Dans ces cas, comme dans tout processus inflammatoire, on observe dans le chorion de la muqueuse une infiltration embryonnaire.

Pour mettre en évidence le lacis mycélien du muguet buccal,

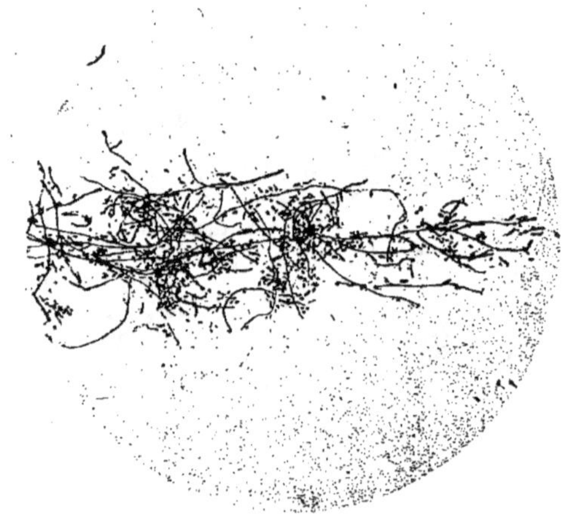

Fig. 399.

Muguet. Formes jeunes et mycéliennes (gr. 150 diam.).

il faut étendre l'enduit blanchâtre en couche mince sur une lamelle de verre, le fixer par dessiccation à la flamme d'une lampe à alcool, et colorer par la méthode de Gram. C'est ainsi qu'on obtient les préparations les plus démonstratives (fig. 399, 400 et 401).

On remarque sur ces trois préparations un lacis inextricable de filaments mycéliens, qui, aux grossissements de 200 et 250 diamètres offrent à peu près les dimensions que présente le *Leptotrix buccalis* à 1000 diamètres (voir fig. 292).

Les filaments mycéliens sont entremêlés de formes jeunes, arrondies ou ovalaires.

On n'y distingue, à ces faibles grossissements, ni le bacille lactique,

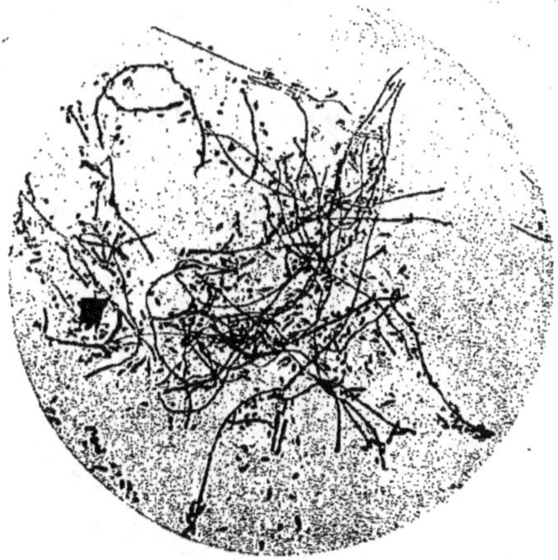

Fig. 400.

Muguet. Paquets mycéliens (gr. 200 diam.).

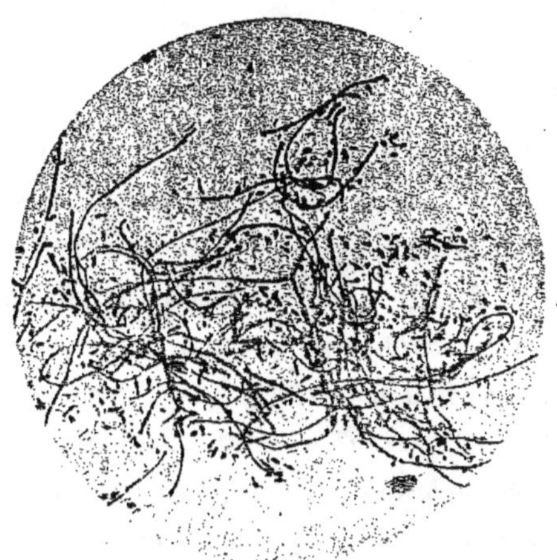

Fig. 401.

Muguet. Filaments mycéliens (gr. 250 diam.).

seulement visible à 500 ou 1000 diam. (voir fig. 398), ni les autres micro-organismes pathogènes auxquels le parasite du muguet est presque toujours associé : *Streptocoques*, *Pneumocoques* et *Staphylocoques*.

Si nous exceptons le bacille de l'acide lactique, ces microbes, de même que les diverses bactéries qui habitent la cavité buccale et y foisonnent particulièrement dans les états cachectiques, semblent ne jouer aucun rôle dans la pathogénie du muguet.

On a longtemps contesté que le muguet puisse envahir la circulation générale et déterminer au loin des foyers d'origine embolique. Virchow

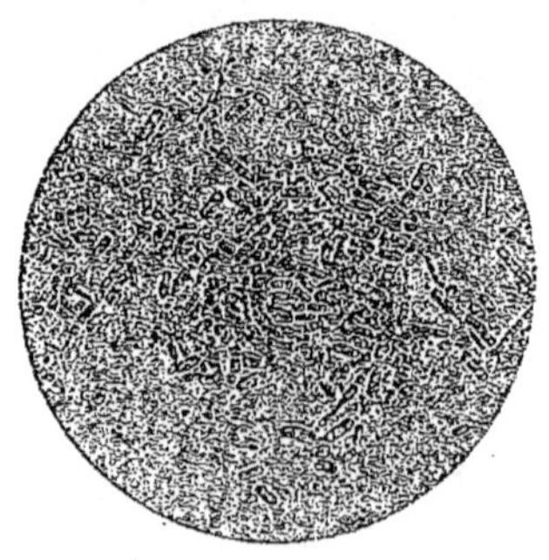

Fig. 402.
Muguet. Culture impure sur agar peptonisé alcalin (gr. 250 diam.).

et Wagner ont signalé les filaments du muguet dans les vaisseaux sous-muqueux de la langue. Parrot a observé la thrombose des vaisseaux de l'estomac au-dessous des plaques de muguet gastrique. Heller établit que les formes filamenteuses se développent dans l'intérieur des vaisseaux pendant la vie et non *post mortem*. Klemperer, puis Roux et Linossier, démontrèrent que l'injection des cultures pures de muguet dans la veine de l'oreille du lapin détermine une mycose expérimentale mortelle, analogue aux mycoses produites par l'injection des spores d'*Aspergillus fumigatus*. (Voir plus haut.)

En 1890, Schmorl, de Leipzig, observa chez une fillette de dix ans, morte de fièvre typhoïde, un cas de muguet généralisé avec infection viscérale. La culture sur plaque des parenchymes de la rate et du rein démontra dans ces viscères la présence du muguet uni au streptocoque et au staphylocoque pyogène. Schmorl retrouva le champignon sur les coupes d'un abcès miliaire du rein. Il y affectait une forme rayonnée analogue à celle des figures 35 et 36, qui représentent des abcès miliaires aspergilliques.

Le champignon du muguet se cultive particulièrement bien sur les milieux légèrement acides et très chargés en matières albuminoïdes.

Nous l'avons isolé en cultivant directement l'enduit buccal, dilué avec de l'eau stérilisée, sur de l'agar peptonisé; on obtient ainsi des

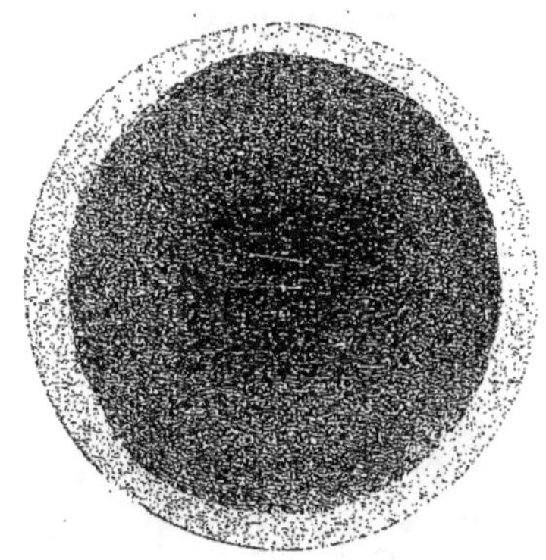

Fig. 403.

Muguet. Colonie superficielle sur plaque de gélatine. — Gr. 40 diam.

cultures impures présentant rapidement des formes allongées (fig. 402), puis on les purifie par la méthode des plaques de gélatine, ou mieux par la méthode de Hansen (voir Saccharomycètes).

La figure 403 représente une colonie du champignon du muguet sur plaque de gélatine peptone. Cette colonie est analogue d'aspect à la plupart des colonies de saccharomycètes que nous avons décrits plus haut.

Nous recommandons de faire les cultures sur la gélatine ou l'agar-agar préparés avec l'eau de touraillons à un pour cent. On sait en effet que les germes, séparés de l'orge, comme on le pratique en brasserie, après l'opération du touraillage, sont d'une richesse extrême en matières albuminoïdes.

Les colonies sur ce milieu, qui est naturellement acide, se développent sous forme de petites saillies d'un blanc mat, qui s'étendent bientôt à la surface des plaques. Dans la profondeur elles affectent la forme d'une petite sphère brunâtre d'où partent des prolongements rayonnés (fig. 404).

Le champignon se cultive également très bien sur les milieux acides riches en peptone; les autres substances azotées lui sont moins favorables. Il peut vivre aux dépens de la mannite et de la dextrine, de même qu'en présence de l'acide lactique et des lactates.

Les milieux sucrés sont moins fertiles.

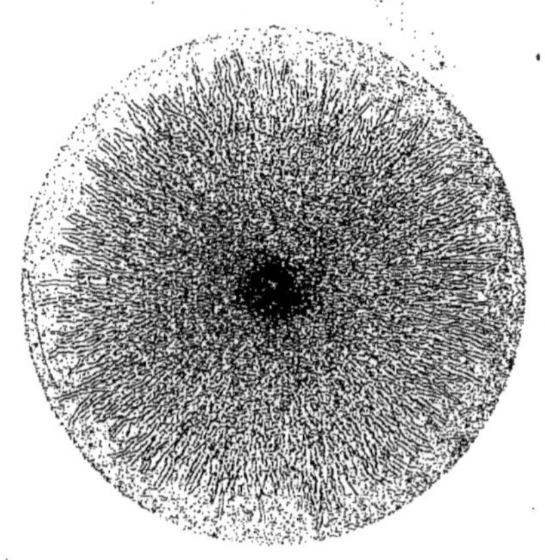

Fig. 404.

Muguet. Colonie profonde (radiée) sur plaque de gélatine. — Gr. 80 diam.

Comme milieu solide, la carotte stérilisée donne des cultures d'un blanc éclatant très caractéristique.

Le champignon du muguet se différencie des saccharomycètes par ses propriétés biologiques : formation rapide de filaments mycéliens et absence d'action fermentescible sur les liquides sucrés.

L'isolement du parasite se fait toutefois plus aisément sur les milieux acides que sur les milieux alcalins, les premiers étant impropres au développement de bien des bactéries.

Il paraît capable d'oxyder l'alcool et de le transformer en aldéhyde et se montre exclusivement aérobie.

Si l'on étudie au microscope l'accroissement des colonies jeunes de muguet, on constate un seul mode de reproduction : la scissiparité. Sur les milieux solides, il se produit à la longue de ces formes mycéliennes si caractéristiques à l'examen de l'enduit buccal.

Le parasite du muguet se différencie encore des saccharomycètes par ce fait qu'on n'a jamais pu observer, par les méthodes en usage, la formation d'ascospores analogues à celles des véritables levures. Le muguet rentre donc parmi les moisissures et se classe naturellement à côté du Dematium. Les seules formes durables qu'on ait entrevues seraient, d'après Grawitz, Roux et Linossier, des chlamydospores.

Ces auteurs les ont obtenues en cultivant le muguet sur le liquide sucré minéral de Nægeli. Les chlamydospores se développent sous l'aspect d'une sphérule de 14 à 20 μ, située à l'extrémité d'un chapelet composé de formes allongées.

Cette sphère est formée d'une membrane qui peut se rompre sous la pression d'une lamelle de verre, et laisse alors échapper, au milieu d'un grand nombre de granulations, un globule central plus volumineux (Achalme).

MICROCOQUES

On a groupé sous le nom générique de Microcoques des micro-organismes de très petite dimension, de forme sphérique, qui se développent par bourgeonnement et n'offrent en général aucune trace de structure intérieure.

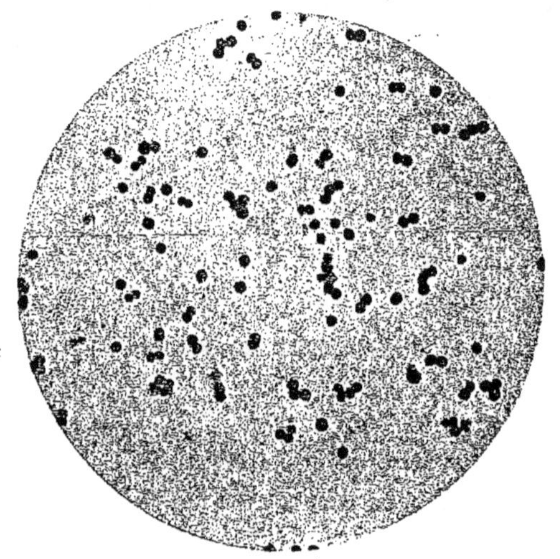

Fig. 405.

Gros microcoques. — Gr. 1000 diam.

Examinée sans coloration, au grossissement de 600 à 1000 diamètres, une culture jeune de microcoques présente, dans le champ de l'objectif, une masse d'éléments sphériques ou légèrement elliptiques, et très réfringents.

En général ces sphérules offrent 6 à 10 millièmes de millimètre de diamètre et sont douées du mouvement brownien.

Il existe des espèces de microcoques de volume bien différent, comme on peut en juger en comparant les figures 405 et 406.

Il est très difficile dans bien des cas de reconnaître, à l'examen des liquides organiques frais, riches en granulations réfringentes, s'il s'agit de micro-organismes ou d'éléments normaux (sphérules de graisse, albuminoïdes, etc.), et c'est ainsi qu'on a décrit depuis long-temps, sans en avoir pu faire la démonstration vraiment scientifique, des Microcoques dans la variole, la vaccine, le cancer, etc.

La recherche d'éléments parasitaires plus volumineux et doués d'une forme et d'une structure caractéristiques, tels que les champignons des teignes, les groupes radiés de l'actinomycose, les levures,

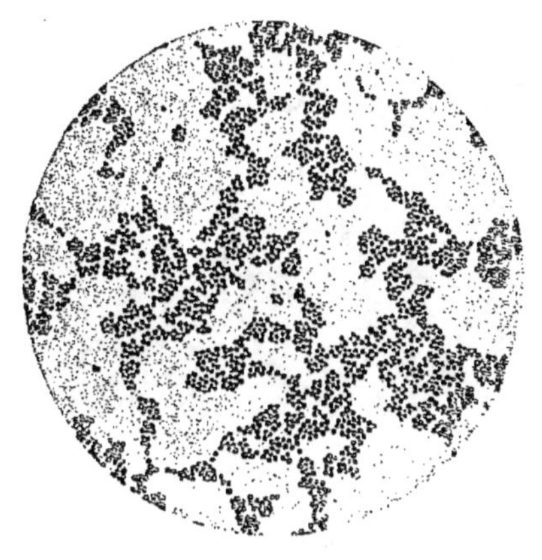

Fig. 406.

Petits microcoques. — Gr. 1000 diam.

a naturellement précédé la découverte des micro-organismes de petit diamètre.

Parmi ceux-ci la bactéridie de Davaine fut remarquée l'une des premières (1857). Son abondance dans le sang des animaux charbonneux, la fréquence à cette époque du charbon chez les animaux et de la pustule maligne chez l'homme, la facilité de sa recherche à des grossissements faibles, la possibilité de l'inoculation à diverses espèces animales, la découverte enfin par Pasteur de l'immunisation à la suite d'une atteinte non mortelle de cette maladie, firent du bacille charbonneux l'un des micro-organismes les plus typiques et les plus intéressants. — Ce sont d'ailleurs les premières recherches de Pasteur sur cette maladie qui démontrèrent quel profit devait tirer la médecine des études bactériologiques.

La recherche des microcoques était déjà plus difficile en raison de leur forme banale et de leurs faibles dimensions, et jusqu'à la découverte des colorants employés aujourd'hui et particulièrement des couleurs d'aniline, rien n'était plus délicat que de déterminer si les

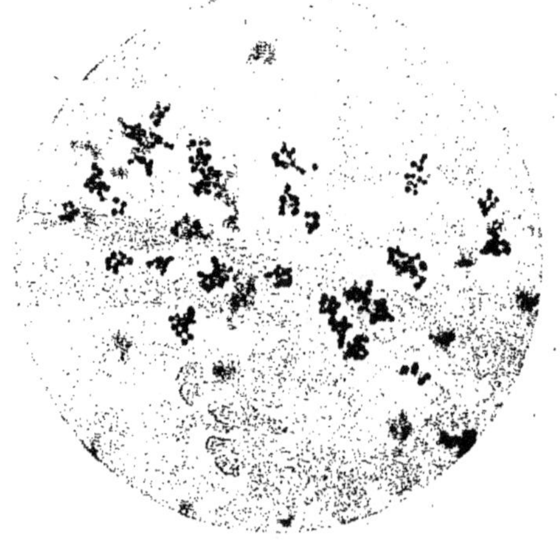

Fig. 407.
Pus phlegmoneux. — Staphylocoque doré. — Gr. 1000 diam.

éléments que l'on croyait pathogènes dans telle ou telle maladie jouissaient d'une forme sphérique ou bacillaire.

On ne connaît donc bien aujourd'hui que les microcoques susceptibles d'être colorés par les couleurs d'aniline, capables de se reproduire en culture sur des milieux artificiels et pouvant ou non donner en pathologie expérimentale des lésions caractéristiques.

Parmi les microcoques, beaucoup semblent ne jouir que de propriétés saprophytes.

Quelques-uns sont chromogènes ; tel le *Micrococcus Prodigiosus* par exemple, qui présente, en culture jeune, particulièrement sur le pain azyme humide, une belle couleur d'un rouge vif, et fut ainsi l'occasion du miracle des hosties sanglantes.

D'autres sont pathogènes, tels les microcoques de la suppuration et le streptocoque de l'érysipèle.

Beaucoup enfin doivent être encore inconnus, faute d'une méthode de coloration ou de culture capable d'en déceler l'individualité.

Le mode de groupement des Microcoques a permis de les diviser en *Staphylocoques*, *Streptocoques*, *Tétragènes* et *Sarcines* (fig. 407 à 410).

Les *Staphylocoques* se développent en groupes irréguliers et donnent des figures analogues à des grappes de raisin (fig. 407).

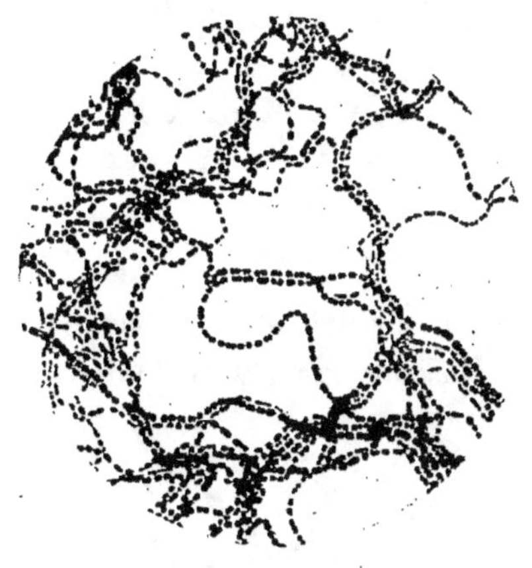

Fig. 408.
Culture de Streptocoques dans le bouillon. — Gr. 1000 diam.

Les *Streptocoques* se multiplient dans une seule et même direction, et forment dans certains milieux de longs chapelets (fig. 408).

On donne le nom de *Diplocoques* à la juxtaposition de deux cocci. Cette disposition est commune aux deux espèces et n'est que le premier stade de la multiplication d'un seul coccus.

La plupart des chaînettes de Streptocoques sont formées, comme on le distingue nettement sur la fig. 408, d'une série de diplocoques juxtaposés en longueur.

Certains microcoques se développent par groupes de quatre éléments juxtaposés en carrés ou tétrades. On leur a donné le nom générique de microcoques *tétragènes* (fig. 409).

Une de ces espèces au moins est pathogène pour l'homme et peut se rencontrer dans les abcès chauds (fig. 409).

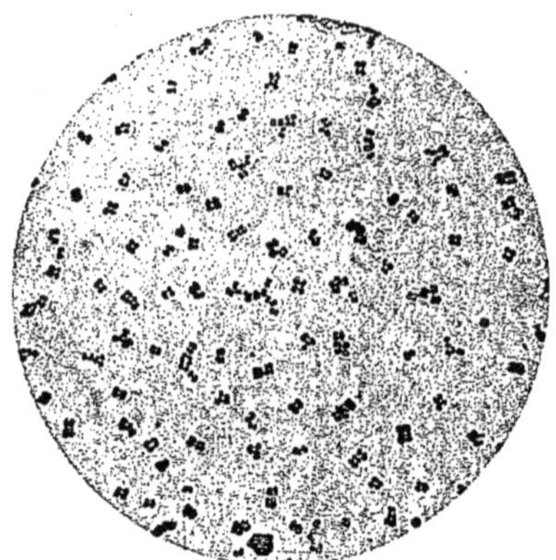

Fig. 409.

Microc. Tetragenus Pyogenes. — Gr. 1000 diam.

Les *Sarcines* enfin se multiplient en forme de cubes, composés de huit éléments ou plusieurs groupes de huit, de manière à former

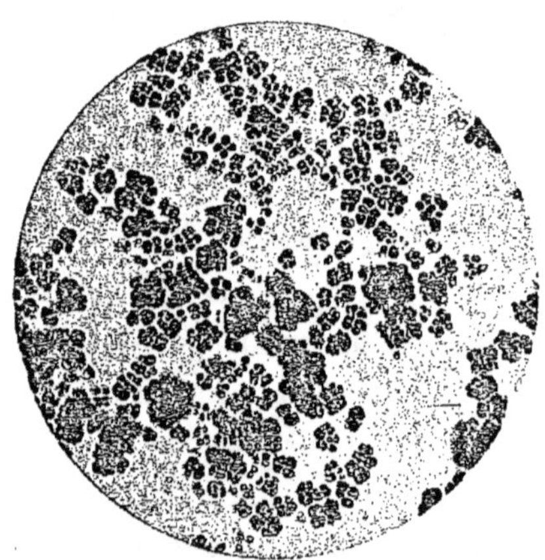

Fig. 410.

Sarcine de l'air. — Gr. 1000 diam.

dans certaines conditions d'épaisses masses floconneuses, ou, sur les milieux solides, de larges colonies aux couleurs variées.

ANALOGIE DES MICROCOQUES
AVEC CERTAINS VÉGÉTAUX INFÉRIEURS

Quelle place faut-il assigner aux microcoques dans la nature?
Doit-on les faire rentrer dans le règne animal ou dans le règne végétal?
Les premiers histologistes qui observèrent les micro-organismes, Müller,

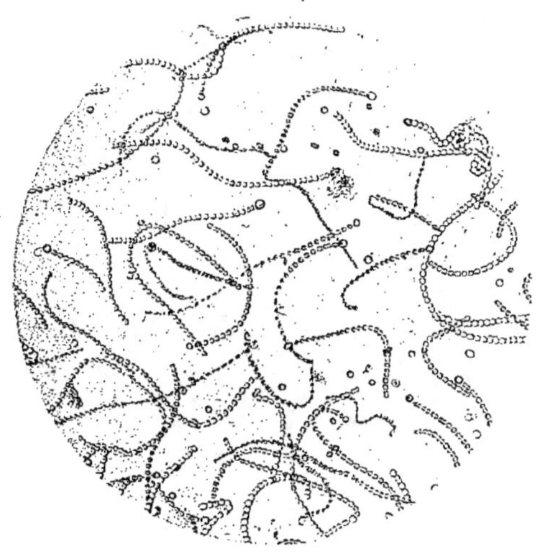

Fig. 411.

Nostoc commune. Préparation fraîche. — Gr. 200 diam.

Ehrenberg, Dujardin, etc., furent frappés par leurs mouvements actifs
et les classèrent au degré le plus infime du règne animal.

Davaine, après avoir démontré l'immobilité absolue, à tous les
stades de leur existence, de la bactéridie charbonneuse et d'autres
espèces, les rangea dans le règne végétal, à côté des oscillaires.

Les microcoques sont généralement dépourvus de mouvements
actifs.

Une seule espèce, que nous étudierons plus loin, le *Micrococcus
agilis*, est ciliée et se déplace avec rapidité dans une goutte suspendue.

Il n'y faut voir qu'un type intermédiaire entre les microcoques immobiles, qui ne jouissent que du mouvement brownien, et les bactéries ciliées.

Les microcoques se rapprochent tellement de certaines algues et notamment des cyanophycées, qu'il serait difficile, sinon impossible sans indication du grossissement, de distinguer du *Nostoc commune*,

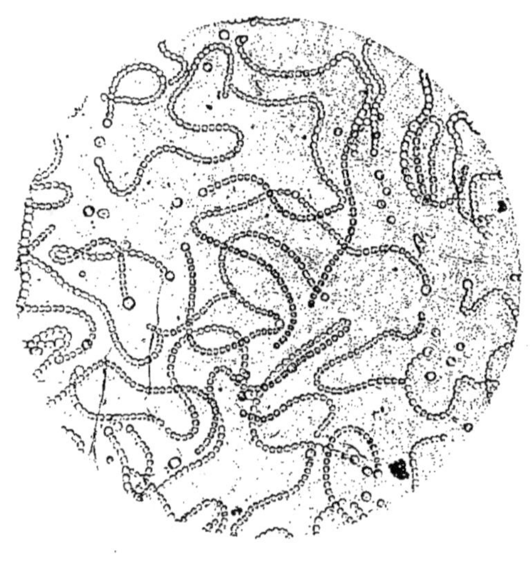

Fig. 412.

Nostoc commune. Préparation fraîche. — Gr. 250 diam.

par exemple, les chaînettes du streptocoque pyogène ou du streptocoque de la mammite contagieuse de la vache.

Le *Nostoc commune*, qui forme assez fréquemment, pendant les saisons chaudes et humides, d'épaisses couches verdâtres glaireuses et gélatiniformes sur des matières végétales en putréfaction, est constitué par des chapelets assez réguliers, présentant, comme les streptocoques, des formes diplococciques, et terminés souvent à leur extrémité par une cellule vésiculeuse analogue à certains aspects de la *Monilia candida*. Ces éléments, cinq à six fois plus volumineux que les streptocoques pathogènes, contiennent de la chlorophylle et présentent une teinte verdâtre.

Les chapelets se colorent par les couleurs d'aniline. C'est à une espèce voisine qu'appartient le *Leuconostoc mesenteroïdes*, agent de la

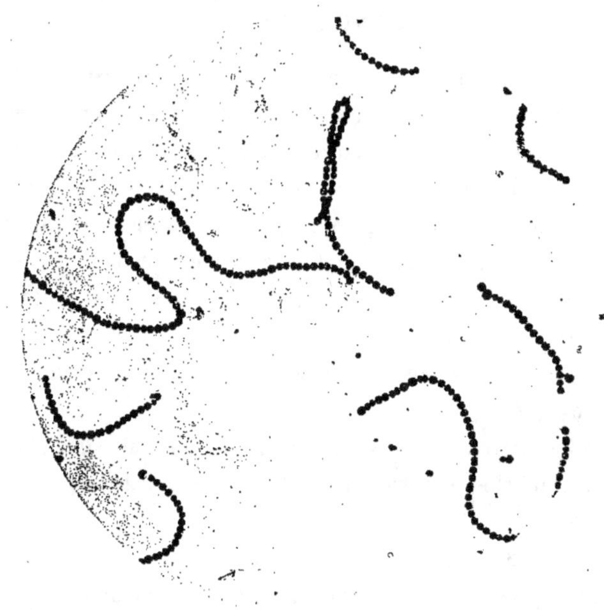

Fig. 413.

Nostoc commune. Préparation colorée. — Gr. 300 diam.

« gomme de sucrerie », que nous n'avons pas eu l'occasion d'étudier.

Les fig. 411 et 412 représentent le *Nostoc commune* à l'état frais, sans coloration. La préparation colorée photographiée fig. 413 offre une analogie encore plus frappante avec certaines préparations de streptocoques.

Nous commencerons l'étude des Microcoques par la description des espèces pathogènes les plus importantes, et nous passerons ensuite en revue les microcoques saprophytes et chromogènes.

MICROCOQUES PATHOGÈNES

PYOGENÈSE

Parmi les désordres qui peuvent être occasionnés par les micro-coques pathogènes, la suppuration et ses complications présentent en pathologie générale une importance capitale. Les accidents si variés produits par ces micro-organismes, depuis le furoncle jusqu'à l'infection purulente, leur association aux agents pathogènes des affections les plus diverses, tuberculose, diphtérie, fièvre typhoïde, etc., la fréquence enfin des infections secondaires mortelles dans les états cachectiques graves, dont la terminaison fatale se trouve ainsi si souvent avancée, rendent leur étude inséparable de tout examen clinique et anatomo-pathologique.

Le premier microcoque pyogène connu fut celui qui porta plus tard le nom de Staphylocoque pyogène doré. Cette découverte appartient à Pasteur.

Pasteur, en 1880, isola à l'état de pureté, par des cultures dans le bouillon stérilisé, les microcoques du pus furonculeux et détermina expérimentalement, par l'injection de ces cultures au lapin, des suppurations étendues.

Ogston, en 1881, sur 74 abcès chauds dont il examina le pus au moment de l'incision, a constamment trouvé, après coloration avec le violet d'aniline, des microcoques soit en grappe soit en chaînettes.

Ogston différencia les microcoques pyogènes d'après leur mode de groupement et donna aux microcoques en grappe le nom de *Staphylocoques* et aux microcoques en chapelet le nom de *Streptocoques*. Ces dénominations sont demeurées classiques.

Ogston, en injectant des staphylocoques dans le tissu cellulaire des animaux, observa de vastes foyers purulents à marche rapide et dont la périphérie se trouvait infiltrée d'un véritable nuage de micro-coques. Les streptocoques donnaient aussi des abcès, mais leur évolu-

tion était moins rapide. et l'on observait entre les éléments anatomiques des parois du foyer non plus des amas de microcoques, mais
de simples chaînettes.

Cornil, en 1883, étudia les micro-organismes de la suppuration dans
une série d'abcès chauds au moment de l'ouverture du foyer. Il y
observa comme Ogston des microcoques en grappe et en chapelet,
tandis que les abcès froids donnaient un pus moins riche en éléments
figurés et dépourvus de tout microbe. colorable par les moyens
ordinaires.

Cornil examina, après les méthodes de coloration appropriées, des
fragments de tissu conjonctif et de peau, prélevés au niveau des foyers
suppurés.

Sur les coupes traitées par la fuchsine, les micro-organismes se
montrent colorés en rouge vif. Ils sont abondants vers le centre de
l'abcès, qui s'est trouvé ramolli et liquéfié sous l'action peptonisante
des microbes. Tout autour, une irritation inflammatoire, caractérisée
par la distension des capillaires, dont beaucoup sont thrombosés, et par
des amas de cellules lymphatiques, entremêlées de fibrilles fibrineuses. .

Les bactéries pénètrent dans les cellules lymphatiques et dans les
cellules adipeuses elles-mêmes. Ces divers éléments sont atteints
d'une gangrène moléculaire. Les cellules lymphatiques épanchées et
altérées par les produits solubles d'origine microbienne deviennent
libres au milieu d'un liquide séreux pour constituer le pus et s'éli-
miner au dehors.

Tout autour le tissu conjonctif se nécrose dans une étendue
variable.

Les recherches du Pr Cornil ont été d'une importance capitale en
anatomie pathologique car, si l'on connaissait déjà l'origine bactérienne des abcès chauds, on ignorait encore la réaction des tissus en
présence des microbes pathogènes. En s'attachant à l'observation des
lésions consécutives à l'infection microbienne et en démontrant que
désormais l'étude des altérations histologiques serait inséparable de la
recherche des microbes qui les déterminent, Cornil a donné l'un
des premiers. à l'anatomie pathologique générale l'orientation nou-

velle qui a été le point de départ de toutes les grandes découvertes de ces dernières années.

Les cellules lymphatiques et les cellules du tissu conjonctif dans le protoplasma desquelles Cornil a remarqué l'un des premiers la présence des microcoques pyogènes, n'étaient autres que les cellules microphages et macrophages de Metschnikoff. Nous étudierons dans le dernier chapitre de ce livre le rôle de ces « phagocytes » dans la défense de l'organisme contre les microbes pathogènes, et nous verrons alors quelle interprétation il faut donner, dans l'état actuel de nos connaissances sur l'immunité, de la réaction « pyogène » de l'organisme vivant en présence de l'infection par telle ou telle espèce bactérienne.

Cornil étudia, en même temps que la suppuration, l'érysipèle, la lymphangite, la phlébite, le purpura, qui sont au même titre d'origine microbienne.

Nous avons vérifié nous-même en 1882, pendant notre internat chez le Dr Lucas-Championnière, les recherches d'Ogston. L'examen, après coloration, du pus d'une série d'abcès chauds et de suppurations variées, phlegmon, ostéomyélite, etc., nous fit constater la présence de staphylocoques et de streptocoques dans tous les abcès chauds et, dans les cas où l'affection évoluait vers la guérison, ces microcoques se montraient fréquemment inclus dans les cellules lymphatiques. Une seule fois, chez un albuminurique, il nous est arrivé d'observer une suppuration aiguë purement bacillaire.

L'étude comparative des abcès froids nous donna des résultats absolument opposés. Le pus de ces abcès ne contenait pas de microbes apparents ; mais l'inoculation aux animaux soit dans le tissu cellulaire, soit dans le péritoine, soit dans les articulations de la moelle des os, déterminait non plus des abcès locaux, l'infection purulente ou l'ostéomyélite aiguë, mais des accidents de tuberculose locale ou généralisée. Nous avons photographié plusieurs de nos premières préparations. Nous les reproduisons plus loin.

Une de nos coupes, datant du mois d'août 1882, démontrait, dans un cas de lymphangite des réseaux cutanés, la présence d'une quantité de diplocoques dans les papilles du derme. Le mémoire que nous avions

remis sur ce sujet à la fin de l'année 1882 à l'un de nos maîtres et
dont nous venons de résumer les conclusions n'a jamais été publié et
a dû se trouver égaré pendant que nous étions au service militaire.

Toutes les recherches analogues confirmèrent l'importance dans la
pathogénie de la suppuration des microbes pyogènes et démontrèrent
la présence habituelle, dans les abcès chauds, de microbes facilement
colorables.

SUPPURATION SANS MICROBES

Y avait-il cependant des suppurations sans microbes?

Pasteur démontra dès 1878 (Acad. de méd., 30 avril) que l'on pouvait produire des abcès en introduisant sous la peau des animaux des
fragments de laine stérilisés.

Uskoff en 1881, puis Orthmann en 1882, firent des expériences con-
tradictoires et n'obtinrent pas de pus en injectant sous la peau de
l'eau ou du lait stérilisés. L'injection d'essence de térébenthine
donnait au contraire un abcès sans microbes.

Councilmann en 1885 arriva au même résultat en insérant ces
substances sous la peau dans de petites ampoules de verre scellées,
qu'il cassait après cicatrisation de la plaie.

En 1884, Strauss répéta toutes ces expériences et introduisit sous
les téguments de divers animaux, avec des précautions rigoureuses,
des liquides ou des solides stérilisés. Toutes les fois qu'un abcès se
produisit, le pus, examiné avec les colorants habituels, contenait
des microbes. Plus tard Strauss observa à son tour du pus sans
microbes.

Il est bien démontré aujourd'hui que le pus peut se former sans
l'intervention des microbes et que les microbes pyogènes n'agissent
qu'en déterminant une irritation analogue à celle des irritants chimiques.

Grawitz et de Bary, en 1887, ont donné la preuve irréfutable que certaines ptomaïnes, particulièrement la cadavérine, peuvent produire chez
quelques animaux une suppuration sans microbes, au même titre que
le nitrate d'argent ou l'essence de térébenthine.

Christmas (1888) a obtenu de même la formation de pus dans la chambre antérieure de l'œil du lapin et le tissu cellulaire du chien, à la suite de l'injection de mercure stérilisé.

Nous avons fait nous-même, de 1883 à 1888, de nombreuses expériences sur l'action pyogène des substances les plus variées — et nous insisterons particulièrement sur ce fait, si souvent constaté dans notre laboratoire et sur lequel on a peut-être trop peu insisté jusqu'alors, que les différentes espèces animales réagissent d'une manière très variable en présence des mêmes irritants. C'est ainsi que le lapin conserve huit jours et plus dans le péritoine ou le tissu cellulaire, sans réaction aucune, plusieurs centimètres cubes de mercure stérilisé, tandis que le même métal détermine en quatre à cinq jours chez le jeune chien la suppuration,

Chez l'homme, le pus sans microbes s'observe dans deux cas bien distincts : ou bien — 1° *les bactéries ont cessé de vivre*, c'est ainsi que nous avons rencontré des kystes suppurés non tuberculeux du cou sans microbes décelables par les colorants ou les cultures.

Ou bien — 2° *la suppuration a pour cause un irritant inorganique.* Ces dernières sont les seules véritables suppurations sans microbes. Les agents irritants susceptibles de les provoquer, chez l'homme, sont notamment le nitrate d'argent, l'essence de térébenthine et l'essence de genévrier.

Luton de Reims a produit fréquemment, dans un but révulsif, de vastes phlegmons, en injectant au voisinage du nerf sciatique dans les cas de névralgie une solution de nitrate d'argent.

Nous avons nous-même observé des abcès sans microbes quand nous employions le catgut à l'essence de genévrier, dont les propriétés irritantes se manifestent chez l'homme comme il arrive chez le chien pour l'essence de térébenthine.

Il existe donc, chez l'homme, des suppurations sans microbes; ces abcès sont généralement sans gravité. Nous verrons plus loin, en faisant l'étude générale de l'infection de l'organisme par les microbes pathogènes et du mode de résistance des cellules vivantes, que ces suppurations sans microbes et dues à la présence d'irritants chimiques évoluent un processus identique à celui des suppurations infectieuses.

Le mécanisme de la formation du pus est ainsi le même dans les abcès sans microbes que dans les abcès infectieux, mais, l'agent pyogène inorganique étant incapable de multiplication, les désordres locaux qu'il produit ne sauraient se propager au loin et produire les cas d'infection grave que déterminent si souvent les microbes pyogènes.

Les premières recherches sur la pyogenèse furent longtemps bien imparfaites, l'examen seul du pus après coloration se montrant insuffisant pour permettre d'établir les caractères différentiels de diverses espèces.

Rosenbach le premier, en appliquant à cette étude, en 1883, les méthodes de culture de Koch sur les milieux solides, décrivit comme types bien définis : les staphylocoques doré et blanc, les streptocoques du pus et de l'érysipèle.

Le mode de développement des cultures dans les tubes de gélatine, la liquéfaction ou la non liquéfaction du milieu, l'aspect et la coloration des stries sur les tubes inclinés d'agar-agar, permirent à Rosenbach de différencier définitivement le microbe pyogène vulgaire en chaînettes ou streptocoque pyogène et le microbe en chaînettes de l'érysipèle, qui ne liquéfient pas la gélatine et offrent sur l'agar-agar une culture très grèle, des staphylocoques blanc et doré, qui liquéfient la gélatine et donnent sur l'agar-agar une végétation abondante.

Il décrivit aussi le *Micrococcus pyogenes tenuis*, qui d'après nos observations personnelles, semble n'être autre chose que le Pneumocoque de Talamon et Frænkel.

Parmi les microcoques pathogènes, nous étudierons en premier lieu les Staphylocoques, qui sont les agents les plus fréquents de la suppuration chez l'homme.

STAPHYLOCOQUES

———

Rosenbach a décrit les Staphylocoques doré et blanc, qui sont les plus intéressants. Passet et quelques observateurs ont cultivé d'autres espèces pyogènes de microcoques en grappe; ces espèces ne se différencient des deux précédentes que par l'aspect des cultures. Ce sont : les *Staphylococci citreus, cereus albus, cereus flavus*, etc.

STAPHYLOCOQUE DORÉ

Le Staphylocoque doré est le type des microbes de la suppuration. Il est le plus répandu et le plus virulent des Staphylocoques pathogènes. On le rencontre dans l'air, dans l'eau, à la surface de la peau, où il est l'agent pyogène des pustules d'acné, sur le pourtour des ongles, sur les poils, les cheveux et la barbe, dans le tartre dentaire, dans les selles, particulièrement en cas de diarrhée. On l'y observe même chez les enfants à la mamelle.

Isolé tout d'abord du pus de furoncle et d'ostéomyélite par Pasteur, étudié par Ogston, par Strauss, Rosenbach, Passet et par nous-mêmes de 1881 à 1888, ce microbe se rencontre dans la plupart des suppurations et en particulier dans le pus du furoncle, de l'anthrax, de l'ostéomyélite, du panaris et de beaucoup de phlegmons circonscrits ou diffus.

Le *Staphylocoque doré* présente en chirurgie une importance considérable, car c'est à lui seul ou associé à d'autres espèces qu'était due le plus souvent, avant la vulgarisation de l'antisepsie, la suppuration des plaies opératoires et l'infection purulente typique si redoutée des anciens chirurgiens. Le *Streptocoque pyogène* que l'on rencontre fréquemment en pareil cas associé au *Staphylocoque doré* peut donner

également lieu à lui seul à des accidents analogues (phlegmon circonscrit ou diffus, infection purulente).

Préparations colorées. — Si nous examinons, après l'avoir étendu et
desséché sur une lamelle, le pus d'un furoncle ou d'un anthrax,
coloré par la fuchsine ou le violet de méthyle et décoloré par l'alcool,
nous remarquons immédiatement dans le champ de la préparation
des groupes de microbes arrondis disposés en forme de grappes.
(Fig. 414 et 415.)

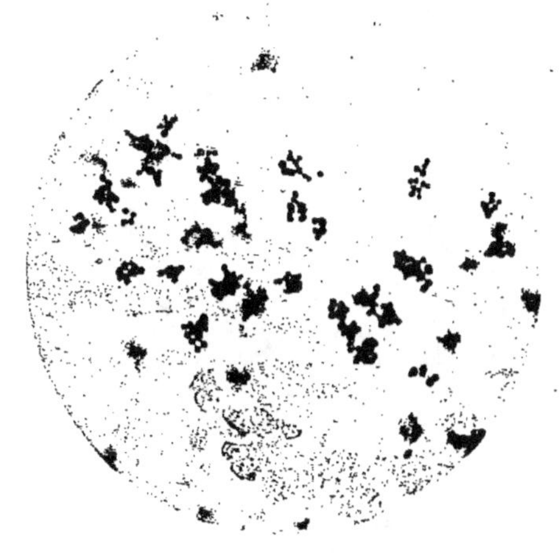

Fig. 414.

Pus phlegmoneux. Staphylocoque doré. — Gr. 1000 diam.

Ces microcoques, qui offrent en général de $0\mu,5$ à $1\mu.$ de diamètre,
sont sphériques ou légèrement ovalaires et se groupent en petits
amas irréguliers. Parfois on n'observe des diplocoques, de courtes
chaînettes de trois à quatre éléments ou des tétrades.

Les préparations sont particulièrement démonstratives quand on a
employé la méthode de Gram, c'est à-dire la coloration avec la solution
de violet dans l'eau d'aniline, la double coloration par le brun de
Bismarck ou la coccinine et la décoloration par l'essence de girofle
après l'action de l'iode.

Les groupes de microbes tranchent par une teinte d'un bleu intense sur le fond jaune ou rose de la préparation, où l'on distingue très bien à leur aspect caractéristique les globules de pus.

L'examen d'une lamelle est suffisant pour reconnaître si le pus d'un abcès chaud contient un Staphylocoque pyogène, car les groupes caractéristiques s'y rencontrent en abondance.

Certaines formes diplococciques (fig. 415) pourraient toutefois en imposer pour une infection mixte de staphylocoques et streptocoques.

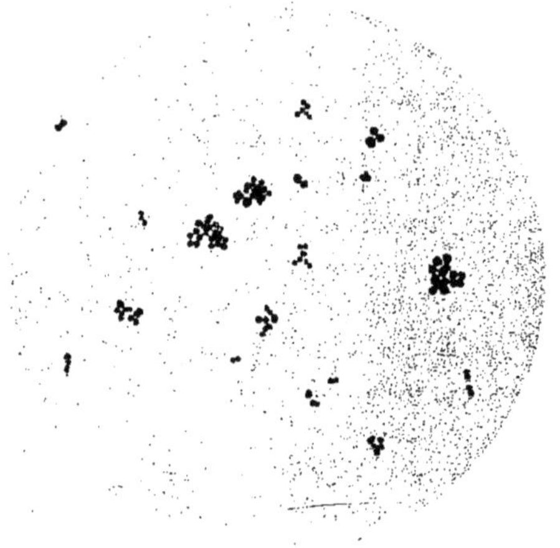

Fig. 415

Pus phlegmoneux. Staphylocoque doré. — Gr. 1000 diam.

Le diagnostic bactériologique précis ne peut être déterminé en pareil cas qu'après l'examen d'une série de cultures fractionnées et très diluées sur des tubes inclinés de gélose.

Cultures. — Si, à l'aide d'une aiguille de platine stérilisée, on ensemence une goutte de pus d'un furoncle ou d'ostéomyélite infectieuse par piqûre dans un tube de gélatine et en strie à la surface d'un tube d'agar-agar, on observe sur la gélatine une culture en forme de clou qui liquéfie progressivement le milieu, tandis que sur l'agar se développe en 24 à 48 heures une large colonie homogène, présentant une teinte jaune d'or des plus accentuées.

Quelquefois la teinte jaunâtre n'apparaît que le deuxième ou le troisième jour. Quand les cultures sont anciennes, elle devient de moins en
moins apparente, de telle sorte que sur les vieilles cultures il est parfois difficile de reconnaître s'il s'agit bien du *Staphylocoque doré* ou
d'une autre espèce très voisine décrite par Rosenbach sous le nom de
Staphylocoque blanc.

La coloration des cultures jeunes dépend de la virulence du microbe

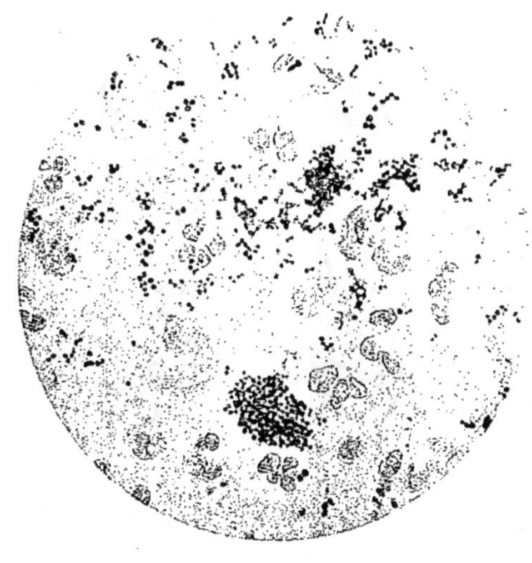

Fig. 416.

Pus phlegmoneux. Staphylocoques et Streptocoques. — Gr. 1000 diam.

comme du milieu de culture. La teinte jaune d'or est particulièrement remarquable sur la pomme de terre, qui est d'ailleurs un excellent milieu pour tous les microbes chromogènes.

La culture finit par s'étendre au tiers ou à la moitié de la surface
du tube d'agar. Sur la gélatine, comme l'avons indiqué plus haut, la
culture par piqûre détermine la formation d'une colonie liquéfiante
en forme de clou. En quelques semaines, la liquéfaction est complète,
et il se produit à la surface du liquide des petits amas crémeux et
jaunâtres composés, ainsi que le sédiment, de Staphylocoques dorés.

En culture sur plaques de gélatine il se produit assez rapidement de petites colonies qui s'étendent en surface et qui liquéfient lentement le milieu. Mais la recherche du Staphylocoque par la méthode des plaques est rarement utile.

L'aspect des colonies en stries sur l'agar est en effet caractéristique et, s'il y a association avec le Streptocoque, ce dernier est en général mis en évidence dès les premières cultures, à condition qu'elles soient suffisamment fractionnées.

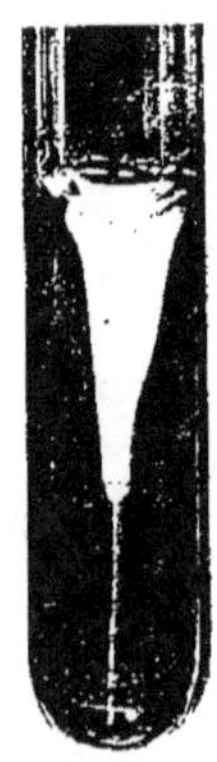 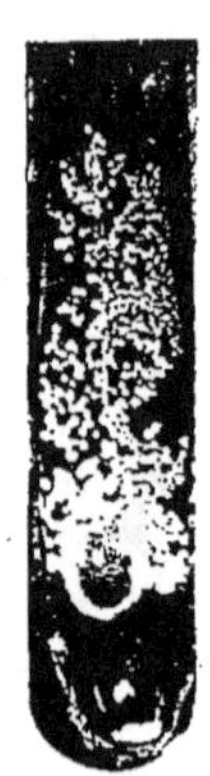 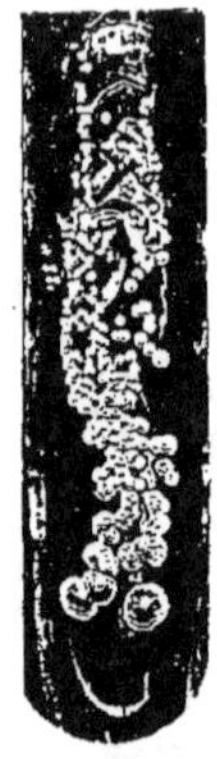 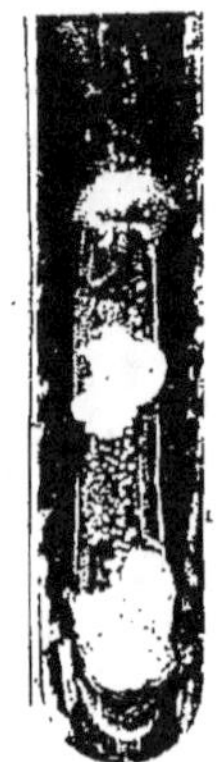

Fig. 417.

Culture de Staphyl. doré
sur gélatine,
5e jour.

Fig. 418.

Ostéomyélite ancienne
du radius.
1re culture sur Agar.

Fig. 419.

Anthrax.
Pus : 1re culture
sur Agar.

Fig. 420.

1re culture de pus contenant à la fois le *Staph.*
doré et le *Strept.*
pyogène.

Les Staphylocoques donnant une culture large et épaisse, le pus à examiner doit être ensemencé en surface en très petite quantité et l'aiguille doit être essuyée successivement et sans être rechargée sur deux ou trois tubes d'agar-agar incliné. Les colonies de Streptocoques, s'il en existe, apparaissent nettement çà et là entre les larges colonies du Staphylocoque (fig. 419 et 420).

Le Staphylocoque doré se cultive bien sur le sérum, qu'il liquéfie. Les caractères des cultures sur le bouillon sont particulièrement remarquables quand on ensemence des ballons d'un ou deux litres, comme nous l'avons fait pour la recherche des toxines cristallisables ou albuminoïdes.

Le bouillon se trouble d'abord en totalité. Au bout de quelques semaines, le liquide devient clair et il se produit à la surface un grand

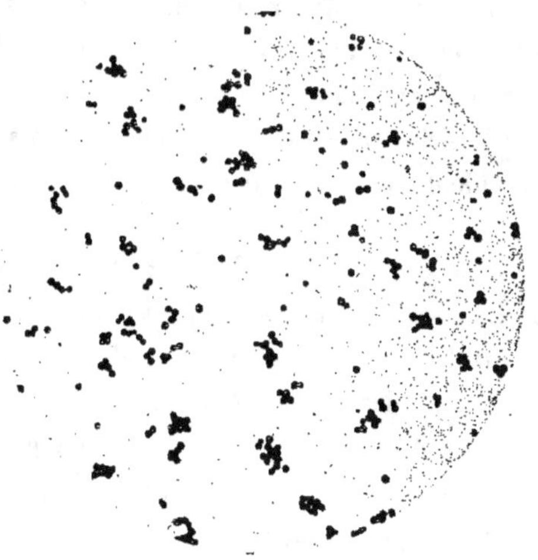

Fig. 421.

Staphylocoque doré. Jeune culture sur milieu liquide.
Les jeunes cultures présentent souvent de courtes chaînettes.

nombre de colonies lenticulaires, tandis que la masse des Staphylo-

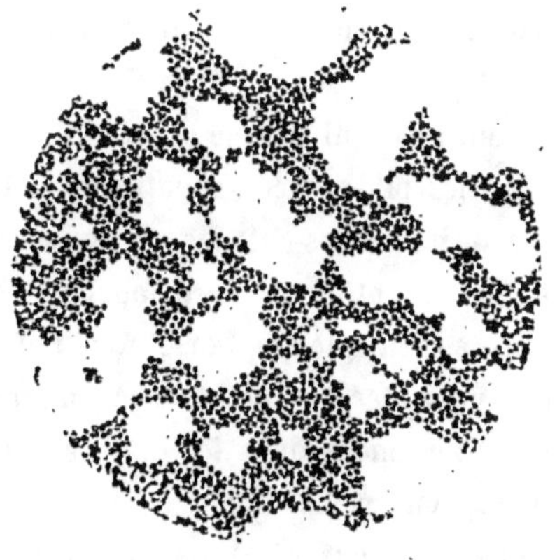

Fig. 422.

Staphylocoque doré. Vieille culture sur agar.

coques vient former une couche de plusieurs millimètres d'épaisseur au fond du récipient.

La virulence du Staphylocoque doré se conserve pendant fort long-temps, ainsi que le prouvent l'inoculation de vieilles cultures d'une part, et d'autre part, comme nous le verrons plus loin, les observations d'ostéomyélite prolongée dans lesquelles, après une période souvent fort longue de guérison apparente (de quelques mois à 15 ou même 17 ans), les accidents locaux ou généraux se manifestent de nouveau.

ACTION PATHOGÈNE

Lésions locales. — Le Staphylocoque peut donner lieu, comme nous l'avons dit, aux lésions les plus variées, depuis le simple bouton d'acné jusqu'à la septicémie foudroyante; mais si exceptionnellement le Staphylocoque peut tuer par une intoxication générale tellement rapide que le pus n'ait pas eu le temps de se produire, en 18 à 24 heures, par exemple, après une intervention chirurgicale, cette forme grave d'infection est très rare, et l'organisme humain jouit le plus souvent vis-à-vis de ce microbe d'un certain degré d'immunité.

Les manifestations bénignes de l'infection par le Staphylocoque doré sont donc les plus fréquentes. Les boutons d'acné qui se développent autour des poils follets et certaines petites pustules cutanées avec eschare superficielle sont dus à une inoculation intra-épidémique du Staphylocoque.

Le furoncle et l'anthrax, qui comme le furoncle, est une lésion sup-purative des follicules pilo-sébacés aboutissant à la formation d'un véritable foyer de nécrose sous-cutanée, connu sous le nom de bour-billon, sont dus sans exception au développement du Staphylocoque doré. — L'anthrax est en quelque sorte une réunion de furoncles juxtaposés. Il peut présenter une étendue considérable, et se montrer envahissant, particulièrement dans les diathèses graves, le diabète, l'albuminurie, et les états cachectiques.

Le Staphylocoque peut causer à lui seul, sans aucune association microbienne, le phlegmon circonscrit ou diffus. — L'examen du pus après coloration et par les cultures est alors indispensable pour un diagnostic bactériologique précis, ces lésions pouvant être déter-minées par des microbes variés.

Infection générale légère. Lymphangite et Fièvre. — Ces lésions locales du Staphylocoque doré peuvent s'accompagner d'infection à distance. Une simple pustule d'acné, un furoncle de petit volume sont en effet susceptibles de déterminer une lymphangite périphérique étendue avec adénopathie douloureuse des ganglions voisins, comme on l'observe si souvent dans les cas de furoncles de la fesse, chez les cavaliers.

Il existe alors une fièvre qui atteint 38,5 ou 39 degrés, un abattement notable et un état saburral. Il est rare que la lymphangite ou l'adénite dues au Staphylocoque suppurent. La suppuration des vaisseaux et des ganglions lymphatiques s'observe plus fréquemment, comme nous le verrons, dans l'infection streptococcique.

Infection générale grave. — *Ostéomyélite infectieuse.* — De même qu'il occasionne des phlegmons et des abcès superficiels, le Staphylocoque doré peut causer des suppurations profondes localisées ou diffuses. — Parmi ces lésions, nous devons citer en première ligne l'ostéomyélite infectieuse, et si, dans ces dernières années, les recherches du Dr Lannelongue et de beaucoup de bactériologistes ont démontré que les accidents de l'ostéomyélite et les abcès osseux pouvaient être dus à d'autres microbes, particulièrement au Streptocoque et au Pneumocoque, ces dernières espèces n'ont guère été rencontrées que chez de très jeunes sujets et dans une proportion très minime (10 pour 100 environ). — (Lannelongue.) Le bacille de la fièvre typhoïde a été noté 4 fois sur 90 cas. Nous devons ajouter que le bacille d'Eberth et le Streptocoque ont été principalement observés dans des cas où l'ostéomyélite était survenue peu après l'évolution d'une scarlatine ou d'une fièvre typhoïde.

Ces observations n'infirment donc en rien l'origine staphylococcique habituelle de l'ostéomyélite infectieuse des adolescents. Tout microbe pyogène peut donner lieu, s'il a pénétré au centre d'une épiphyse ou sous le périoste, à des accidents de périostite ou d'ostéomyélite, et c'est une loi de pathologie générale que le tissu osseux n'offre pas une réaction spéciale vis-à-vis des divers microbes pyogènes. Nous étudierons donc, avec les autres lésions dues au Staphylocoque doré, l'ostéomyélite typique spontanée des adolescents, d'autant mieux que les ostéomyélites infectieuses non staphylococciques ne présentent pas de types cliniques bien distincts et sont de simples curiosités bactériologiques.

Le Staphylocoque doré est très répandu dans la nature.

Nous avons vu qu'il existe très fréquemment à la surface de la peau. Il pullule aussi dans les cavités naturelles. Ce microbe étant un agent pyogène d'une activité toute spéciale, l'étiologie de l'ostéomyélite aiguë des adolescents est très simple.

Tandis que le furoncle, l'anthrax, le phlegmon circonscrit sont presque toujours dus à une inoculation directe d'origine externe, l'ostéomyélite typique des adolescents se produit d'une manière indirecte et sans que bien souvent on puisse retrouver dans les commémoratifs la moindre cause efficiente (traumatisme, etc.).

Nous avons personnellement rencontré le Staphylocoque doré dans l'urine, sans traces d'albuminurie, au cours d'une attaque prolongée de furonculose. Ces observations prouvent que le Staphylocoque, grâce aux propriétés préservatrices bien connues des cellules lymphatiques et des autres phagocytes, peut traverser le courant sanguin, et même le tissu rénal, sans y déterminer la moindre lésion appréciable. (Nous verrons plus loin que cette expérience est facile à réaliser chez les animaux.) Un enfant dans le sang duquel circulent quelques Staphylocoques vient-il à déchirer dans un mouvement brusque un cartilage épiphysaire, il suffit de la présence d'un seul élément microbien au niveau du point traumatisé pour que, trouvant dans un caillot minuscule un excellent milieu de culture, ce parasite détermine la nécrose du tissu spongieux voisin, et consécutivement, des désordres intra-osseux et sous-périostiques étendus.

Est-il même nécessaire qu'il y ait dans tous les cas un traumatisme? Il est probable que, lorsqu'il existe un assez grand nombre de Staphylocoques dans le sang et que l'état général est peu satisfaisant, l'activité circulatoire du tissu osseux voisin des épiphyses suffit par y causer la localisation bien connue de l'ostéomyélite infectieuse.

Nous représentons, fig. 422, notre première préparation de Staphylocoques; cette préparation provient d'un cas d'ostéomyélite opéré en 1882 par le D' Championnière, dont nous étions interne à l'hôpital Tenon.

L'ostéomyélite spontanée se développe le plus souvent aux dépens du tibia, souvent aussi au niveau du fémur. Lannelongue a démontré qu'on peut l'observer dans tous les os de l'économie, même dans les os plats et les os courts.

Presque toujours la maladie débute, comme nous l'avons dit, d'une manière insidieuse. L'enfant offre au niveau de la jambe ou de la cuisse un gonflement diffus. Autrefois on confondait fréquemment avec une attaque de rhumatisme la période d'invasion de l'ostéomyélite infectieuse. La maladie peut revêtir une marche subaiguë et dans certains cas, malgré l'existence de séquestres intra-osseux d'une étendue considérable, il se forme, sans réaction générale violente, un abcès sous-périostique qui s'ouvre spontanément au dehors au bout de plusieurs semaines. C'est ainsi que nous avons vu venir d'une assez grande distance en boitant, à notre clinique, des enfants présentant d'énormes abcès à Staphylocoques, qui avaient détaché de l'extrémité inférieure du fémur le périoste et les muscles adjacents.

Quand on ouvre ces abcès, on trouve presque toujours à la face interne du périoste des couches osseuses néoformées. Ces lamelles osseuses d'origine récente sont le premier stade de la formation de la gaine que l'on rencontre autour des anciens séquestres.

L'ostéomyélite affecte souvent une allure plus alarmante. Plusieurs os peuvent être atteints soit simultanément, soit à des intervalles variables. Enfin la maladie peut évoluer d'emblée avec les symptômes de l'infection purulente. Dans ces cas, parfois au delà de toute ressource si l'on ne prévoit en quelque sorte dès les premiers jours la localisation des Staphylocoques, la mort survient en 10 ou 15 jours avec un gonflement diffus et parfois peu accentué d'une jambe ou d'une cuisse, mais avec formation rapide d'abcès métastatiques dans le foie, les reins, la rate, les poumons et parfois le cerveau.

L'ostéomyélite peut donc se comporter d'une manière bénigne et n'être en quelque sorte, suivant une comparaison imagée, qu'un furoncle osseux, de même qu'elle peut revêtir la gravité des infections

chirurgicales les plus foudroyantes et s'identifier avec l'infection
purulente.

Infection purulente. — Le Staphylocoque est l'un des micro-organismes pathogènes habituels de l'infection purulente typique. L'infection purulente, caractérisée par la présence de suppurations
étendues et d'abcès métastatiques, fut bien longtemps séparée par
les Cliniciens de la septicémie, où la mort survenait au contraire sans
lésions anatomiques grossières. Les études microbiennes ont fait
justice de ces distinctions trop superficielles. Il est prouvé aujourd'hui
que le même microbe peut tuer avec ou sans abcès métastatiques et
que la septicémie comme la pyohémie peuvent être causées indifféremment par plusieurs espèces microbiennes bien distinctes.

L'infection purulente n'est donc, comme l'ostéomyélite, qu'un type
clinique dont l'étiologie bactérienne se trouve variable.

Bien mieux il est prouvé, comme nous venons de le signaler, que la
septicémie vraie, c'est-à-dire la mort par infection microbienne sans
trace de suppuration viscérale ou d'abcès métastatiques et dont le type
se trouve par exemple dans le *Charbon*, peut être réalisée par l'inoculation des espèces bactériennes les plus habituellement pyogènes. Nous
avons vu des malades succomber en dix-huit à vingt heures, sans trace
de suppuration locale ou générale, à la suite d'une infection par le
Staphylocoque doré. Le Pr Cornil signalait ces faits dans une récente
leçon et rappelait des observations de mort foudroyante survenant
en vingt-quatre heures après une infection chirurgicale ou même
après une simple piqûre anatomique. Il s'agissait tantôt du Staphylocoque, tantôt du Streptocoque.

Dans ces cas, la multiplication du microbe dans le torrent circulatoire et la production des toxines sont tellement rapides que la mort
survient avant que le processus pyogène n'ait eu le temps d'évoluer.

Ces accidents foudroyants peuvent dépendre, soit d'un mauvais état
général du sujet et d'une réceptivité spéciale, soit d'une virulence
exagérée du microbe. Nous reviendrons plus loin sur ces exaltations
remarquables de virulence aujourd'hui bien connues pour le Streptocoque comme pour le bacille de la Diphtérie depuis les belles recher-

chcs de Roux et de Marmorek, et il est probable qu'en partant de
cultures de Staphylocoques provenant d'un de ces cas de septicémie
foudroyante on arrivera, par les méthodes connues, à la sérothérapie
de l'infection par le Staphylocoque doré.

Localisations du Staphylocoque dans les cas mortels. — Dans toutes les
autopsies que nous avons pratiquées en prenant soin, comme l'exigent
de semblables recherches, de recueillir les matériaux de culture aussitôt
après la mort, nous avons constaté qu'il existe souvent dans le
torrent circulatoire, toujours dans le parenchyme des principaux viscères (foie, rein, rate, moelle des os), de nombreux amas de micro-

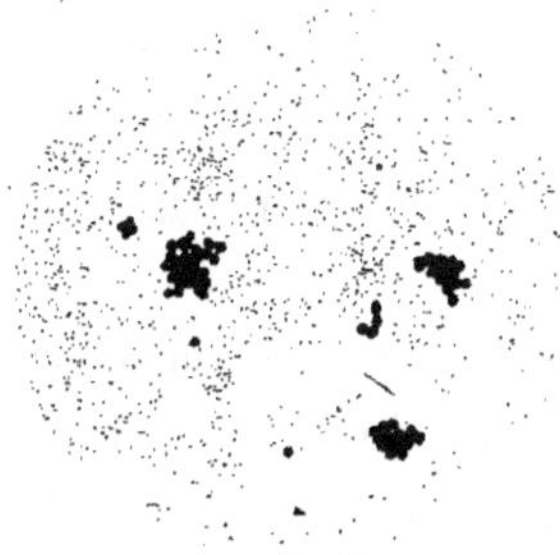

Fig. 423.
Ostéomyélite du tibia (1882).
Arthrite purulente
du genou. Staphylocoques.
Gr. (1000 diam.).

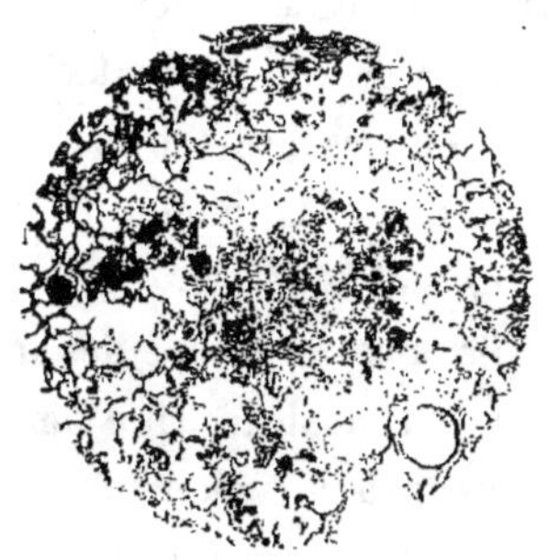

Fig. 424.
Infection purulente par le
Staphylocoque doré.
Foyer métastatique pulmonaire.
(Gr. 25 diam.)

coques. Nous avons vérifié avant la mort le passage de ces bactéries
dans l'urine; nous avons observé ce phénomène chez des malades qui
ont guéri et nous avons noté que, même dans ces derniers cas, l'urine,
au moment où la fièvre septique était la plus vive et où sa toxicité,
comme l'ont si bien démontré le Pr Bouchard et ses élèves, atteignait
son maximum, devenait d'acide, neutre et, dans les cas graves, alcaline.

Nous avons recherché avec M. Couttolenc, professeur à l'École profes-
sionnelle de Reims, la présence des ptomaïnes et nous n'avons jamais
pu obtenir ces dernières qu'en très petite quantité. Les produits les
plus toxiques nous ont paru particulièrement être des albuminoïdes,
soit précipitables par l'alcool dans les cultures et le suc des viscères,

soit déjà peptonisés et solubles, comme toute peptone bien élaborée, dans l'alcool concentré.

INOCULATION AUX ANIMAUX

Nous avons, dès nos premières recherches en 1882, pendant notre internat à l'hôpital Tenon chez le Dr L. Championnière, inoculé à divers animaux du pus de furoncle et d'ostéomyélite. En 1884, nous avons fait nos premières cultures de Staphylocoques dans le service du Dr Labbé.

L'inoculation de cultures virulentes du Staphylocoque doré présente ce phénomène particulier que l'on n'observe pas le même type de suppuration chez les différentes espèces animales et, pour ne citer qu'une seule de ces particularités, il est habituel que l'injection au lapin de cultures de Staphylocoques détermine la formation de véritables abcès caséeux comme il en existe chez l'homme dans certains cas de tuberculose locale.

Ces faits nous ont frappé dès le début de nos expériences. L'action pathogène du Staphylocoque doré étant bien démontrée par l'inoculation dans le tissu conjonctif sous-cutané ou dans le péritoine, nous avons cherché à déterminer des ostéomyélites typiques par l'inoculation sous-périostique ou intra-osseuse.

Nous avons obtenu des résultats positifs dès nos premières inoculations. Nous nous sommes alors attaché à obtenir l'ostéomyélite spontanée chez de jeunes lapins par la simple inoculation de petites quantités de cultures dans le torrent circulatoire, et c'est ainsi que nous sommes arrivé à provoquer chez un lapin, dans notre laboratoire de Reims, sans traumatisme occasionnel, un cas d'ostéomyélite typique avec nécrose de l'extrémité inférieure du fémur.

Nous avons également confirmé par nos recherches sur les animaux les observations que nous avons faites chez l'homme sur l'élimination des staphylocoques par le rein et à ce propos nous avons injecté dans la veine de l'oreille du lapin des microbes variés, facilement reconnaissables, tels que le staphylocoque doré, le streptocoque, le bacille pyocyanique, le prodigiosus, etc. Ces recherches, répétées nombre de fois, nous ont amené à cette conclusion que les microbes même les plus

éminemment pyogènes, et à plus forte raison les microbes indiffé-
rents et non pathogènes, n'étaient pas seulement détruits dans
l'organisme par l'action bienfaisante des cellules vivantes, comme
l'a démontré M. Metschnikoff, mais que ces microbes étaient éliminés par le rein comme nous l'avions observé chez l'homme, et
aussi par le foie, comme il est facile de le démontrer chez le lapin.
L'élimination commence quelques heures après l'injection dans le sang
et se montre très évidente pendant deux ou trois jours.

Quand il s'agit du staphylocoque pyogène, la présence du microbe
dans l'urine et la bile se manifeste bien avant l'apparition des abcès
métastatiques du foie et du rein, qui déterminent la mort au bout de
quelques jours; pour les microbes non pathogènes, nous n'avons observé
aucune lésion viscérale.

Il est donc démontré d'après ces recherches, d'abord vivement
attaquées, puis contrôlées depuis par de nombreux bactériologistes et
vérifiées notamment pour le foie par notre ami le Dr Létienne, que les
bactéries en nature, pathogènes ou non, sont susceptibles de traverser le foie et le rein et d'être éliminées par eux comme de simples
substances solubles, l'iodure de potassium par exemple.

NÉPHRITE ASCENDANTE A STAPHYLOCOQUES

Les recherches de Leube (Arch. de Virchow 1885, p. 540), puis de
Launois, Clado, Hallé, Albarran et les nôtres (1885-1890), démontrèrent
que la néphrite ascendante était due le plus souvent à la pénétration
dans les tubuli et même jusqu'aux glomérules d'un fin bacille analogue
ou identique au *Bacterium coli commune*. Certains auteurs ont voulu
décrire comme un type bien défini un bacille de l'infection urinaire.
Nous avons prouvé l'un des premiers que la cystite aiguë infectieuse,
dans sa forme bénigne comme dans ses formes les plus graves, et la
néphrite ascendante, qui en est la plus terrible complication, peuvent
être causées non seulement par plusieurs espèces de bacilles, mais
aussi par des microcoques (Société anatomique, juin 1885).

Souvent même l'infection est mixte, comme nous l'avons justement observé en 1885 sur la pièce à laquelle nous faisons allusion et qui a été recueillie dans le service de notre maître le Dr Lancereaux.

Nous avons étudié chez l'homme plusieurs cas de cystite et de néphrite ascendante à Staphylocoques et à Streptocoques.

Nous avons provoqué expérimentalement les mêmes lésions chez les animaux en injectant dans l'uretère préalablement lié du côté de la vessie une culture de microcoques.

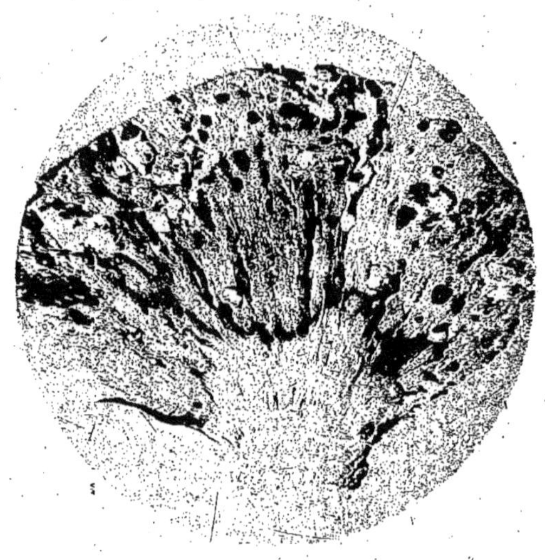

Fig. 425

Néphrite ascendante expérimentale due au Staphylocoque.
(Gr. 5 diam.)

Nous donnons ici la photographie de plusieurs coupes de reins atteints de néphrite ascendante à staphylocoques. On remarque au niveau des tubes droits des pyramides, en partie atteintes de nécrose, de nombreux amas de microcoques.

Ces derniers pénètrent jusque dans la substance corticale et, après avoir envahi les tubes contournés, déterminent dans l'écorce du rein des abcès miliaires dont le siège et l'évolution sont très visibles dans les figures 425 à 450.

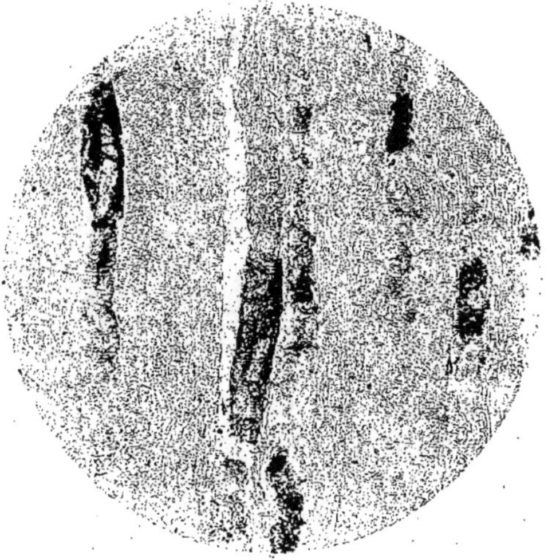

Fig. 426.

Amas de Staphylocoques dans les tubes droits des pyramides.
(Gr. 60 diam.)

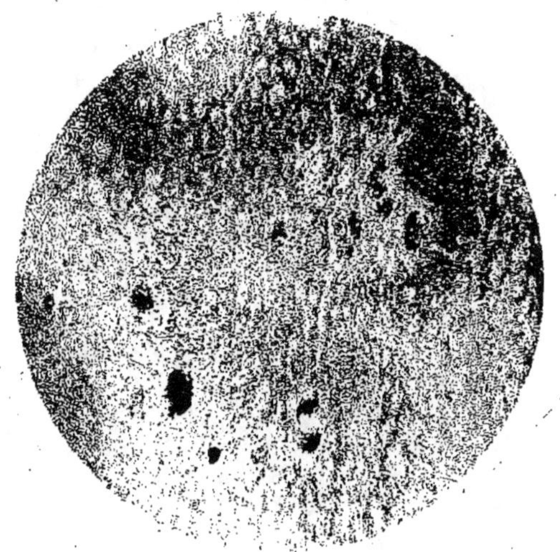

Fig. 427

Lésions suraiguës à forme gangréneuse. (Gr. 80 diam.)

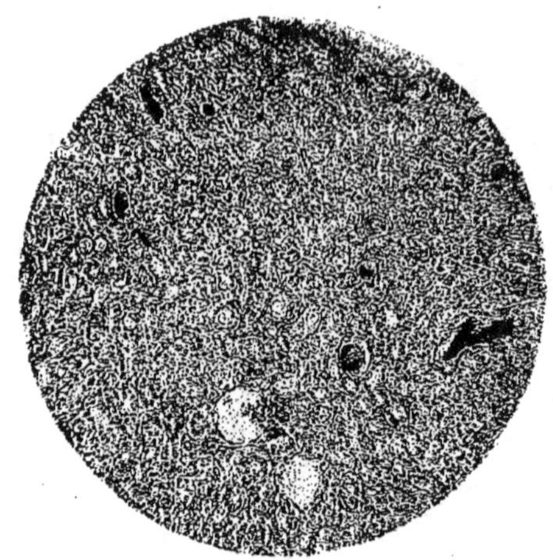

Fig. 428.

Zooglées dans la région corticale. (Gr. 80 diam.)

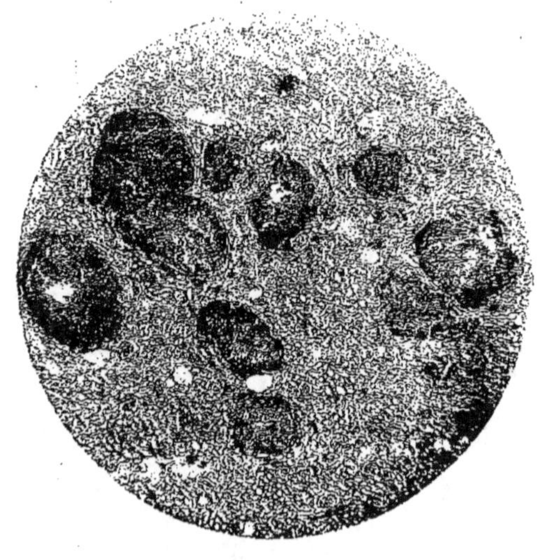

Fig. 429.

Formation des abcès corticaux. (Gr. 25 diam.)

On remarque dans la figure 430, au centre même de l'abcès, un amas très visible de microcoques. Cette infection rénale ascendante est rapidement mortelle chez le lapin ou le cobaye, et, quand on inocule un seul rein, il est facile, dans les cas où la mort ne survient pas trop vite, d'observer dans les autres viscères les lésions de l'infection purulente typique. les staphylocoques ayant envahi, du rein infecté par voie ascendante, le torrent circulatoire, et ayant déterminé par voie

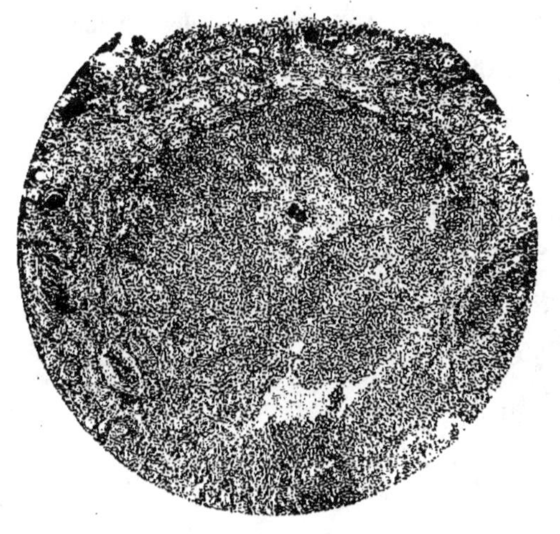

Fig. 430.

Abcès cortical avec Zooglée centrale de Staphylocoques. (Gr. 80 diam.)

embolique dans le foie, le poumon, la rate et le rein du côté opposé des abcès métastatiques. On obtient aussi sur le même animal les deux types de lésions.

De même que dans la peau on observe deux modes bien différents de suppuration suivant que l'infection est locale (furoncle, phlegmon circonscrit) ou d'origine embolique (purpura, abcès métastatiques), de même ces deux types anatomiques que nous avons appelés, l'un infection *parenchymateuse*, l'autre infection *embolique*, s'observent respectivement dans tous les viscères tels que le poumon, le foie, le rein, par

exemple, où les microbes peuvent pénétrer par l'arbre aérien ou les
canaux excréteurs (broncho-pneumonie par inhalation, cholécystite
infectieuse, néphrite ascendante) ou bien par voie embolique, c'est-à-
dire par le torrent circulatoire, pour déterminer soit une mort foudroyante (septicémie des anciens cliniciens), soit une mort plus lente
avec production d'abcès métastatiques (infection purulente), soit seulement, comme nous l'avons démontré, une sorte d'état infectieux pas-
sager et curable au cours duquel les microbes pathogènes sont à la
fois détruits par la phagocytose et, comme nous l'avons démontré, éliminés par le foie, le rein et d'autres glandes (Ve Congrès français de
Chirurgie, Paris, 1891).

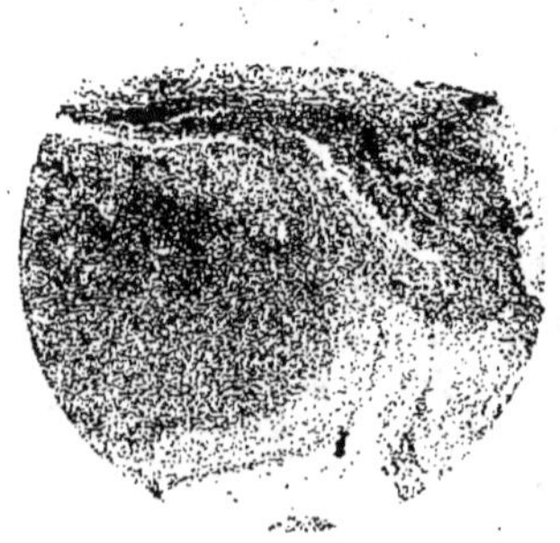

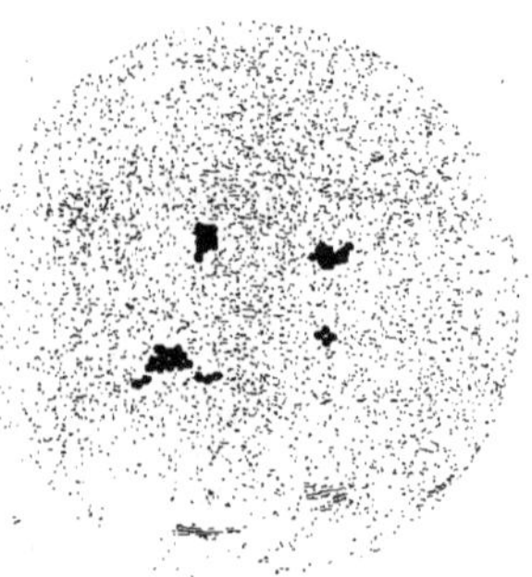

<table>
<tr><td align="center">Fig. 431.
Phlébite de la veine faciale, des sinus de
la dure-mère et de la veine sylvienne.
Coupe de la veine sylvienne thrombosée.</td><td align="center">Fig. 432.
Staphylocoques provenant du caillot d'une
de ces veines.
(Préparations faites en 1884.)</td></tr>
</table>

PHLÉBITE DES SINUS DE LA DURE-MÈRE

Il n'est pas sans intérêt de signaler l'action pathogène du
staphylocoque doré sur le système veineux. La phlegmatia post-
puerpérale, comme l'a bien démontré Widal, est due au Streptocoque.
Fidèle à la loi que nous avons donnée à propos de la suppuration et
des divers types d'infection purulente, qui peuvent relever sous types
cliniques bien différents d'espèces microbiennes distinctes, le Staphylocoque peut déterminer l'évolution de phlébites progressives à marche
suraiguë.

Nous avons observé plusieurs cas de phlébite staphylococcique de
la veine faciale propagée à la veine ophtalmique et aux sinus intra-
crâniens. Ces phlébites évoluent en général à la suite d'un furoncle
profond de la lèvre supérieure ou de l'aile du nez.

Dans l'une de nos observations, une phlébite mortelle s'est installée
à la suite d'une simple érosion de l'épiderme de la joue occasionnée
chez une garde par un coup d'ongle d'enfant.

SPÉCIFICITÉ MICROBIENNE DE CERTAINES LÉSIONS TYPIQUES

Il résulte de ce qui précède que certaines infections typiques, telles
que le furoncle et l'anthrax, sont caractérisées microbiennement par
la présence constante d'un seul et même agent pathogène.

A côté de ces affections à parasitisme constant et bien déterminé, beaucoup d'autres maladies microbiennes peuvent au contraire revêtir un
même type classique, tout en n'étant pas toujours causées par le
même micro-organisme (phlegmon, septicémie, infection purulente,
cholécystite et néphrite ascendante). Nous retrouverons ces particularités dans toute la bactériologie. Les espèces microbiennes capables
de déterminer des lésions analogues au point de vue clinique devront
donc être recherchées par l'examen immédiat et les cultures, le
moindre phlegmon, lésion banale en apparence, pouvant comporter
un pronostic bien variable suivant qu'il s'agit par exemple d'une
infection par le Staphylocoque blanc, infection presque toujours
locale et bénigne, ou bien au contraire d'un cas d'actinomycose,
lésion rebelle et envahissante au premier titre.

IMMUNITÉ CONTRE LE STAPHYLOCOQUE DORÉ

Les infections les plus légères par le *Staphylocoque doré*, orgeolet,
furoncle, pustules sous-épidermiques, s'accompagnent fréquemment
d'un œdème inflammatoire étendu avec rougeur, douleur vive, légère
élévation de la température, et se compliquent souvent d'adénopathie.
Les ganglions enflammés sous l'action du seul staphylocoque suppurent
très rarement.

Ces accidents locaux peuvent se reproduire avec persistance pendant plusieurs semaines et plusieurs mois chez un même sujet atteint successivement de dix, vingt, trente furoncles et même plus. C'est sur un sujet atteint d'une de ces poussées de furonculose que nous avons pu, il y a presque dix ans, démontrer la présence dans l'urine du Staphylocoque doré.

Ayant eu l'occasion d'assister depuis cette époque chez la même personne à diverses manifestations de l'infection locale par le Staphylocoque, provenant parfois d'une inoculation fortuite au cours d'opérations d'ostéomyélites infectieuses ou de lésions suppurées graves, nous avons remarqué que l'intensité des symptômes inflammatoires diminuait progressivement, et depuis près de deux ans des inoculations qui avaient provoqué primitivement jusqu'à un phlegmon étendu de la main, des panaris anthracoïdes, etc., déterminent à peine l'évolution d'une minime vésicule purulente; de même à la région cervicale se sont développées, en pareil cas, au lieu de furoncles, de petites nodosités inflammatoires qui se sont indurées sans donner une seule goutte de pus. Ces observations nous permettent de penser que l'on découvrira sous peu un moyen d'augmenter la réaction défensive de nos cellules contre le Staphylocoque et d'atténuer les accidents locaux ou généraux souvent si graves qu'il peut déterminer.

MICROBE DU CLOU DE BISKRA

Duclaux et Chantemesse ont observé dans le clou de Biskra ou bouton du Nil, bouton d'Alep, etc., des microbes très analogues au staphylocoque pyogène doré.

La gélatine est liquéfiée, les cultures sur agar et pomme de terre ont une belle couleur orangée. Malgré la similitude apparente de ce microbe avec celui du furoncle, il paraît que les effets de l'inoculation par frottement à la surface de la peau donnent des lésions un peu différentes de celles produites par le Staphylocoque doré, qui, lui aussi, pénètre aisément dans les follicules pileux et sébacés, et peut déterminer des furoncles et des anthrax avec gangrène de la peau.

Les cultures, comme celles du Staphylocoque doré, perdent avec l'âge leur belle coloration et diminuent de virulence. La coloration jaune redevient manifeste quand les cultures sont rajeunies dans le bouillon ou par plusieurs passages dans le sang d'animaux non réfractaires.

STAPHYLOCOQUE BLANC

Rosenbach a observé dans certains abcès, qui le plus souvent étaient survenus sans douleur vive et sans grande inflammation du voisinage, un staphylocoque absolument identique au Staphylocoque doré à l'examen du pus, et qui n'en diffère qu'à l'aspect des cultures sur agar ou sur pomme de terre, ces cultures étant d'un blanc terne.

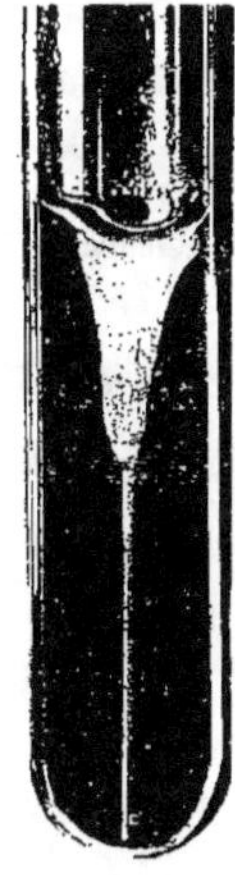

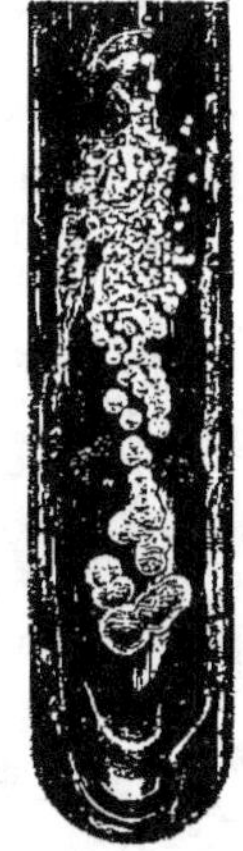

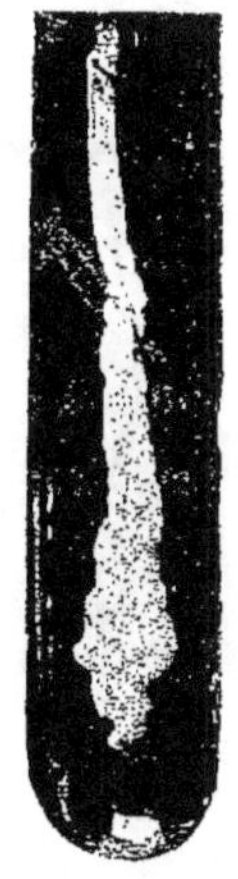

Fig. 433.	Fig. 434.	Fig. 435.
Staphylocoque blanc.	Staphylocoque blanc (Pus).	Staphylocoque blanc.
Culture sur gélatine (3ᵉ jour).	1ʳᵉ culture sur agar.	2ᵉ culture sur agar.

Nous avons fréquemment rencontré le *Staphylocoque blanc*, et nous citerons particulièrement un abcès péri-anal de 100 grammes de pus survenu chez un enfant de quelques jours et où ce microbe existait à l'état de pureté. Malgré le mauvais état général, la présence exclusive de ce microbe nous parut comporter un pronostic bénin, et le petit malade guérit en effet en quelques jours.

On a prétendu que ce microbe n'était autre que le staphylocoque doré modifié dans ses propriétés chromogènes et dans sa virulence. Nous répugnons à croire qu'il n'existe pas plusieurs espèces bien déterminées de Staphylocoques, et, dans les cas nombreux où nous avons observé le staphylocoque blanc, les cultures présentèrent d'emblée un aspect terne et légèrement grisâtre très caractéristique. Les

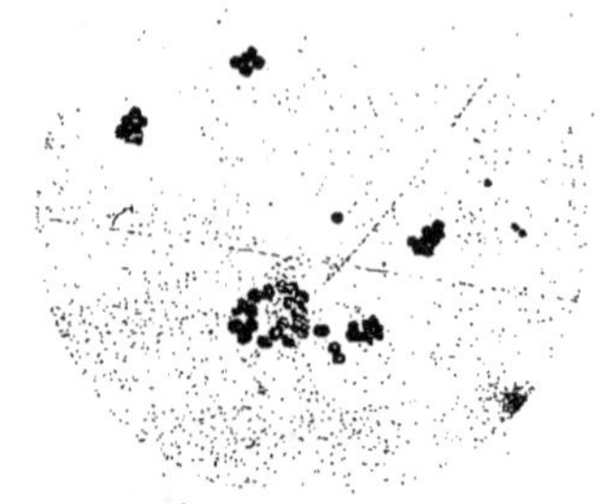

Fig. 436.

Pus d'un phlegmon de la gaine du psoas. Staphylocoque blanc.
(Gr. 1 000 diam.)

vieilles cultures de Staphylocoque doré sur la gélose finissent bien par n'être plus chromogènes; mais elles peuvent reprendre leur belle

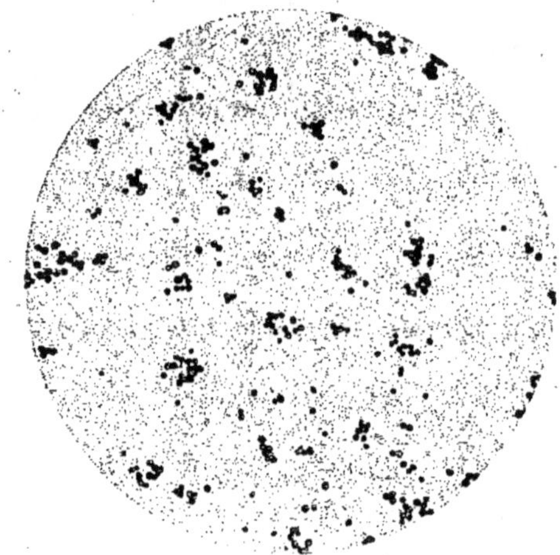

Fig. 437.

Jeune culture de Staphylocoque blanc. (Gr. 1 000 diam.)

teinte dorée si on leur rend leur virulence par des inoculations aux animaux.

.La pomme de terre est alors le meilleur milieu de culture pour obtenir l'aspect orangé caractéristique.

Comme le staphylocoque doré, le staphylocoque blanc peut varier dans sa virulence, et nous avons observé un cas de psoïtis suppurée grave à staphylocoques blancs qui s'est terminé par la mort avec toutes les lésions de l'infection purulente. Jamais nous n'avons obtenu sur ces cultures la moindre trace de pigment orangé.

STAPHYLOCOCCUS CITREUS

Passet a observé dans certains abcès (1885) un autre staphylocoque

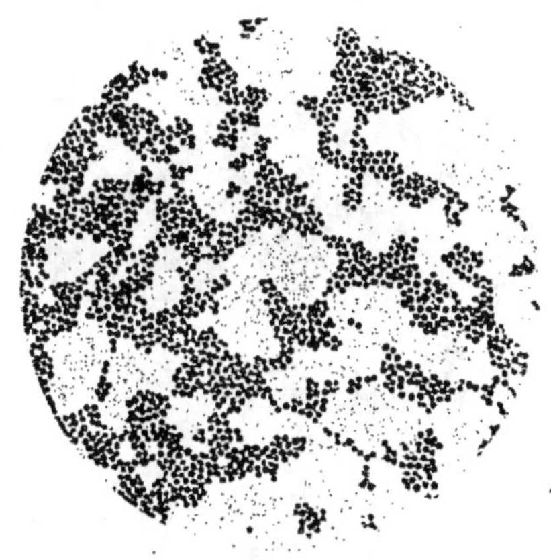

Fig. 458.

Staphylococcus citreus. (Gr. 1000 diam.)

dont les cultures, très analogues à celles des deux précédents, prennent une coloration d'un jaune citron, très différente de la coloration du staphylocoque doré. Ce microbe liquéfie la gélatine et paraît intermédiaire, au point de vue de la virulence, aux deux précédents.

Lannelongue et Achard (1892) ont constaté sa présence dans un foyer ancien d'ostéomyélite de l'avant-bras. Ils ont pu obtenir constamment des cultures conservant la même teinte citron pendant quinze générations successives, et durant sept mois. Ils considèrent, comme Passet, qu'il s'agit bien d'une espèce distincte et non d'un croisement ou d'une transformation des staphylocoques doré et blanc.

STAPHYL. CEREUS ALBUS ET FLAVUS

Passet a décrit également d'autres microbes pyogènes, notamment les *Staphyl. cereus albus* et *Staphyl. cereus flavus*, qui ne liquéfient pas la gélatine. Ces staphylocoques, comme ceux que nous venons de décrire, se colorent par la méthode de Gram. En culture sur plaque, ils se

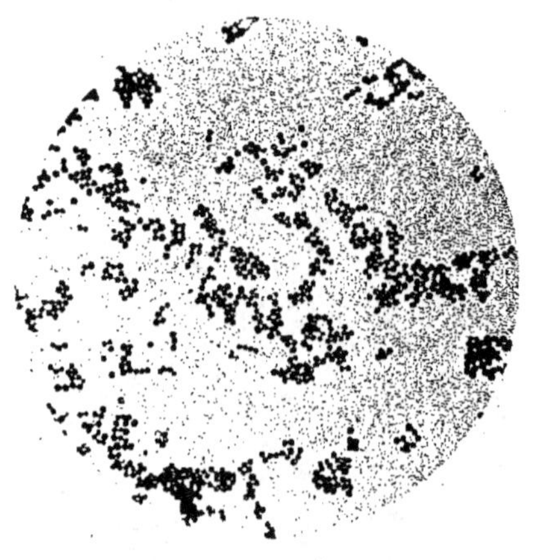

Fig. 459.
Staphylococcus cereus albus. (Gr. 1000 diam.)

développent sous forme de colonies arrondies, qui s'étalent en petites taches blanches ou jaunâtres, ressemblant à des gouttelettes de cire blanche ou jaune.

Ces deux espèces se différencient très nettement des précédentes, puisqu'elles ne liquéfient pas la gélatine. Les cultures sur gélose sont aussi bien distinctes; elles ressemblent à une couche de cire d'une certaine épaisseur, tandis que les cultures des staphylocoques doré, blanc et jaune citron, forment sur l'agar une couche moins épaisse, homogène et humide.

Les propriétés pyogènes de ces espèces sont moins accentuées que celles des staphylocoques précédents et le plus souvent on ne les

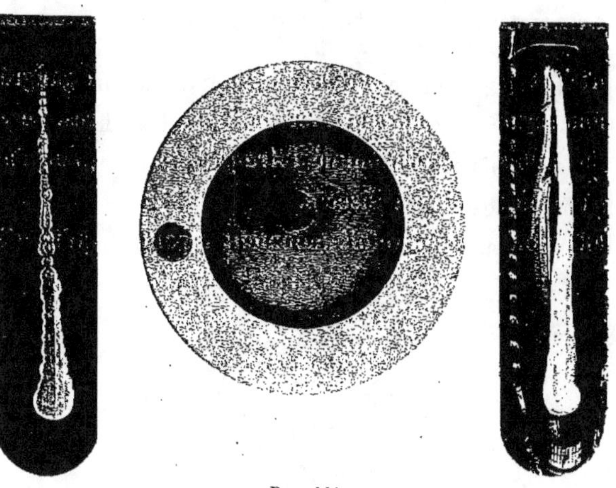

FIG. 440.
Staphyl. cereus albus.
Culture sur agar.

FIG. 441.
Staphyl. cereus flavus.
Col. sur plaque de gélatine.
(Gr. 20 diam.)

FIG. 442.
Staphyl. cereus flavus.
Culture sur agar.

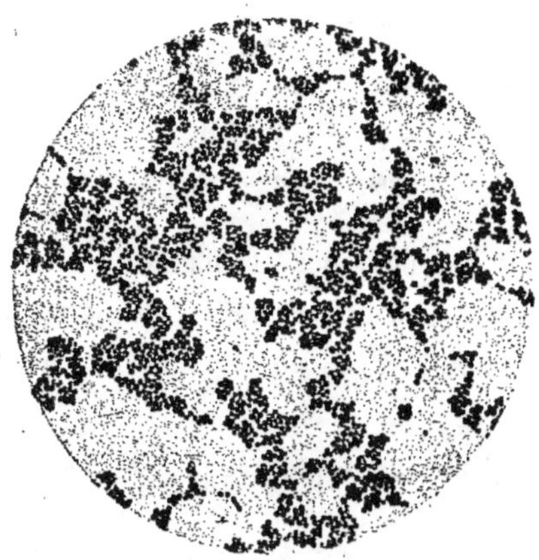

FIG. 443.
Staphylococcus cereus flavus. (Gr. 1000 diam.)

rencontre que comme association microbienne. Nous les avons observées dans l'urine pathologique (cystites, pyélonéphrites).

MICROBE DE L'ARAIGNÉE

MAMMITE GANGRÉNEUSE DES BREBIS LAITIÈRES

Il se produit parfois chez la brebis une mammite gangréneuse à marche foudroyante et qui peut tuer en 24 et 48 heures. Le « mal de pis » de la brebis a été dénommé l'*Araignée*, parce qu'on l'attribuait autrefois à la piqûre de cet insecte.

Cette affection s'est autrefois tellement répandue qu'il n'était pas

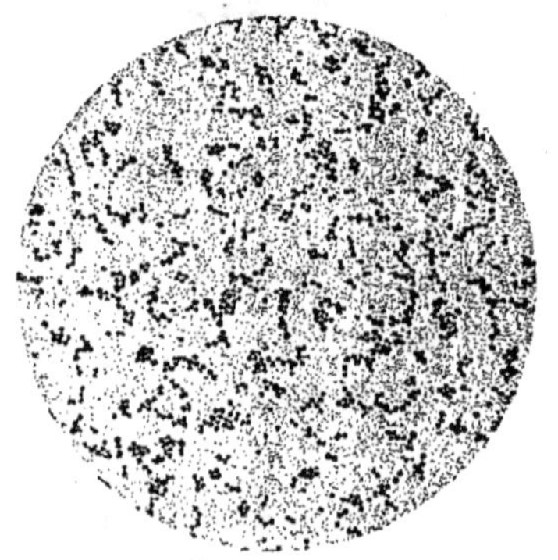

Fig. 444.

Mammite gangréneuse de la brebis. Culture. (Gr. 1000 diam.)

rare de voir un dixième des brebis laitières au moins, dans les troupeaux infectés, succomber à cette terrible maladie.

La mamelle atteinte s'indure et triple de volume. Elle offre une cinte rouge violacée.

Le mamelon est flétri, flasque et froid. Le tissu glandulaire se gangrène.

L'infiltration sous-cutanée gagne la face interne des cuisses, la région abdominale, et l'animal succombe.

Nous avons vu que la mort survient, dans les cas suraigus, en 24 heures. La plupart des brebis infectées succombent en quatre ou cinq jours.

Dans les cas assez rares où la guérison spontanée se produit, les mamelles et les téguments voisins, après avoir laissé suinter une sérosité roussâtre et sanieuse, se flétrissent, se dessèchent et s'éliminent lentement.

La cicatrisation de ces vastes plaies bourgeonnantes exige plusieurs mois.

Les vétérinaires ont longtemps considéré cette maladie comme une mammite traumatique. On a recherché en vain les bactéries charbonneuses. Dans les pays où le « mal de pis » est fréquent, certains bergers ont imaginé de fendre dès le début le pis en différents sens et de traiter les plaies par des lotions détersives.

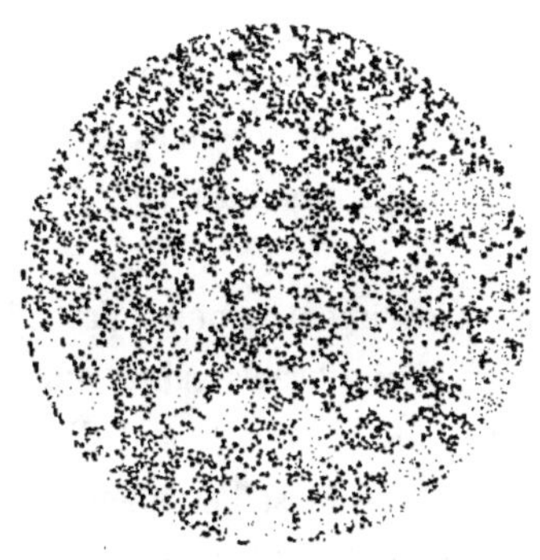

Fig. 445.

Mammite gangréneuse de la brebis. Culture. (Gr. 1000 diam.)

Les recherches du Pr Nocard ont confirmé la nature infectieuse de l' « araignée ». En mars 1886, examinant le lait extrait par la pression d'une mamelle de brebis indurée, Nocard y observa, après coloration par les couleurs d'aniline et la méthode de Gram, un micrococque extrêmement petit, en quantité considérable.

Ce micrococque est un des plus petits qui existent. On en jugera par les préparations ci-contre.

Le microbe de la mammite se cultive aisément dans les bouillons neutres ou alcalins, qui, dès le premier jour deviennent franchement acides, moins acides cependant qu'après ensemencement avec le streptocoque de la mammite des vaches.

Dès que le bouillon de culture est devenu très acide, le microbe perd la propriété de se reproduire, à moins qu'on n'ajoute, pour le neutraliser, du carbonate de chaux.

Cultivé dans du lait de vache ou de chèvre, il y détermine en 24 heures un coagulum rétractile d'une fermeté extraordinaire. Les bouillons sucrés neutres sont un excellent milieu de culture, l'acidité y apparaît vite et le microcoque meurt si on ne prend soin d'alcaliniser.

Le microbe de l'araignée est un anaérobie facultatif. Il se cultive bien sur les milieux solides et liquéfie la gélatine dès le second jour. Cette action liquéfiante s'exerce aussi à un moindre degré sur le sérum gélatinisé.

Sur l'agar-agar il produit en surface une traînée opaque, assez épaisse et qui s'étale peu à peu jusqu'aux parois du tube. La culture est d'un blanc sale, légèrement grisâtre, et devient jaunâtre aux points les plus épais.

Nocard démontra expérimentalement, par l'inoculation dans les conduits galactophores d'une brebis saine, que le microcoque qu'il a décrit est bien l'agent pathogène de la maladie.

Le microbe de l'araignée n'est nettement pathogène que pour les animaux de l'espèce ovine. La chèvre n'est nullement indisposée; il en est de même pour le cheval, le veau, le porc, le chien, le chat, la poule, le cobaye, à la suite de l'injection soit dans la glande mammaire, soit dans le tissu cellulaire sous-cutané.

Le mécanisme de la pénétration spontanée du microbe dans les conduits galactophores de la brebis demeure assez obscur.

La prophylaxie seule, par les soins de propreté, est réellement efficace, et les tentatives d'injections antiseptiques jusqu'aux acini glandulaires n'ont pas donné de résultats satisfaisants.

Le traitement curatif est celui mis en vigueur par les bergers, c'est-à-dire l'incision large de la mamelle.

MICROCOQUES NON PATHOGÈNES

On a décrit un certain nombre de microcoques non pathogènes.
La plupart ont été rencontrés au cours de recherches sur les bactéries de l'air et de l'eau. Nous mentionnerons les plus connus.

MICROCOCCUS CANDICANS

Ce microbe se développe fréquemment sur des plaques de gélose ou de gélatine exposées à l'air. Il abonde également dans l'eau.

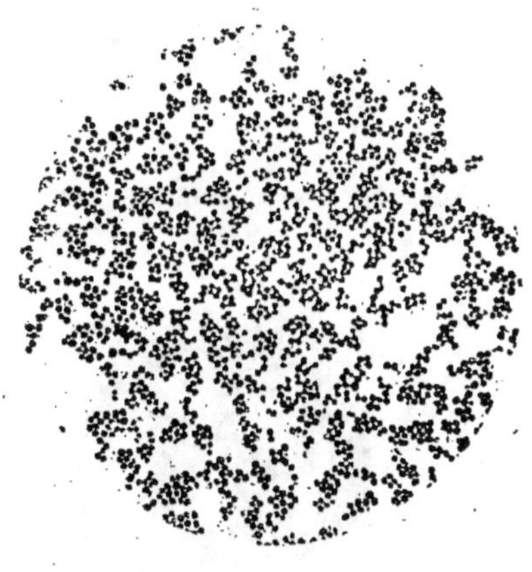

Fig. 446.
Micrococcus candicans. (Gr. 1000 diam.)

Il offre l'aspect de larges disques aplatis d'un blanc brillant, qui se composent de staphylocoques régulièrement sphériques. Il ne liquéfie pas la gélatine, et se développe le long de la piqûre sous forme d'une traînée blanche volumineuse, surmontée d'un large bouton plus ou moins hémisphérique.

MICROCOCCUS RUGOSUS OLEARIUS

Nous avons décrit sous ce nom un microcoque qui se trouve fréquemment dans l'air ou dans l'urine exposée. Ce microbe se déve-

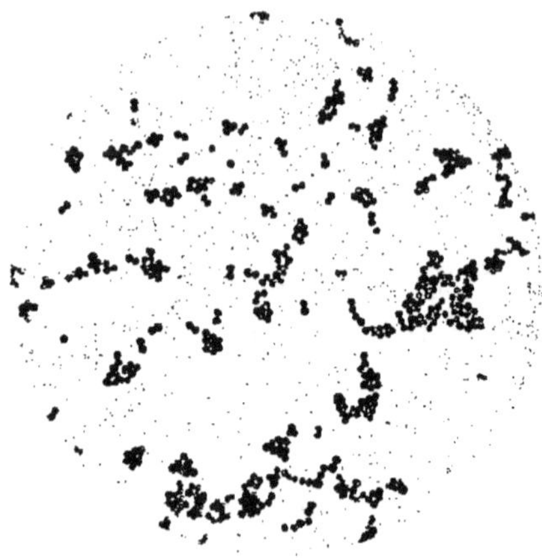

Fig. 447.

Micrococcus rugosus olearius .(Gr. 1000 diam.)

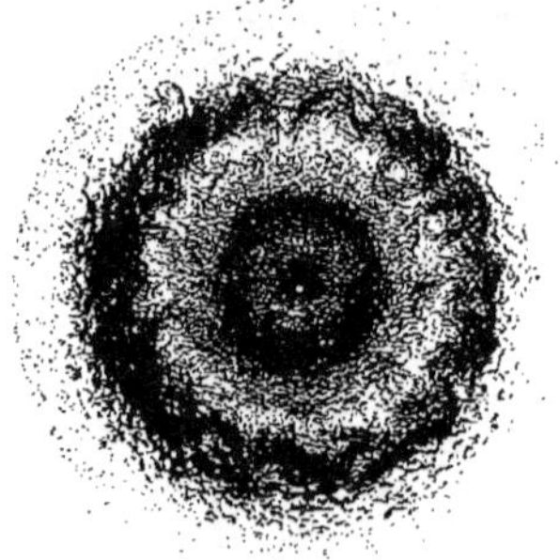

Fig. 448.

Micrococcus rugosus olearius. Culture sur plaque de gélatine. (Gr. 25 diam.)

loppe sur l'agar sous forme d'une large couche rugueuse et ridée, blanc grisâtre, dont l'aspect est intermédiaire à celui des cultures du farcin du bœuf et du *Bacillus mesentericus vulgatus*.

Les tubes de gélatine ensemencés présentent le long de la piqûre une liquéfaction progressive, un peu moins rapide que pour le staphylocoque doré. Mais la partie liquéfiée, au lieu de s'écouler facilement quand on incline le tube, reste louche et de la consistance d'une huile épaisse.

Cette consistance oléagineuse de la gélatine liquéfiée est caractéristique. Ce microbe est très résistant et se cultive encore lorsque les tubes de culture sont anciens et presque complètement desséchés. Nos premières cultures datent de 1888.

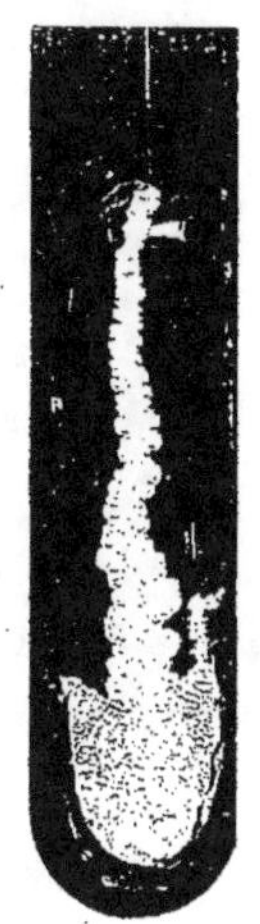
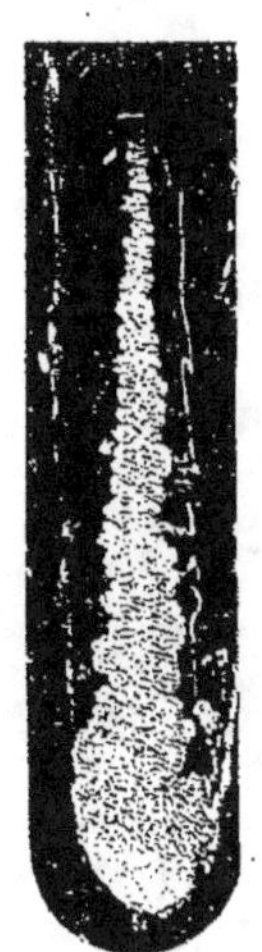

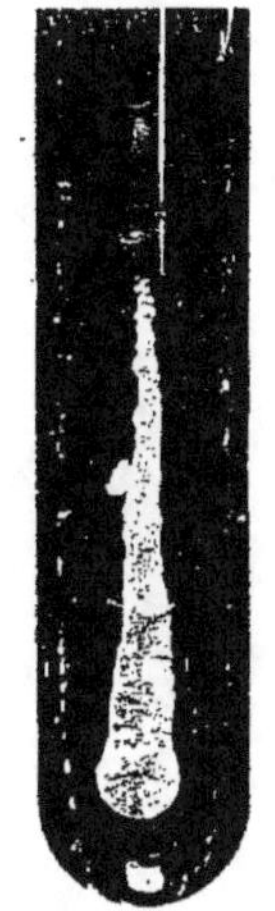

<table>
<tr><td>Fig. 449.</td><td>Fig. 450.</td><td>Fig. 451.</td><td>Fig. 452.</td></tr>
<tr><td>*Micrococcus rugosus olearius.*</td><td>*Micrococcus rugosus olearius.*</td><td>*Micrococcus flavus desidens.*</td><td>*Micrococcus aurantiacus.*</td></tr>
<tr><td>Jeune cult. sur agar.</td><td>Vieille cult. sur agar.</td><td>Culture sur agar.</td><td>Culture sur agar.</td></tr>
</table>

MICROCOCCUS VERSICOLOR

Le *Micrococcus versicolor* provient de l'air et se cultive sur la gélatine sans la liquéfier. Il y forme comme sur l'agar une couche visqueuse d'un jaune verdâtre, qui présente à la lumière réfléchie des reflets nacrés. Ce microbe vient souvent contaminer les plaques de gélatine.

MICROCOCCUS AQUATILIS

Ce microbe est fréquent dans les eaux potables. Les colonies se développent dans l'épaisseur de la gélatine avec une apparence mûriforme. A mesure qu'elles se développent, on observe du centre de la colonie à sa périphérie une série de sillons qui la découpent en petits ilots analogues aux acini du foie.

MICROCOCCUS ROSEUS

Le *micrococcus roseus* est très commun dans l'air et forme sur les

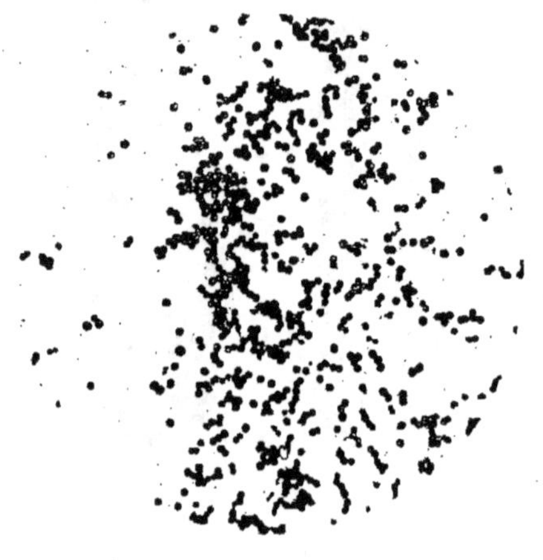

Fig. 455.

Micrococcus roseus. Culture. (Gr. 1000 diam.)

plaques de gélatine, sans les liquéfier, d'assez larges colonies humides et d'une belle teinte rosée.

MICROCOCCUS LUTEUS

C'est un microbe de l'air qui donne sur la pomme de terre des colonies d'un jaune citron. Il ne liquéfie pas la gélatine.

MICROCOCCUS FLAVUS DESIDENS

C'est une espèce de l'air. Il se présente sur les plaques sous forme
de colonies arrondies à bords sinueux, d'une coloration jaune. L'aspect
des cultures sur gélatine est caractéristique. Le milieu se ramollit le

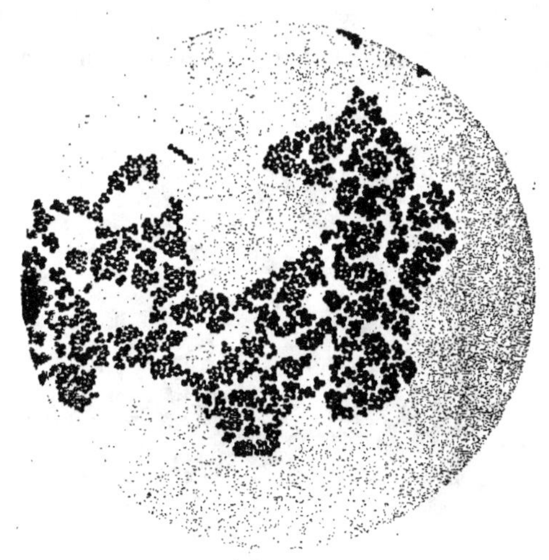

Fig. 454.

Micrococcus flavus desidens. (Gr. 1000 diam.)

long de la piqûre et la colonie s'enfonce dans le substratum en forme
d'entonnoir. La liquéfaction est très lente.

MICROCOCCUS FLAVUS OLEARIUS

Ce microbe, que nous avons isolé de l'urine, nous paraît être celui
que Prove a dénommé *ochroleucus.*

Il offre sur l'agar une coloration d'un jaune soufre ou doré et se
cultive dans les tubes de gélatine en forme de clou, en ramollissant
le milieu, qui devient visqueux et de consistance huileuse.

MICROCOCCUS FLAVUS LIQUEFACIENS

Ce microbe, assez analogue au précédent par la coloration des colonies sur plaques, liquéfie rapidement la gélatine. Les éléments sont assez volumineux.

MICROCOCCUS AURANTIACUS

Cette espèce, fréquente dans l'air, s'observe sur les milieux de culture exposés. L'espèce orangée, que nous avons rencontrée le plus souvent, offre comme particularité que les colonies, d'une teinte uniforme,

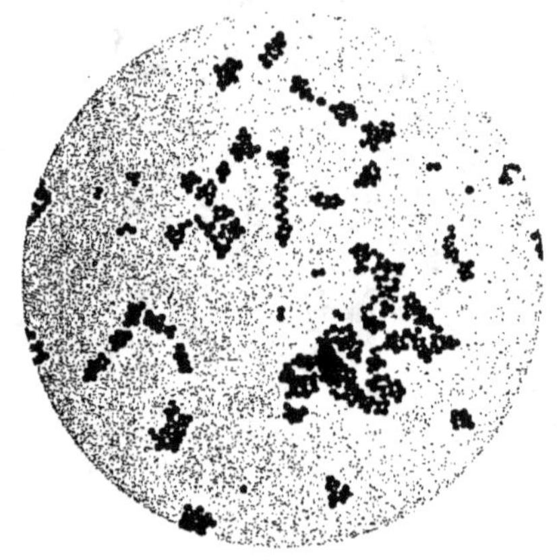

Fig. 455.

Micrococcus aurantiacus. (Gr. 1000 diam.)

s'étendent sur l'agar en présentant à leur surface des saillies irrégulières qui leur donnent un aspect ridé.

MICROCOCCUS FULVUS

Cette espèce, observée sur des excréments de cheval ou de lapin, y forme de petites gouttes muqueuses bombées d'un jaune rougeâtre.

C'est un gros microcoque de 1 μ 5 de diamètre.

MICROCOCCUS RUBER AGILIS

Le *Micrococcus ruber agilis* a été découvert par Ali Cohen dans une eau potable.

Il se développe bien sur la gélatine, l'agar et la pomme de terre

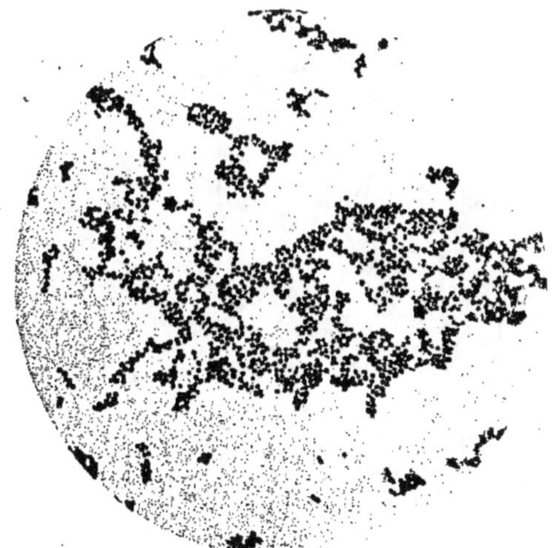

Fig. 456.
Micrococcus ruber agilis. (Gr. 800 diam.)

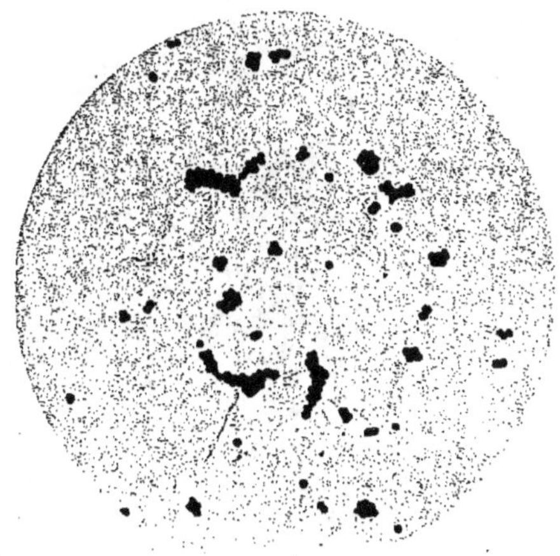

Fig. 457.
Micrococcus ruber agilis (cils). (Gr. 1000 diam.)

à la température de la chambre, et végète mal au-dessus de 25°.
Sur tous les milieux la culture présente une couleur d'un rouge

vif. Le *Micrococcus agilis* présente comme particularité ses mouvements actifs.

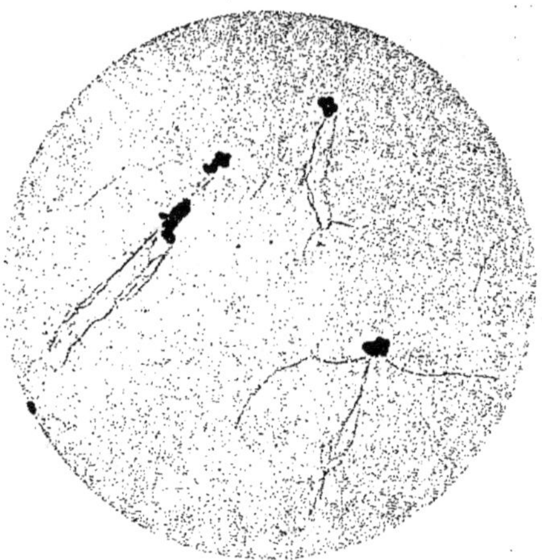

Fig. 458.
Micrococcus ruber agilis (cils). (Gr. 1200 diam.)

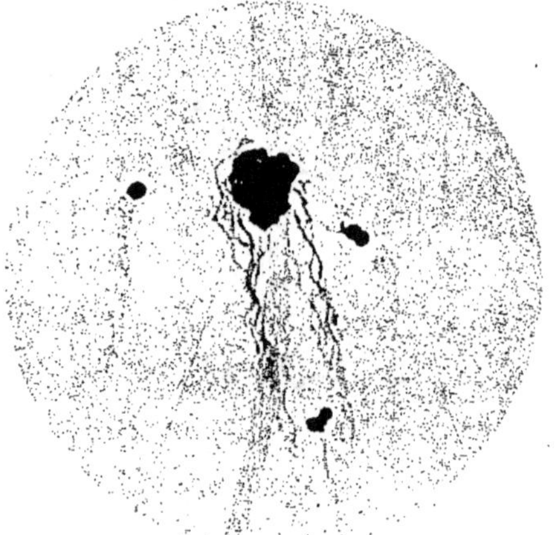

Fig. 459.
Micrococcus ruber agilis (cils). (Gr. 1800 diam.)

Löffler a démontré l'existence de cils longs et déliés. Nous reproduisons ces cils d'après une préparation de M. Borrel, de l'Institut
Pasteur.

MICROCOCCUS CITREUS AGILIS

Ce microcoque, très mobile dans l'eau distillée, donne sur

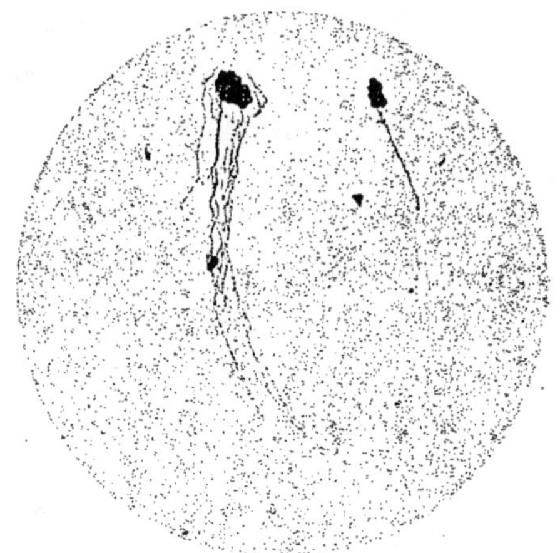

Fig. 460.
Micrococcus citreus agilis. (Gr. 1000 diam.)

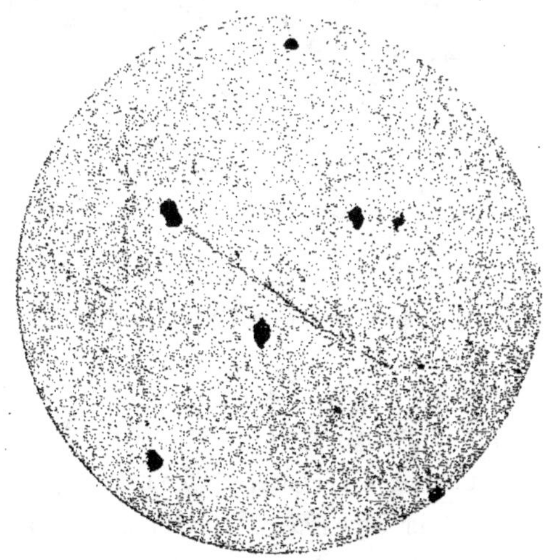

Fig. 461.
Micrococcus citreus agilis (cils). (Gr. 2000 diam.)

l'agar une culture crémeuse, de teinte citrine et très visqueuse.

INFECTION BLENNORRHAGIQUE

GONOCOQUE

L'uréthrite blennorrhagique reconnaît pour cause la pénétration au niveau de la muqueuse uréthrale d'un microcoque dont l'aspect et la disposition sont assez particuliers. Il a reçu de Neisser le nom de « Gonocoque » (1879).

Lorsque, chez un malade atteint de blennorrhagie, après avoir désinfecté le méat, on recueille par la pression d'arrière en avant

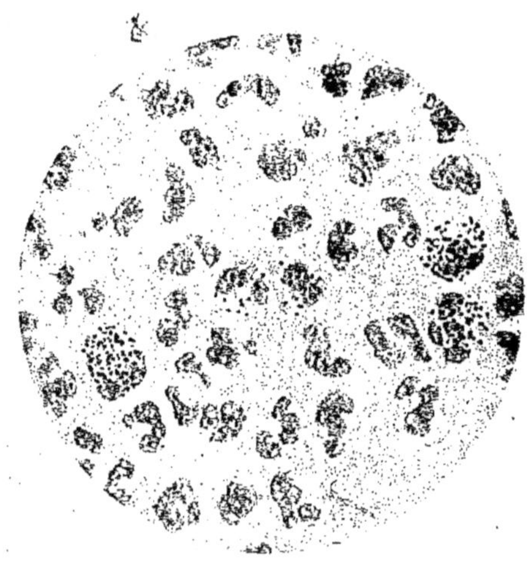

Fig. 462.
Uréthrite blennorrhagique aiguë. (Gr. 1000 diam.)

une goutte de pus, pour la soumettre à l'examen microscopique, l'aspect de la préparation varie suivant la date de l'écoulement.

Dans les écoulements récents, de couleur opaline, on constate, après coloration à la fuchsine, la présence de nombreuses cellules d'épithélium pavimenteux, de grandes dimensions et de forme polygonale, et d'une assez grande quantité de cellules de pus. Çà et là on observe quelques microcoques, soit à l'intérieur, soit à l'extérieur de ces deux variétés de cellules.

L'aspect des préparations est le plus souvent caractéristique et permet d'affirmer d'emblée la nature de l'écoulement :

Les cellules de pus sont extrêmement nombreuses, se touchent et encombrent le champ du microscope; les noyaux sont fortement et uniformément colorés. La disposition des microbes est toute spéciale : ils se groupent par îlots de dix, de vingt, de cinquante et plus, soit à l'intérieur des cellules, soit à leur surface ou dans les espaces qui les entourent. Souvent une moitié du groupe est extérieure à la cellule, l'autre moitié incluse dans le protoplasma.

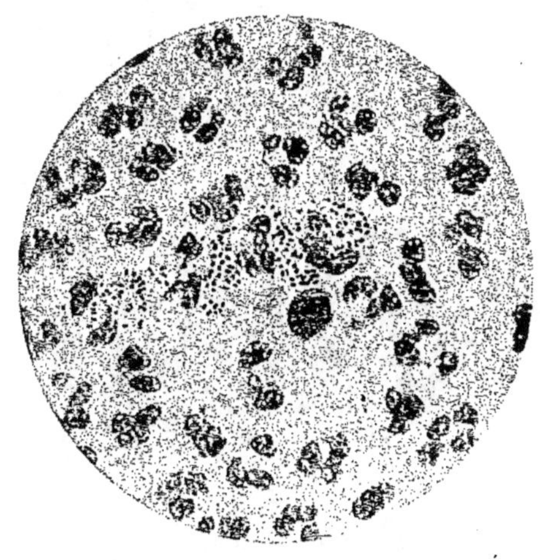

Fig. 465.
Uréthrite blennorrhagique aiguë. Pus. (Gr. 1000 diam.)

Ces îlots sont plus ou moins éloignés les uns des autres, et dans leur intervalle on ne voit que rarement des microcoques isolés.

Enfin la forme du microbe lui-même est caractéristique. Outre la disposition en diplocoque, l'aspect de chaque élément est celui de deux haricots se regardant par leur face concave. Cette particularité est un vestige de la segmentation du microbe, et lorsqu'on observe, non plus un diplocoque, mais un élément isolé, il se montre absolument arrondi. Le diamètre habituel de chaque élément est de 0 μ. 4 à 0 μ. 8.

Quand l'écoulement blennorrhagique est de date plus ancienne, il se produit le plus souvent, sinon toujours, une infection secondaire. On peut alors rencontrer dans le pus les microbes les plus divers : microbes chromogènes généralement jaunes, diplocoques de Legrain, *Micrococcus albicans* de Bumm, microcoques orangés, staphylocoque pyogène doré, etc.

Girode, dans de nombreux examens d'uréthrite chronique, a trouvé le *Bacterium coli*, les staphylocoques blanc et doré, des diplocoques

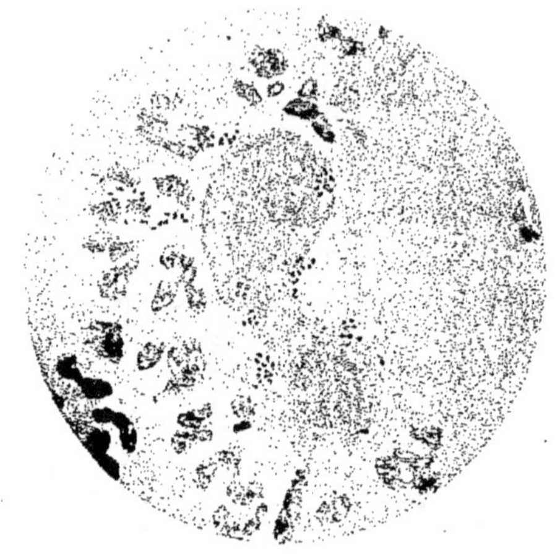

Fig 464.

Uréthrite blennorrhagique.
Gonocoques libres et à la surface de cellules épithéliales. (Gr. 1000 diam.)

indéterminés. Ces microbes ont été observés seuls ou en association avec le gonocoque.

Ces diverses espèces bactériennes se rencontrent également chez la femme dans les métrites et pelvi-péritonites chroniques. Les salpingites suppurées, sauf un certain nombre de cas où aucun micro-organisme n'a pu être constaté, reconnaissent souvent pour cause la présence du gonocoque et sont d'origine blennorrhagique.

Nous avons fait ces constatations sur un grand nombre de pièces soumises, après l'hystérectomie vaginale totale, à l'examen micro-

scopique et aux cultures. Souvent aussi le pus d'origine blennorrhagique est infertile; on n'y trouve même pas de microbes par la
coloration, comme nous l'avons signalé plus haut.

Dans un petit nombre de cas, nous avons rencontré les staphylocoques doré et blanc et le *Bacterium coli*. Dans une autre observation
(salpingite suppurée volumineuse), il s'agissait du pneumocoque.

Les streptocoques et le *Bacterium coli* sont, dans les salpingites anciennes, beaucoup plus virulents que le gonocoque et comportent pour
l'opérée un pronostic plus grave.

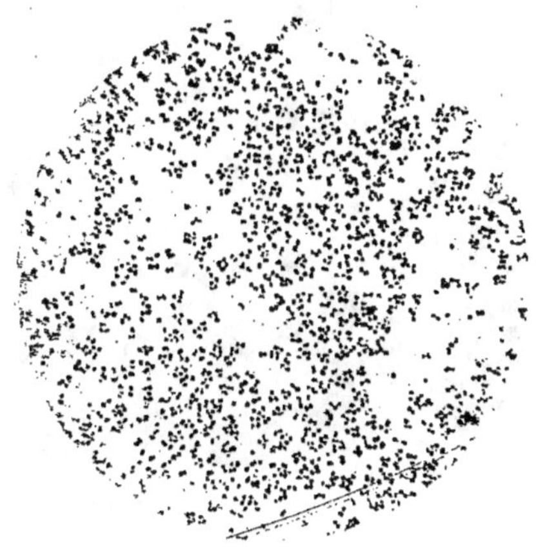

Fig. 465.
Culture pure de gonocoques. (Gr. 1000 diam.)

Les tentatives faites pour cultiver le gonocoque ont été longtemps
infructueuses. Bumm le premier a obtenu des cultures en étalant
du sérum humain en couche mince sur des tubes d'agar ordinaire.
Wertheim emploie un mélange de sérum et d'agar. Au bout de
24 heures, on obtient, sur des plaques de sérum-agar, des saillies
punctiformes et transparentes, qui deviennent grosses comme la tête
d'une épingle et prennent une teinte blanc grisâtre.

Turro le cultiva sur l'urine acide stérilisée, puis sur la gélatine
peptone acide, qui n'est autre que la gélatine peptone ordinaire

non alcalinisée. Il se forme le long de la piqûre une culture blanche.
La gélatine n'est pas liquéfiée.

D'après Turro, le gonocoque ainsi obtenu est très virulent; il a pu
l'inoculer au chien et déterminer chez cet animal des accidents graves.

Ces procédés ont réalisé de grands progrès, mais il faut reconnaître
qu'ils échouent parfois et que la culture du gonocoque n'est pas aussi
facile à réaliser que semblerait l'indiquer la description des méthodes
que nous venons de décrire.

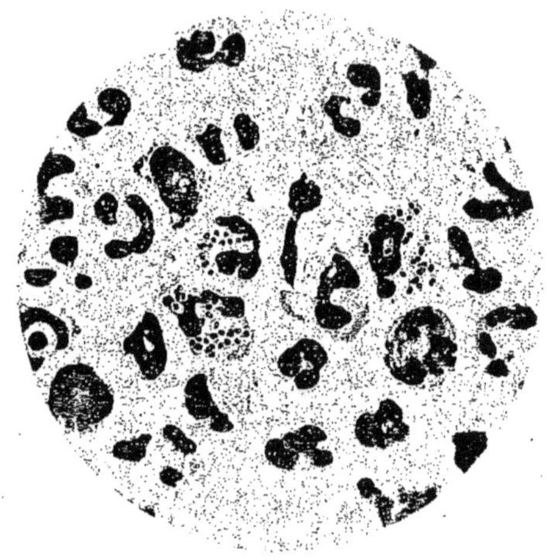

Fig. 466.

Ophtalmie purulente du nouveau-né. Leucocytes chargés de gonocoques.
(Gr. 1000 diam.)

Les cultures sur des milieux acides sont un excellent procédé pour
isoler le gonocoque des bactéries auxquelles il peut se trouver associé,
la gélatine acide étant un milieu défavorable pour les autres microcoques. On détermine la présence de ceux-ci à l'aide des plaques de
gélatine alcaline ordinaire.

Le gonocoque se décolore par la méthode de Gram, à moins qu'on
ne laisse agir que très peu de temps la solution iodée.

On obtient de belles préparations, dans les cas d'association microbienne, en colorant au violet et en traitant par le Gram avec double

coloration à la vésuvine : les gonocoques et les cellules de pus sont colorés en brun ainsi que certains bacilles sur lesquels nous reviendrons à propos de l'infection urineuse, tandis que les autres microbes gardent une teinte bleu foncé.

Les inoculations de pus blennorrhagique à l'homme réussissent assez facilement. Les inoculations à l'aide des cultures ont donné des résultats positifs dans un certain nombre de cas.

On n'a pas encore déterminé exactement quelle action exercent sur

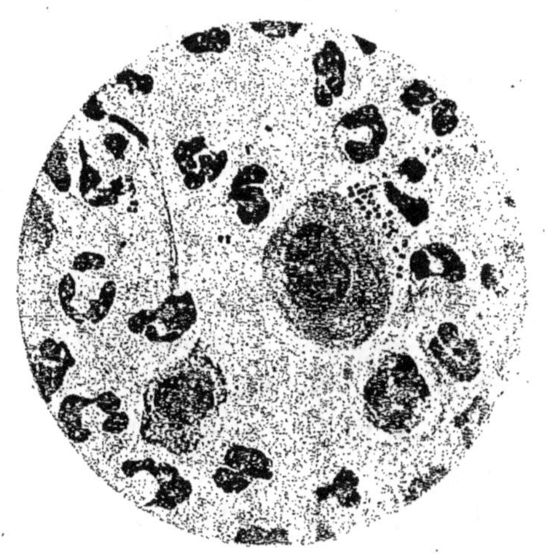

Fig. 467.

Ophtalmie purulente du nouveau-né. Gonocoques et cellules épithéliales.
(Gr. 1000 diam.)

la virulence du gonocoque les associations microbiennes. Toutefois, si les complications graves de la blennorrhagie (ophtalmie, adénites, abcès péri-uréthraux, salpingites, arthrites) doivent être dans certains cas exclusivement rapportées au gonocoque, leur origine se lie souvent à une infection secondaire : abcès contenant le staphylocoque doré, endocardite infectieuse à streptocoques au cours de la blennorrhagie (Weichselbaum). Ces faits ont été démontrés par les examens bactériologiques d'un grand nombre d'auteurs.

Le gonocoque peut donc à lui seul déterminer, comme les autres microbes pyogènes, des accidents septicémiques ou pyohémiques mortels, et particulièrement l'endocardite ulcéreuse (Winterberg). Councilman a trouvé le gonocoque dans des foyers suppurés du muscle cardiaque.

On a observé, au cours de la blennorrhagie, certaines arthrites, dans l'exsudat desquelles il fut impossible de déceler la présence d'aucun microbe. Ces faits méritent d'être rapprochés des cas de pleurésies et de salpingites où, comme nous l'avons vu, l'on ne découvre plus trace de bactéries, soit par la culture, soit par l'examen microscopique.

Expérimentalement on a produit chez le chien, le lapin et le cobaye, à l'aide de cultures de gonocoques, des arthrites aiguës dont la guérison était rapide. L'inoculation dans le péritoine détermine une péritonite locale rarement mortelle.

Pathogénie. Les bactéries, qui infectent primitivement le méat, pénètrent entre les cellules épithéliales et atteignent jusqu'au derme de la muqueuse; elles provoquent la chute de l'épithélium et une migration abondante de globules blancs. La guérison survient soit parce que le milieu devient impropre à la culture du gonocoque (Bumm), soit grâce au rôle des cellules lymphatiques. Quand la muqueuse a été profondément altérée, il se produit habituellement une cicatrice rétractile aboutissant à la formation d'un rétrécissement uréthral.

Traitement. La blennorrhagie et ses complications locales doivent être considérées comme des suppurations vulgaires. Nous préconisons depuis douze ans l'emploi des grandes irrigations de l'urèthre, du vagin, de la vessie ou de la conjonctive avec des solutions très étendues de liquides antiseptiques (particulièrement de sublimé) à la température de 40° centigrades. Ces irrigations se font avec une poire de caoutchouc de 150 cent. cubes. Elles doivent être répétées fréquemment dans les cas graves et surtout dans la conjonctivite des nouveaunés. La conjonctivite purulente peut être ainsi maîtrisée en quelques jours[1].

---

[1]. *Traitement de la Blennorrhagie, etc., etc., par l'irrigation antiseptique discontinue.* [illegible] Paris, 1891.

HÉMOGLOBINURIE BACTÉRIENNE DU BOEUF

L'hémoglobinurie du bœuf est endémique en Roumanie où elle fait dans certaines années des ravages considérables. Les bœufs vigoureux succombent. Les vaches résistent davantage. Les veaux sont indemnes.

Babès a étudié cette maladie en 1888.

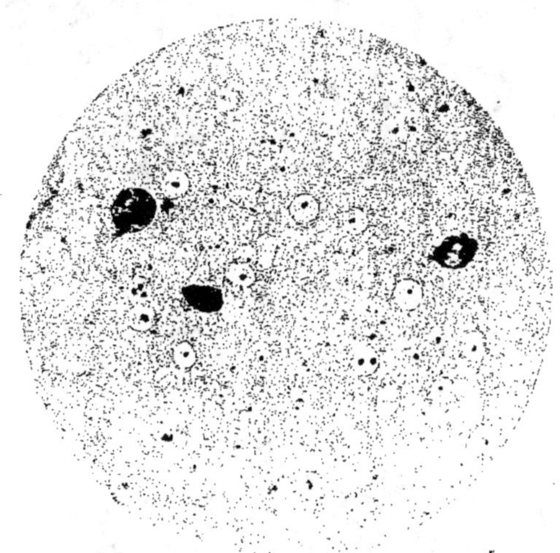

Fig. 468.
Microcoques de l'hémoglobinurie du bœuf dans les globules rouges. (Gr. 1000 diam.)

Les animaux atteints perdent l'appétit, présentent de la prostration, de la dyspnée, une fièvre vive. L'hématurie est constante. L'urine contient de l'albumine et de l'hémoglobine; puis surviennent des hémorrhagies sous-cutanées.

A l'autopsie on rencontre des ecchymoses de la muqueuse gastro-intestinale, des ulcérations duodénales au voisinage du pylore. Les ganglions abdominaux sont engorgés, les reins hyperémiés, la vessie pleine d'un liquide rouge foncé. Le foie est pâle et marbré, la rate grosse et diffluente.

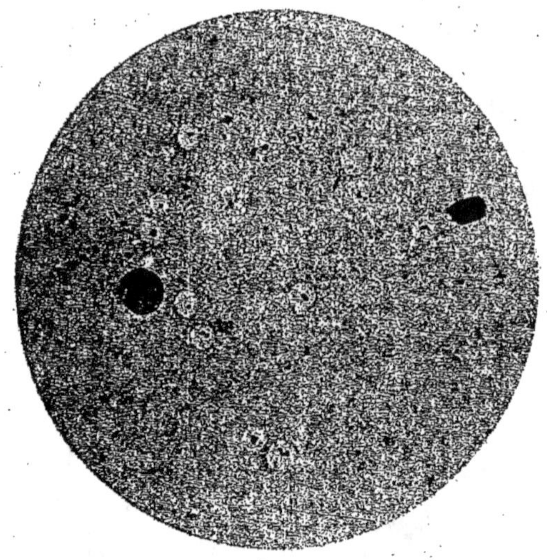

Fig. 469.

Hémoglobinurie. Microcoques libres et intra-globulaires. (Gr. 600 diam.)

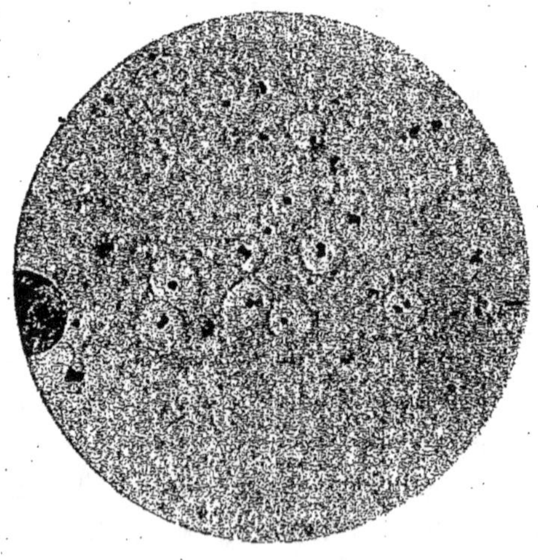

Fig. 470.

Hémoglobinurie. Sang de bœuf. (Gr. 1000 diam.)

Babès a décrit comme agent pathogène de cette affection des microcoques que l'on observe particulièrement dans le sang, dans la sérosité des plaques ecchymotiques et dans le rein.

Ce microcoque, qui se décolore par la méthode de Gram, est tantôt libre, tantôt adhérent aux globules rouges, tantôt situé dans leur intérieur.

L'inoculation de grandes quantités de sang infecté à d'autres bœufs ne leur a pas transmis la maladie.

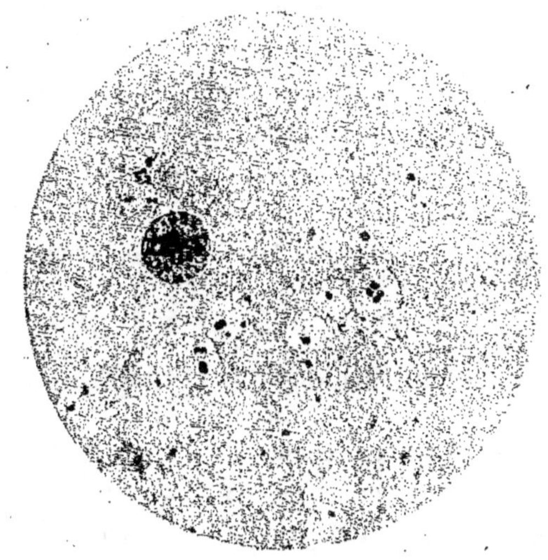

Fig. 471.

Hémoglobinurie. Sang de bœuf. (Gr. 1000 diam.)

Le microbe de Babès présente donc l'intérêt d'être un nouveau parasite du sang sans que son action pathogène comme agent de l'hémoglobinurie soit bien démontrée.

On remarquera sur nos photographies, surtout au grossissement de 1000 diamètres, l'existence autour des parasites libres ou inclus et les globules d'une étroite capsule analogue à celle du pneumocoque de Fraenkel.

STREPTOCOQUES

Beaucoup des espèces que nous venons de décrire présentent dans les cultures, ou même dans le pus, de courtes chaînettes. Elles ont été classées parmi les Staphylocoques en raison de leur groupement habituel en petits amas ou en grappes. Le nom de Streptocoques est réservé aux microbes qui, soit naturellement, dans les liquides de l'économie, soit en culture, et particulièrement dans les milieux liquides, se développent en longues chaînettes. Le plus souvent les chaînettes sont formées de diplocoques accolés les uns aux autres, comme on peut le remarquer sur les clichés suivants. Un tel aspect ne s'observe jamais dans les courtes chaînettes des cultures de Staphylocoques.

STREPTOCOQUE PYOGÈNE

Le Streptocoque pyogène a été décrit dans le pus des abcès chauds par Ogston en 1881. Les formes en chaînettes avaient déjà été observées par Coze et Feltz en 1869 dans la fièvre puerpérale, ainsi que nous le verrons plus loin.

Nous avons fréquemment trouvé le Streptocoque au cours de nos recherches sur les suppurations, dans le service du Dr L. Championnière en 1882, comme en témoignent les photographies ci-contre.

Mais la consécration scientifique du Streptocoque ne pouvait être faite tant que ses caractères objectifs n'ont pu être déterminés par la culture sur les milieux solides.

C'est donc à Rosenbach qu'appartient le mérite d'avoir différencié nettement le microbe en chaînettes des abcès chauds, que nous identifions aujourd'hui, comme nous le verrons plus loin, avec le Streptocoque découvert dans l'érysipèle par Felheisen et le Streptocoque puerpéral.

Le Streptocoque pyogène existe dans un grand nombre d'abcès chauds, dans le phlegmon circonscrit ou diffus, sans que dans bien des cas il soit possible avant l'examen du pus de prévoir à quel

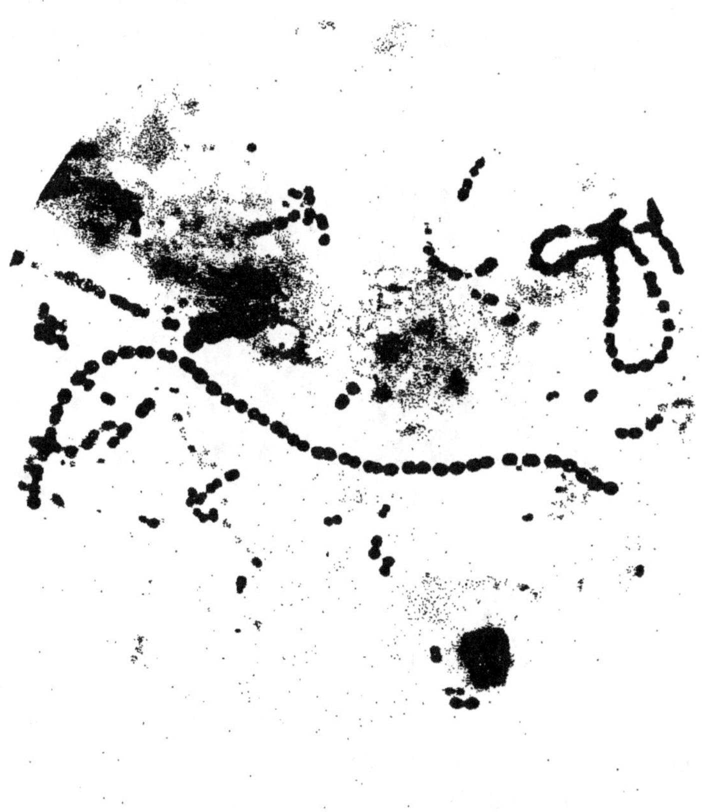

Fig. 472.

Pus phlegmoneux. Streptocoques. (Gr. 5000 diam.)

microbe est due l'inflammation. Nous exceptons naturellement les abcès survenant au cours d'une septicémie puerpérale ou de l'érysipèle.

EXAMEN DU PUS

Si l'on examine sans coloration du pus contenant des Streptocoques, il est en général possible, dans les cas où les chaînettes ont quelque longueur, de les apercevoir au milieu des globules blancs. Les granulations réfringentes qui abondent dans ces derniers pourraient toutefois en imposer pour des microcoques, comme en témoigne la figure 473, où l'on distingue une longue chaînette de Streptocoques, et deux ou trois autres plus petites. Il est préférable, comme pour

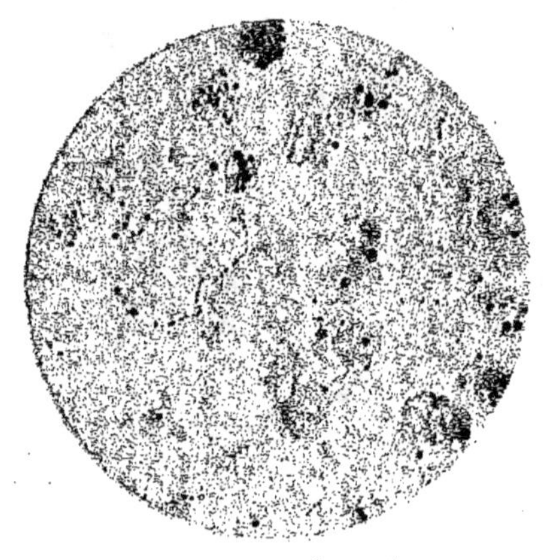

Fig. 473.
Pus. Fixation par le liquide de Flemming. (Gr. 1000 diam.)

la recherche de tous les microbes susceptibles de prendre les couleurs d'aniline, d'étaler sur une lamelle le pus en couche mince, de sécher la préparation à la flamme d'un bec Bunsen, et de colorer simplement à l'aide d'une solution aqueuse de fuchsine, puis de décolorer à l'alcool.

Si l'on veut avoir des préparations encore plus démonstratives, il faut employer la méthode de Gram avec double coloration.

Presque toujours, à l'ouverture d'un abcès chaud à Streptocoques datant de quelques semaines, on observe dans le pus de longues chaînettes. Ces chaînettes présentent cette particularité que les

éléments sont réunis par groupes de deux, de telle manière qu'il
s'agit plutôt, comme le démontrent les figures 472 et 474, de chaînettes de diplocoques en 8 de chiffre, que de chaînettes de micro-

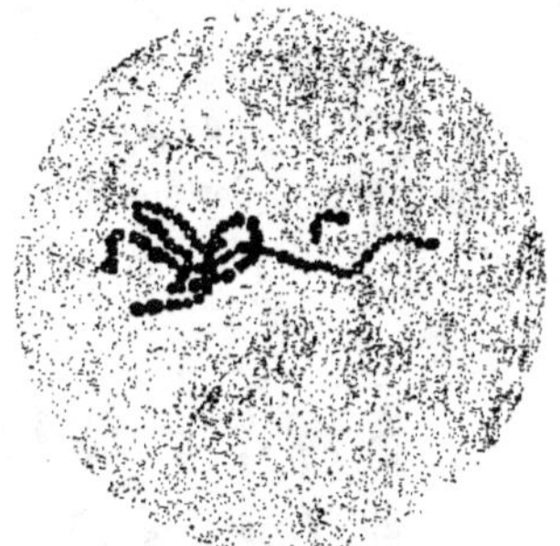

Fig. 474.

Lymphangite phlegmoneuse. — Préparation faite en août 1882.
(Gr. 1000 diam.)

coques. Cet aspect est surtout très caractéristique dans la préparation
que nous avons reproduite plus haut au grossissement de 3000 diamètres (fig. 472.)

Quand il s'agit d'une pustule sous-épidermique à évolution très
rapide (24 à 48 heures après l'infection), on n'observe guère à l'examen

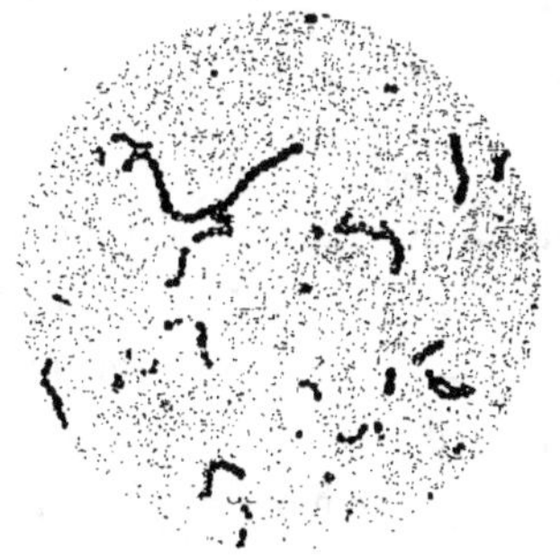

Fig. 475.

Sérosite d'arthrite aiguë. (Gr. 1000 diam.)

du pus que des diplocoques en 8 de chiffre ou de courtes chaînettes
de trois ou quatre articles, qui ne peuvent être caractérisés que par la
culture sur les milieux appropriés (voir fig. 513).

CULTURES

Les cultures de Streptocoque pyogène sont tout à fait spéciales. Le Streptocoque se cultive dans la gélatine au-dessous de 24 degrés; la culture en piqûre, qu'elle provienne directement du pus ou d'une culture antérieure, donne lieu en quarante-huit heures, le long de la strie, à une série de petites sphérules blanchâtres qui dépassent rarement le diamètre de un millimètre. Ces sphérules sont parfois ovalaires; leur volume paraît d'autant plus considérable qu'elles sont

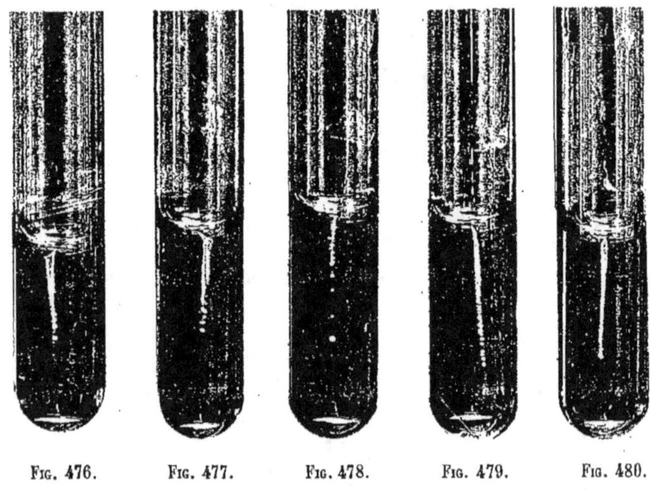

Fig. 476.   Fig. 477.   Fig. 478.   Fig. 479.   Fig. 480.

Cultures de Streptocoque pyogène sur gélatine peptone.

plus espacées. Les plus volumineuses se trouvent ainsi en général à la partie la plus profonde de la piqûre. A la partie supérieure, l'aiguille a en effet déposé une plus grande quantité de Streptocoques et la culture offre l'aspect d'une strie blanchâtre, composée d'un grand nombre de très petites colonies punctiformes.

La caractéristique des cultures de Streptocoques en piqûre dans les tubes de gélatine est que jamais il ne se produit de développement en surface. Nous n'insisterons pas sur les cultures en strie sur gélatine inclinée, puisqu'elles ne diffèrent guère de ce qu'on observe en pareil cas sur agar-agar.

Les cultures de Streptocoques sur agar se font en général sur des tubes inclinés. On observe alors le développement, le long de la strie, d'une quantité de petites colonies grêles, s'étendant rarement à plus de deux ou trois millimètres en diamètre et caractérisées par ce fait, ainsi que les a décrites Rosenbach, qu'elles sont disposées en terrasses, c'est-à-dire qu'autour du centre légèrement surélevé se trouvent deux ou trois couronnes d'épaisseur décroissante (fig. 482).

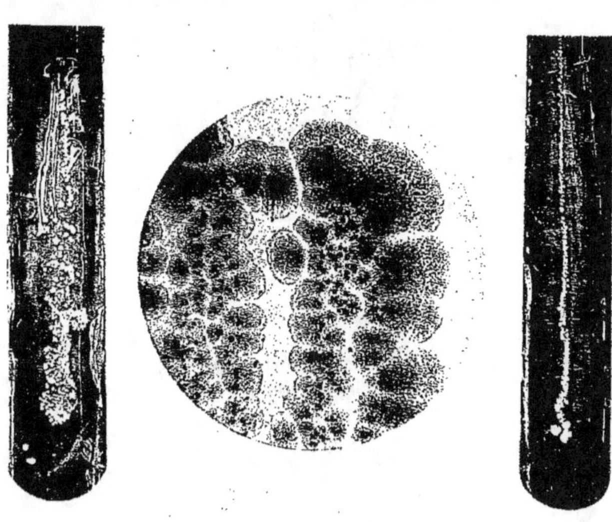

Fig. 481.

1re culture de pus
à Streptocoques sur
agar-agar.

Fig. 482.

Même culture,
au grossissement de 20 diam.

Fig. 483.

2e culture de Streptocoque
sur agar (strie). (2e jour.)

Les premiers observateurs avaient cru découvrir dans cet aspect un caractère différenciel entre les cultures du Streptocoque de l'érysipèle et celui du Streptocoque pyogène, dont l'identité est aujourd'hui démontrée.

ACTION PATHOGÈNE

Le Streptocoque pyogène est susceptible de déterminer, non pas seulement des accidents locaux tels que le phlegmon circonscrit ou diffus, mais une infection générale pouvant se terminer par la mort. Il est donc un des facteurs de l'infection purulente. Nous verrons

qu'il peut également, et au même titre que le Staphylocoque doré
(voir plus haut), déterminer la mort par infection générale avant
la production des abcès métastatiques, devenant alors l'agent de

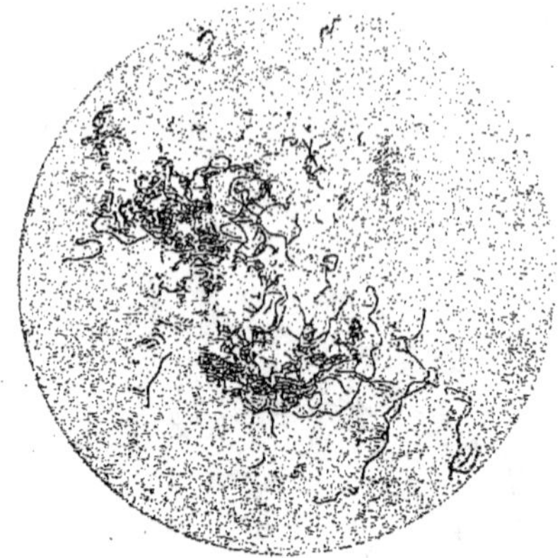

Fig. 484.
Pleurésie purulente ancienne à Streptocoques.
(Gr. 150 diam.)

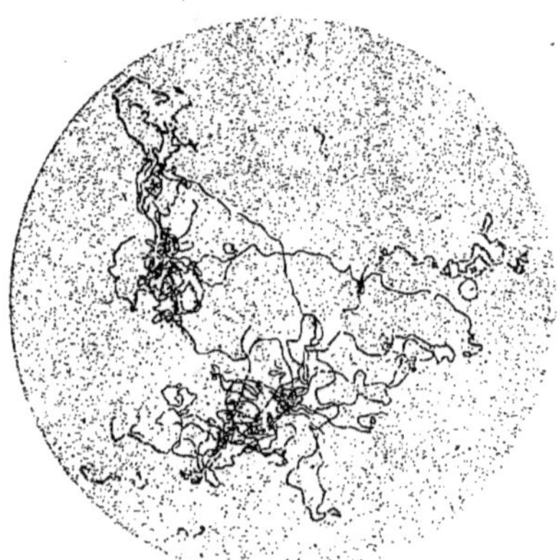

Fig. 485.
Pleurésie purulente ancienne à Streptocoques.

cette variété d'infection qui portait autrefois le nom de septicémie.

Quand la mort a lieu avec production d'abcès métastatiques, on
observe dans le pus les Streptocoques caractéristiques. Ce pus peut se

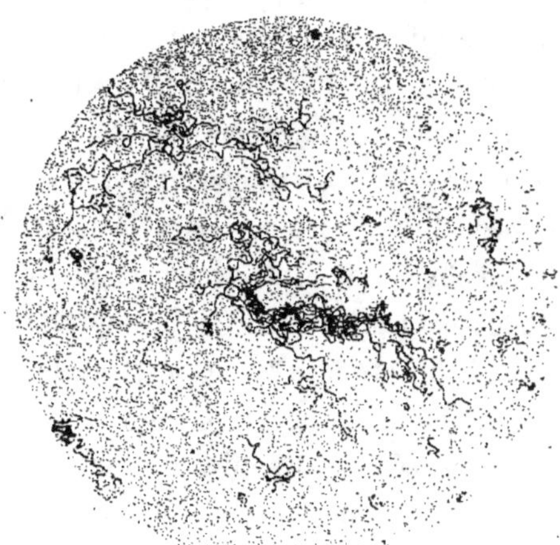

Fig. 486.

Pleurésie purulente à Streptocoques. (Gr. 200 diam.)

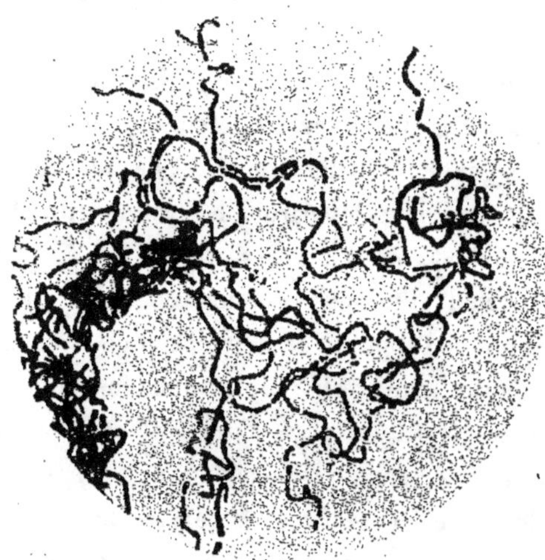

Fig. 487.

Pleurésie purulente à Streptocoques. (Gr. 1000 diam.)

développer aussi bien dans les articulations que dans les séreuses viscérales (péritonite, péricardite, pleurésie, méningite).

Dans les cas au contraire où la mort a lieu sans suppuration interstitielle ou viscérale, il faut pratiquer une recherche méthodique pour découvrir la cause de l'infection. Le meilleur moyen est en pareil cas d'isoler avec soin un fragment des principaux viscères (rein, foie, rate) recueillis très peu de temps après la mort. Ces fragments doivent offrir cinq à six centimètres de côté. On les plonge dans le sublimé à 1/1000; on les place sur une compresse stérilisée; on y fait une coupe avec un rasoir chauffé au rouge et on prélève à l'aide d'un fort fil de platine recourbé en palette un petit fragment du viscère, qui est ensemencé dans des tubes à culture.

S'il s'agit du rein ou de la rate d'un petit animal, on les plonge entiers dans le sublimé, et on opère ensuite comme précédemment.

Nous décrirons, à propos de la fièvre puerpérale et de l'érysipèle, les embolies microbiennes que l'on observe sur les coupes.

La culture directe du suc des viscères se fait également bien sur gélatine et sur agar-agar, et l'aspect d'une première culture suffit en général à un observateur expérimenté pour caractériser le Streptocoque pyogène.

Le Streptocoque a été étudié dans les tissus atteints de lymphangite, dans la paroi des phlegmons, à la surface des séreuses, dans le parenchyme des ganglions lymphatiques et des différents viscères. On l'a également observé dans les parois des veines atteintes de phlébite suppurée ou de *phlegmatia alba dolens.*

Nous avons obtenu l'un des premiers en 1882, dans un cas de lymphangite septique suppurée de la jambe et de la cuisse, des coupes des parois de l'abcès, infiltrés de diplocoques jusque dans les papilles du derme ; il s'agissait en effet d'une infection à marche extrêmement rapide avec rougeur érysipélateuse mais présentant cette particularité qu'elle est restée localisée à la surface des vastes décollements sous-cutanés, au niveau desquels se sont produites plusieurs plaques de gangrène.

Dans les cas où l'infection est moins rapide on observe, à la base du derme, jusque dans le tissu conjonctif profond, qui est, sur le vivant, atteint d'un œdème dur, une infiltration des tissus par des diplocoques et des chaînettes plus ou moins longues.

On trouve également des diplocoques et de courtes chaînettes dans les cellules lymphatiques, accumulées par diapédèse dans le tissu conjonctif enflammé. On observe çà et là des thromboses vasculaires. Dans les régions où l'inflammation est le plus accentuée, les Streptocoques liquéfient l'albumine des tissus animaux en la transformant en peptone, et les globules blancs, de même que les cellules conjonctives, deviennent libres au milieu d'un liquide épais qui prend le nom de pus.

L'inflammation se limite plus ou moins, suivant le degré de virulence du Streptocoque et la résistance du sujet. Quand l'infection est causée par un Streptocoque très virulent, presque toujours il se produit au début, et parfois même avant l'apparition de l'accident local, une poussée fébrile aiguë, susceptible même d'aboutir à une mort foudroyante, comme on l'a observé dans certains cas de piqûres anatomiques. Dans ces cas, la mort peut survenir sans suppuration, mais on obtient toujours des cultures de Streptocoques du parenchyme du foie, du rein ou de la rate.

D'autres fois, un Streptocoque très virulent détermine d'emblée le long de tout un membre une rougeur érysipélateuse, un empâtement profond, puis un phlegmon diffus; cette particularité s'observe surtout lorsqu'il y a infection de la gaine des fléchisseurs du pouce ou du petit doigt.

Il nous est arrivé de ne constater aucune lésion au point d'inoculation (piqûre superficielle à l'extrémité du petit doigt) ; ce malade, un jeune homme de 25 ans, fut d'abord traité à la campagne pour une fièvre typhoïde. Au bout de trois semaines seulement se manifesta un phlegmon ganglionnaire de l'aisselle, puis apparurent divers phlegmons de la jambe, de la fesse, avec arthrite suppurée du genou, et la mort survint tardivement par suite d'une méningite suppurée à Streptocoques.

Quand l'inflammation n'est pas d'emblée diffuse, l'afflux des eucocytes vient bientôt circonscrire le foyer, et il se produit une lutte entre les Streptocoques, qui pullulent à l'envi et liquéfient une certaine étendue de tissu conjonctif, et l'organisme vivant qui cherche à opposer à leur envahissement une barrière invincible.

Le ramollissement des tissus se fait en général de la profondeur vers la superficie et dans les points où il y a le moins de résistance, puis l'abcès, s'il a été laissé à lui-même, s'ouvre au dehors. La sup-

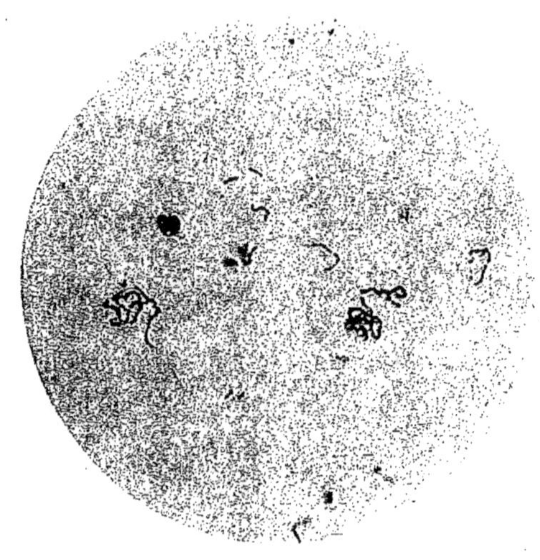

Fig. 488.

Phlegmon streptococcique à marche lente.
Streptocoques inclus dans les leucocytes. (Gr. 700 diam.)

puration continue quelque temps et la cicatrisation suit son cours.

La membrane pyogénique, à laquelle on attachait autrefois tant d'importance, n'est que la couche superficielle, infiltrée de microbes, des parois d'un abcès. Elle offre un aspect grisâtre et sanieux et souvent, dans le phlegmon diffus particulièrement, de vastes lambeaux de tissu cellulaire nagent dans le pus et sont éliminés au dehors.

Quand la couche grisâtre qui est en contact avec le pus est éliminée, la prolifération des cellules du tissu conjonctif et des leucocytes, qui ont réussi à opposer à l'inflammation une barrière efficace, donne aux parois de l'abcès un tout autre aspect.

Le fond de la plaie est alors mamelonné, d'un beau rouge vif, et se trouve constitué par ce qu'on appelle des bourgeons charnus, comme on les constatait autrefois à la surface de toute plaie suppurante en voie de guérison.

Si l'on pratique une coupe au niveau de ces bourgeons charnus, on observe un tissu embryonnaire avec de nombreuses anses vasculaires et

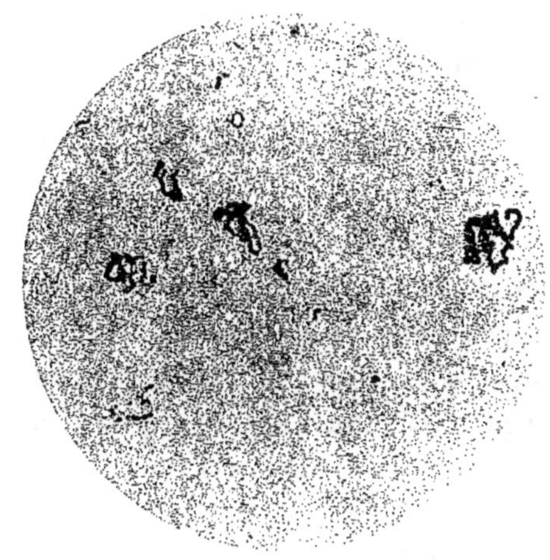

Fig. 489.

Phlegmon post-puerpéral tardif (5 mois). — Streptocoques englobés dans les leucocytes.
(Gr. 800 diam.)

sans trace de diplocoques dans la profondeur.

Ces derniers existent à peine en petit nombre au milieu de la première et de la seconde rangée des plus superficielles. Les cellules embryonnaires remplissent la cavité de l'abcès et aboutissent à une cicatrice fibreuse, en général peu rétractile.

Nous avons vu que le Streptocoque pyogène est l'agent de la fièvre puerpérale proprement dite et de l'érysipèle. Nous consacrerons toutefois à ces deux maladies, en raison de leur importance, un chapitre spécial.

LA FIÈVRE PUERPÉRALE ET L'ÉRYSIPÈLE[1]

LA FIÈVRE PUERPÉRALE

La fièvre puerpérale, moins commune aujourd'hui par suite de la vulgarisation de l'antisepsie, n'est cependant pas rare dans nos contrées, où bien des cas sporadiques passent inaperçus.

L'étude d'une vingtaine de cas, dont plus de moitié provenaient d'une récente épidémie dans un service hospitalier d'obstétrique, a fourni les matériaux de ce mémoire.

Nous passerons en revue successivement :

1° L'anatomie pathologique.

2° Les recherches microbiennes.

3° Les faits cliniques, envisagés spécialement au point de vue de l'étiologie.

ANATOMIE PATHOLOGIQUE

Presque toutes les autopsies nous ont donné les mêmes résultats.

L'abdomen contenait 500 à 800 grammes de sérosité purulente, et de nombreuses fausses membranes tirant sur le jaune, comme si l'on y eût dû rencontrer le Staphylocoque doré. Cette sérosité a donné, sans exception, une culture pure de Streptocoques.

Les bases pulmonaires étaient splénisées, partiellement atélectasiées, et leur surface présentait quelques fausses membranes fibrino-purulentes.

Le foie, jaunâtre, surtout en certains points, pesait jusqu'à 1850 gr. Les points jaunes correspondent sur les coupes à de nombreux infarctus microbiens, sans la moindre prolifération cellulaire.

Les reins volumineux, congestionnés, surtout dans la zone des pyramides de Ferein.

La rate tantôt grosse (350 gr.), tantôt de *petit volume*, sans que son hypermégalie présente le moindre rapport avec la marche ou la durée du processus infectieux.

L'utérus mal revenu sur lui-même — presque toujours sanieux par suite de la putréfaction pendant la vie des liquides de sa cavité. —

1. Mémoire présenté à l'Académie de médecine de Paris le 13 mars 1888.

L'incision des cornes montre d'ordinaire une certaine quantité de pus dans les vaisseaux et les trompes. Le pavillon est souvent enflammé, ainsi que les ovaires, qui se montrèrent dans un cas énormes, œdématiés et infiltrés de Streptocoques dans toute leur épaisseur.

Nous signalerons particulièrement deux cas où la cavité utérine n'exhalait aucune odeur fétide, et le médecin traitant pensait avoir réalisé, en raison de cette particularité, une antisepsie rigoureuse. Jamais nous n'avons trouvé plus de Streptocoques.

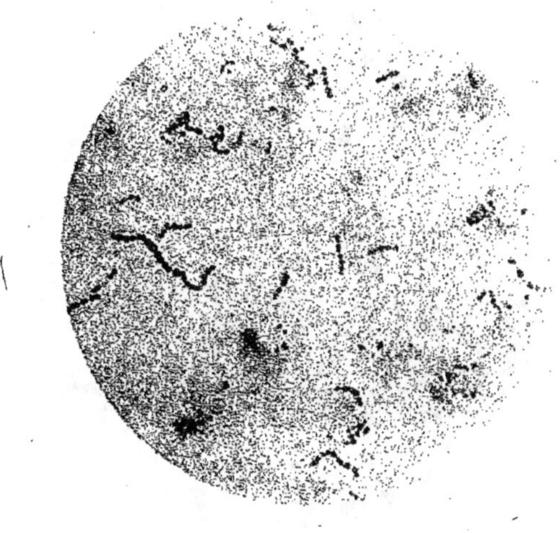

Fig. 490.

Fièvre puerpérale suraiguë. Sérosité péritonéale. (Gr. 1000 diam.

Nous nous sommes d'ailleurs toujours placés dans les meilleures conditions pour éviter toute altération cadavérique et la plupart de nos cultures et examens ont été faits pendant la vie ou immédiatement après la mort.

RAPPORTS ENTRE LA FIÈVRE PUERPÉRALE, LES ABCÈS A STREPTOCOQUES ET L'ÉRYSIPÈLE

ÉTUDE BACTÉRIOLOGIQUE ET EXPÉRIMENTALE

A chaque autopsie, nous avons pratiqué la culture immédiate du liquide péritonéal, des parenchymes du foie, des reins, de la rate, de l'urine de l'uretère et de la vessie, etc., etc.

Nous avons recueilli d'autres cultures sur des malades présentant des formes bénignes de l'infection puerpérale : abcès multiples — pleurésie, etc., etc.

Toujours et sans exception nous avons obtenu le même microbe, répondant à la description du *Streptococcus erysipelatis de Fehleisen* et du *Streptococcus pyogenes de Rosenbach*. — Le pus du péritoine seul nous a donné des cultures impures dans deux ou trois cas où il avait

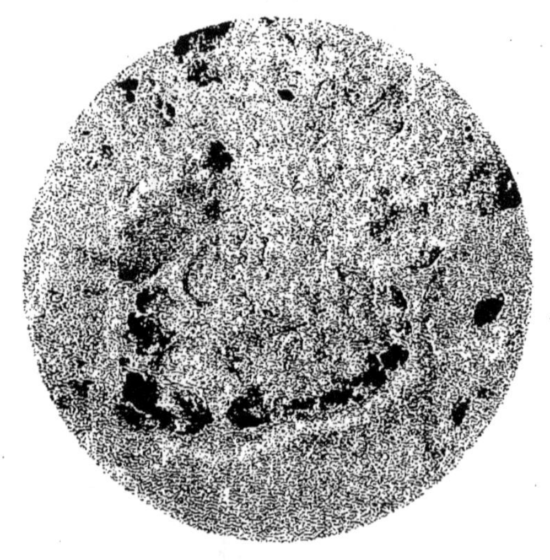

Fig. 491.

Mammite puerpérale à Streptocoques. Acini remplis de zooglées.
(Gr. 80 diam.)

été étudié tardivement, c'est-à-dire quelques heures après la mort.

L'examen des coupes a toujours montré des embolies microbiennes considérables dans les capillaires des principaux viscères. Ces embolies sont constituées uniquement par des masses de Streptocoques.

Nous citerons particulièrement une pièce curieuse de suppuration de la glande mammaire dans sa totalité, chez une malade atteinte de fièvre puerpérale. Cette pièce a été recueillie par notre collègue Hallé, dans le service du Dr Guyot, à Beaujon, en 1884.

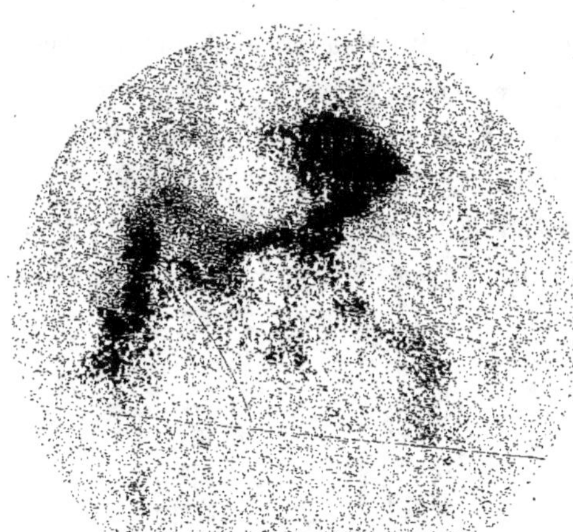

Fig. 492.

Fièvre puerpérale suraiguë. Zooglée du foie ayant donné une culture pure de Streptocoques.
(Gr. 800 diam.)

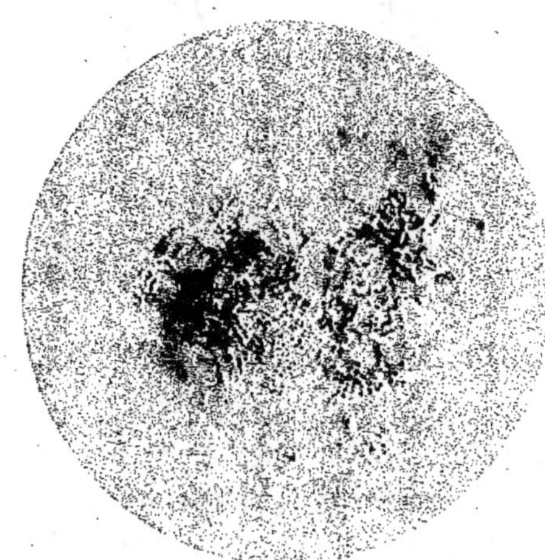

Fig. 493.

Infection streptococcique. — Zooglée de Streptocoques dans le rein.
(Gr. 800 diam.)

Les coupes de la muqueuse utérine, surtout au niveau de l'insertion placentaire, se montrent criblées de chaînettes. Deux fois nous y y avons rencontré en même temps des follicules tuberculeux avec les bacilles caractéristiques, ces derniers en petit nombre.

Nous avons recueilli également des cultures pures du Streptocoque puerpéral dans une pustule sous-épidermique du doigt d'une sage-femme qui venait, après avoir soigné quelques jours avant plusieurs

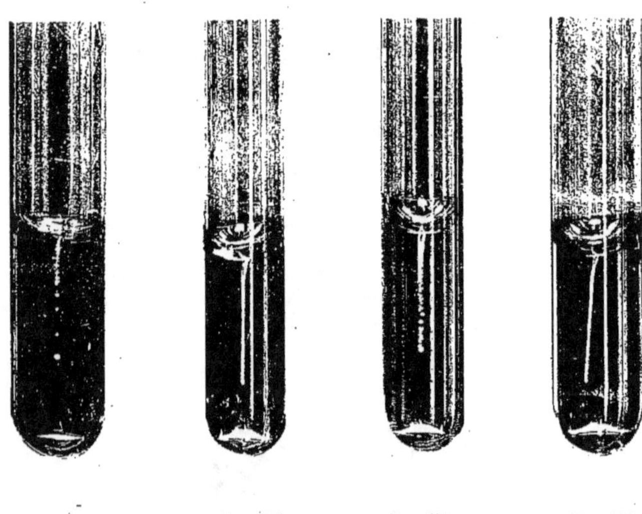

Fig. 494. Fig. 495. Fig. 496. Fig. 497.

Streptocoque pyogène. Streptocoque puerpéral. Streptocoque de l'érysipèle.

Cultures sur gélatine.

femmes prêtes à succomber, d'inoculer inconsciemment la fièvre puerpérale à une jeune parturiente de 17 ans (voir fig. 513).

L'analyse bactériologique de tous les cas de fièvre puerpérale mortelle ou d'infection puerpérale bénigne à manifestations variables nous a donc démontré la présence constante et unique d'un même Streptocoque.

Les cultures de ce microbe ressemblent sur tous les milieux à celles du Streptocoque de l'érysipèle et du Streptocoque pyogène ; la colonie est composée de petites sphérules d'autant plus grêles qu'elles sont plus tassées. Elles peuvent former une colonie presque continue (fig. 496 et 497).

Les Streptocoques de l'une ou de l'autre provenance sont frappés de mort par la dessiccation et se reproduisent uniquement par scissiparité. Ils ne résistent pas à une température de 60° centigrades et leurs cultures deviennent stériles si on ne prend pas soin de les renouveler tous les deux mois environ.

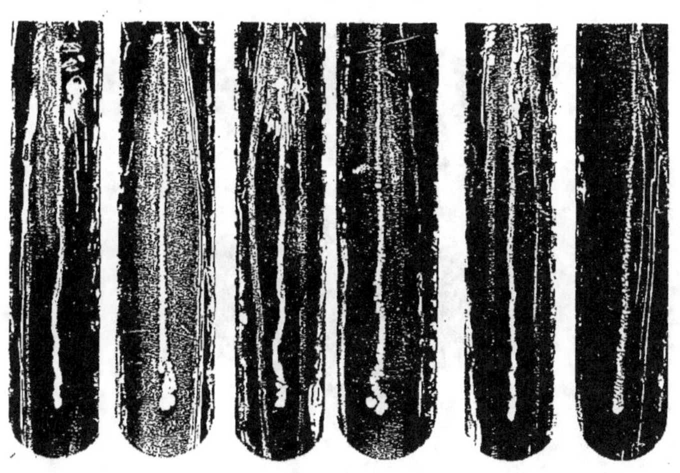

Fig. 498 et 499.   Fig. 500 et 501.   Fig. 502 et 503.

Streptocoque pyogène.   Streptocoque puerpéral.   Streptocoque de l'érysipèle.

Cultures sur agar-agar.

Quels rapports existent entre ces trois Streptocoques tellement semblables sur les cultures, que la comparaison impartiale entre une quinzaine de tubes de chaque provenance, dont nous voilions les étiquettes, est toujours restée infructueuse pour la découverte de caractères différentiels bien tranchés et propres à chacun d'eux?

Nous avons pratiqué l'inoculation aux animaux. Afin d'éviter toute lésion mécanique, comme il arrive à la suite de l'injection sous-cutanée d'une certaine quantité d'un bouillon de culture, nous avons procédé de la façon suivante : nous pratiquons sous l'épiderme de la face interne de l'oreille d'un lapin blanc une piqûre oblique avec une grosse aiguille de platine, pointue, préalablement stérilisée et bien refroidie.

Aussitôt nous introduisons au fond de cette plaie minuscule quelques traces de culture. Un petit abcès se forme et atteint le volume d'un grain de millet ou d'une lentille.

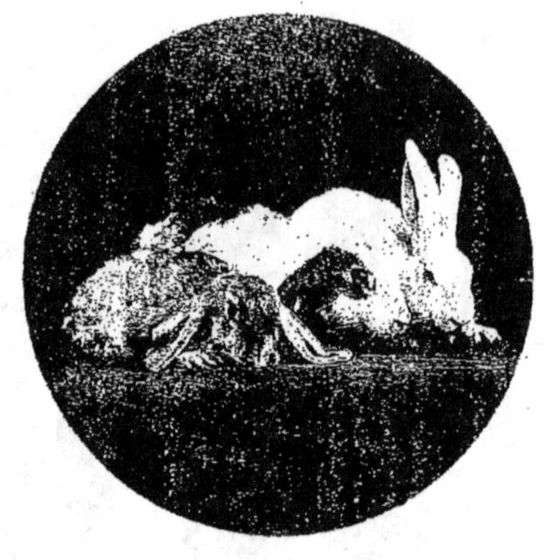

Fig. 504.

Trois lapins inoculés à l'oreille du Streptocoque de l'érysipèle, du Streptocoque puerpéral et du Streptocoque pyogène, 48 heures après l'inoculation.
Le premier lapin est mourant (Érysipèle infectieux).
Le deuxième est mort 24 heures plus tard (Fièvre puerpérale).
Le troisième n'a présenté qu'un petit abcès avec lymphangite de peu d'étendue et a survécu (Phlegmon circonscrit à Streptocoques.)

Les cultures d'*érysipèle* nous ont en outre donné presque toujours l'érysipèle, parfois suivi de mort, après un gonflement énorme des deux oreilles et de la tête. A l'autopsie : Streptocoques dans le foie, la rate, les reins et l'urine.

Certaines inoculations sont restées infructueuses — en ce sens que le petit abcès seul évoluait comme d'ordinaire.

Deux de nos Streptocoques, provenant d'érysipèles à forme typhoïde et suivis de mort, sont d'une virulence exceptionnelle. — D'autres donnent des érysipèles plus bénins.

Dans les cas graves, nous avons observé des phlyctènes et des plaques gangréneuses.

L'anatomie pathologique de l'oreille du lapin atteint d'érysipèle est identique à celle de la peau de l'homme atteint de la même maladie.

L'inoculation du Streptocoque pyogène nous a toujours donné un petit abcès. Plusieurs fois nous avons obtenu, après l'inoculation de Streptocoques provenant d'abcès chauds, une rougeur érysipélateuse qui ne s'est pas étendue au delà de quelques centimètres; d'autres Streptocoques de provenance analogue ont déterminé *un véritable érysipèle* des deux oreilles, se comportant comme les érysipèles bien caractérisés, mais de forme bénigne.

L'inoculation du Streptocoque puerpéral nous a donné presque toujours l'érysipèle, et cet érysipèle s'est montré plusieurs fois mortel.

Ces érysipèles du lapin, causés par l'inoculation de Streptocoques provenant indifféremment de l'*érysipèle* de l'homme, de la *fièvre puerpérale*, ou des *abcès chauds*, sont identiques. La dermite infectieuse est simplement plus fréquente et plus grave quand on inocule les Streptocoques provenant des deux premières sources, le microbe paraissant jouir en pareil cas d'une virulence spéciale.

Nous verrons plus loin que ces données sur la virulence variable du Streptocoque pyogène, établies et démontrées en 1888 dans notre mémoire à l'Académie de médecine, ont reçu une pleine et entière confirmation dans les expériences de Marmorek sur l'exaltation de la virulence du Streptocoque de Fehleisen et la sérothérapie de l'infection streptococcique.

ÉTUDE CLINIQUE DE L'INFECTION STREPTOCOCCIQUE

Il n'est pas sans intérêt de comparer, aux lésions expérimentales variables produites chez le lapin par l'inoculation de Streptocoques sous l'épiderme de la peau de l'oreille, la diversité des manifestations de l'infection streptococcique chez l'homme : suppuration simple, suppuration compliquée de rougeur érysipélateuse, érysipèle franc, érysipèle greffé sur une plaie suppurante, érysipèle compliqué d'une suppuration secondaire, infection puerpérale dans toutes ses formes, septicémie puerpérale foudroyante sans péritonite, ovarites, salpingites, phlegmons péri-utérins et abcès métastatiques.

Telles sont les lésions si diverses que peut produire, suivant le point et la modalité de l'infection, le degré de virulence du microbe et de résistance de l'organisme, le Streptocoque d'Ogston.

Nous en donnerons quelques exemples cliniques :

A. SUPPURATION SIMPLE

Tantôt le Streptocoque ne produit aucune rougeur de la peau.

Nous l'avons observé dans ces conditions nombre de fois, qu'il s'agisse d'infection sous-cutanée ganglionnaire ou viscérale.

Nous citerons les cas suivants :

1° Abcès ganglionnaire de l'aisselle, après une plaie du pouce.

2° Énorme phlegmon du creux poplité, contenant un demi-litre de pus et guéri en 12 jours.

3° Abcès ganglionnaire sous-maxillaire.

4° Septicémie consécutive à une pyélo-néphrite suppurée, chez une opérée de néphrectomie.

5° Septicémie foudroyante, survenue 48 heures après une opération de cancer du sein. Le foie contenait de petits noyaux cancéreux. Tous les viscères présentaient des Streptocoques.

6° Kystes hydatiques multiples et suppurés du foie.

7° Septicémie à marche lente, à la suite d'une plaie insignifiante de l'auriculaire. Le sujet fut pris d'un état typhoïde avec douleurs articulaires et l'on ne reconnut qu'au bout de trois semaines un énorme phlegmon ganglionnaire de l'aisselle, sans rougeur de la peau. Puis, un phlegmon de la jambe, une arthrite suppurée des deux genoux, un phlegmon profond de la fesse et, au bout de cinq semaines, une méningite suppurée, qui amena la mort.

B. SUPPURATION AVEC ROUGEUR ÉRYSIPÉLATEUSE

Souvent au contraire nous avons vu coïncider avec la présence des Streptocoques dans le pus une lymphangite des plus marquées ou bien une rougeur érysipélateuse fixe et sans dissémination loin des foyers suppurés. Nous citerons quelques observations :

1° Lymphangite de la cuisse. Abcès consécutif.

2° Plaie du doigt. Lymphangite. Trois abcès sur le trajet des lymphatiques de l'avant-bras.

3° Double panaris des gaines tendineuses palmaires compliqué de pustules sous-épidermiques de la région thénar.

4° Panaris. Phlegmon de la gaine palmaire. Lymphangite étendue. Adénopathies multiples.

5° Blessure du doigt. Lymphangite. Phlegmon du dos de la main. Décollement de la peau dorsale, infiltrée de microbes.

6° Phlegmon diffus de la grande gaine palmaire, à la suite d'une plaie de la face dorsale du petit doigt, au niveau de la première articulation phalangienne, avec arthrite suppurée de cette articulation et propagation à tout l'avant-bras.

7° Abcès des ganglions sterno-mastoïdiens et sous-maxillaires avec lymphangite.

8° Abcès de la bourse séreuse olécranienne (lymphangite.)

9° Phlegmon de la fesse avec rougeur et gonflement énorme.

10° Vaste abcès sous-cutané de l'avant-bras, d'apparence érysipélateuse.

11° Lymphangite et gangrène des bourses à la suite d'une ponction d'hydrocèle avec un trocart malpropre.

12° Lymphangite érysipélateuse de tout le membre inférieur, suivie de phlegmon diffus sous-cutané et d'abcès ganglionnaire de l'aine.

13° Septicémie de cause obscure, avec phlegmon érysipélateux de la paroi thoracique gauche et arthrite purulente du poignet gauche, suivie de mort.

C. ÉRYSIPÈLE SIMPLE

L'érysipèle franc se produit souvent sans trace de suppuration. — C'est ainsi que, dans la plupart des érysipèles de la face, la plaie d'inoculation, minuscule, demeure inaperçue.

Dans un de ces cas, terminé par la guérison, nous avons obtenu, dès le début de la maladie, par la culture de l'urine recueillie avec toutes les précautions de rigueur dans la vessie, et sans complication d'albuminurie, des *Streptocoques* à l'état de pureté.

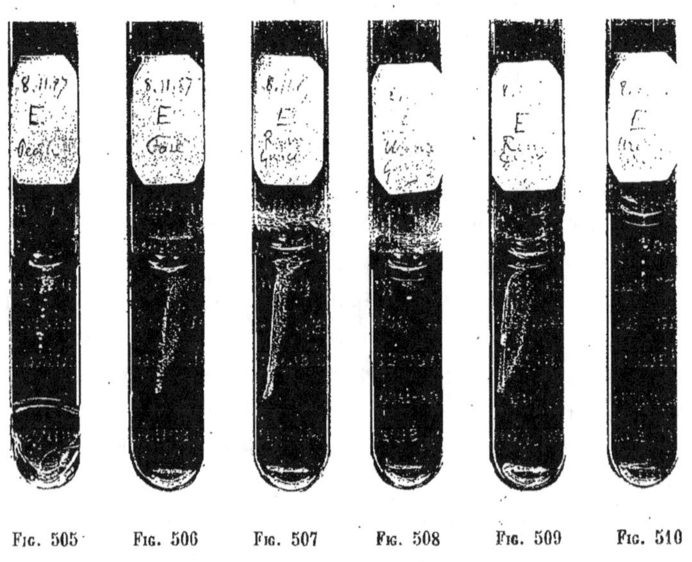

Fig. 505   Fig. 506   Fig. 507   Fig. 508   Fig. 509   Fig. 510

Fig. 505 à 510.

Première culture du suc des viscères et de l'urine provenant d'un cas d'érysipèle franc de la face, suivi de mort.

Un autre malade, atteint d'un sarcome généralisé des os du bassin, a succombé en quelques jours, avec une phlébite infectieuse, à la suite de l'apparition d'un érysipèle de la face. Les Streptocoques existaient dans tous les viscères, et surtout dans les noyaux cancéreux du foie, dans la bile, dans l'urine des deux uretères et de la vessie. Il n'y avait de pus nulle part.

D. ÉRYSIPÈLE GREFFÉ SUR UNE PLAIE SUPPURANTE

Dans les cas suivants, nous avons vu l'érysipèle se greffer sur une suppuration antérieure :

1° Érysipèle à la suite d'une saignée du pli du coude; mort.

2° Érysipèle à la suite de l'inflammation d'un ulcère variqueux.

3° et 4° Deux cas d'érysipèle suivis de mort à la suite d'amputation du sein et ayant débuté après plusieurs jours de suppuration simple.

5° Érysipèle de la face et du cuir chevelu, compliqué de phlegmon diffus péri-crânien, où coexistaient avec le Streptocoque de l'érysipèle les Staphylocoques doré et blanc. Dans tous les viscères on observait, à l'état de pureté, le Streptocoque de l'érysipèle.

6° Érysipèle spontané, survenu chez une femme atteinte de cancer du sein inopérable et de cancer secondaire du foie, et ayant déterminé la mort avec généralisation des Streptocoques, particulièrement dans les noyaux cancéreux du foie.

La coupe du cancer du sein ulcéré nous a permis de suivre la pénétration des microbes, qui foisonnaient à sa surface et dans les espaces lymphatiques profonds, d'où ils avaient déterminé l'infection générale.

E. ÉRYSIPÈLE SUIVI DE SUPPURATION SECONDAIRE

Plusieurs fois, l'érysipèle s'est montré, au contraire, l'origine d'une suppuration. Nous insisterons particulièrement sur ces cas, pour démontrer qu'on a rangé à tort le Streptocoque de l'érysipèle parmi les microbes non pyogènes.

1° Érysipèle de la jambe. Trois abcès péri-malléolaires pendant la convalescence. La peau, examinée, présentait une infiltration embryonnaire profonde du derme, comme dans tous les cas d'érysipèle.

2° Érysipèle évoluant autour d'une petite plaie du coude. Phlegmon consécutif de la bourse séreuse olécrânienne et des gaines dorsales du poignet.

3° Un homme atteint de cancer de l'estomac, propagé au foie, meurt d'une péritonite séro-purulente à la suite d'un érysipèle spontané de la face.

4° En 1885, un malade du service de clinique de la Pitié meurt de péritonite purulente à Streptocoques, à la suite d'un érysipèle de la face, survenu après une opération de cancer.

5° Une jeune femme, opérée de cancer du sein, et portant un foie cancéreux méconnu de cinq kilogrammes, meurt avec les signes d'une péritonite quatre jours après l'opération. Peu d'accidents locaux. Partout des Streptocoques. Beaucoup de liquide séro-purulent dans le péritoine.

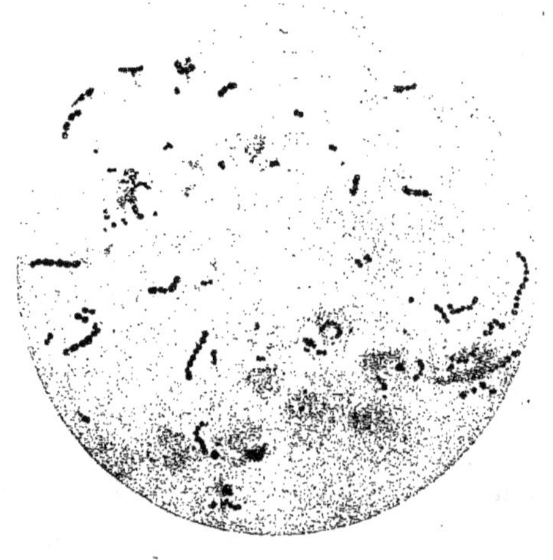

Fig. 511.

Phlegmon sous-cutané survenu dans la convalescence d'un érysipèle. Chainettes incluses dans les leucocytes. (Gr. 1000 diam.).

Dans ces trois cas, nous ne pouvons affirmer si l'ascite préexistait ou non à l'infection érysipélateuse.

6° Il n'en est pas de même dans le cas suivant, où, à l'occasion d'un érysipèle, le liquide d'une ascite préexistante s'est trouvé infecté par les Streptocoques.

En 1885, à la Pitié, dans le service du Dr Lancereaux, nous avons observé un malade atteint de cirrhose atrophique avec ascite ; le 24 janvier, se manifeste un érysipèle de la face, qui s'étend de la cuisse, se complique de lymphangite tronculaire et d'adénite inguinale, et tue le patient au bout de six jours avec les signes d'une péritonite.

Le liquide péritonéal, séro-purulent, abondait en Streptocoques. Ce malade présenta également, dans les derniers jours, une arthrite infectieuse du genou.

F. FIÈVRE PUERPÉRALE

Passons en revue, à leur tour, nos observations d'infection puerpérale :

Toute une série, identique par l'anatomie pathologique, ne présente d'intérêt que par la chronologie. Les dates du 6 juillet 1886, des 3 et 25 janvier 1887, du 2 septembre 1887, des 6, 12, 15, 31 janvier 1888, des 3, 11, 12, 24, 25, 28 février 1888, prouvent que la maladie était endémique dans le service hospitalier d'où proviennent tous ces cas.

A part une seule autopsie, remarquable par la présence d'une quantité extrêmement petite de pus dans le petit bassin, tous les cas ont présenté les lésions banales de la péritonite séro-purulente d'origine utérine, que nous avons décrites plus haut. Les formes anormales sont plus intéressantes au point de vue clinique.

Deux observations, provenant l'une de la ville, l'autre de la campagne, sont remarquables par la coïncidence, avec la péritonite puerpérale, d'un érythème scarlatiniforme généralisé. Ces deux cas ont été notés par les médecins comme des cas mortels de « Scarlatine » chez des femmes en couches.

Nous avons deux fois observé ces mêmes exanthèmes scarlatiniformes dans des cas de lymphangite infectieuse à Streptocoques, suivie de guérison.

Chez une autre malade atteinte d'infection puerpérale, la mort n'est survenue qu'au bout de quinze jours, après l'apparition d'un gonflement phlegmoneux d'un bras et d'une arthrite purulente du poignet opposé, compliqués de phlyctènes purulentes et de plaques de sphacèle.

Une autre malade, plus heureuse, a surmonté les accidents d'infection générale pour ne présenter comme lésion streptococcique grave qu'une pleurésie purulente de quatre litres. Traitée d'emblée par l'opération d'Estlander, cette femme a parfaitement guéri.

Cette localisation pleurale du Streptocoque d'origine post-puerpérale n'est pas rare, et à la Pitié, en 1881, nous avions déjà constaté dans le service du D' Bernutz, à l'autopsie d'une jeune femme devenue cachectique à la suite d'une fausse couche, une pleurésie purulente enkystée très limitée provenant d'un petit abcès métastatique du poumon, et prête à s'ouvrir spontanément en dehors.

Une des femmes citées plus haut, à propos de l'épidémie que nous avons étudiée à l'Hôtel-Dieu de Reims, a présenté pour tout accident une collection purulente énorme de l'épaule, sans rougeur, qui guérit à la suite de trois ponctions aspiratrices, et un phlegmon de la jambe, également sans rougeur, qui dut être incisé.

Une autre personne, atteinte de déchirure du périnée, contracta un érysipèle de la vulve, qui s'étendit jusqu'aux pieds, et présenta, pendant sa convalescence, un phlegmon de la fesse sans rougeur de la peau.

Une troisième fut atteinte d'un phlegmon sus-épineux profond sans lymphangite superficielle.

Nous citerons également une femme atteinte de cancer du sein et du foie, contagionnée manifestement par le Streptocoque puerpéral, et morte avec une péritonite séro-purulente. L'ascite ne s'est manifestée qu'après l'apparition de l'exanthème thoracique.

Une opérée de cancer du sein présenta au huitième jour une simple gouttelette de pus sur le trajet d'une suture. Bientôt après elle était atteinte d'un érysipèle ambulant du thorax, et mourut avec généralisation des Streptocoques dans tous ses viscères.

Rien de plus intéressant au point de vue clinique que les manifestations si variées de l'infection par un même Streptocoque, de provenance unique probable, et qui a tué pendant de longs mois, à l'Hôtel-Dieu de Reims, malades de médecine, de chirurgie et parturientes, se propageant de l'un à l'autre par transmission directe dans l'intérieur même de l'hôpital.

L'exposé de ces faits confirme les données de l'expérimentation et prouve :

1° Que le Streptocoque pyogène de Rosenbach évolue souvent avec une lymphangite ou une rougeur érysipélateuse.

2° Que le Streptocoque puerpéral peut occasionner, soit la péritonite puerpérale, soit diverses formes d'infection plus bénignes : phlegmons, pleurésie purulente, etc., etc., et même de véritables érysipèles bien caractérisés.

3° Que le Streptocoque de Fehleisen, tout en étant l'agent de l'érysipèle franc, peut être aussi le point de départ de phlegmons circonscrits, de péritonite ou d'arthrites purulentes.

Chez le lapin, les Streptocoques de ces trois provenances déterminent presque toujours la formation d'un petit abcès, puis un érysipèle d'une gravité variable.

On voit donc que les faits cliniques viennent corroborer l'unité presque certaine à la suite des simples recherches bactériologiques du Streptocoque pyogène en tant qu'agent de l'érysipèle et de la fièvre puerpérale.

ÉTIOLOGIE DE LA FIÈVRE PUERPÉRALE

Comment se produit la fièvre puerpérale?

Le microbe ou bien : 1° préexiste dans le vagin; 2° ou bien il est apporté par l'air ; 3° ou par contagion directe (doigts, instruments, etc.).

L'analyse bactériologique du mucus vaginal faite dans nombre de cas avant et après l'accouchement, nous a souvent donné le Staphylocoque doré, toujours des bactéries saprogènes, surtout dans les cas de lochies fétides, mais jamais le Streptocoque puerpéral. Aucune de ces femmes n'a succombé aux accidents puerpéraux (1887 et 1888).

Au contraire toutes les femmes atteintes d'accidents puerpéraux proprement dits présentaient, au cours de ces accidents, le Streptocoque.

Bien mieux, la muqueuse utérine, chez deux d'entre elles, n'exhalait aucune odeur fétide.

Les bactéries de putréfaction sont en effet loin d'être favorables au développement du Streptocoque, qui souvent se trouve étouffé et

frappé de mort au milieu d'elles et chez ces deux femmes le Streptocoque pullulait dans l'utérus.

Nous tenons donc à affirmer que les accidents puerpéraux proprement dits sont causés par l'inoculation du seul Streptocoque, qui vient
se cultiver sur cette surface d'absorption immense, la plaie utérine.

Les autres microbes causent la fétidité des lochies, et cette putréfaction est sans rapport avec l'infection puerpérale proprement dite.
Car nous refusons ce nom aux péritonites purulentes à Staphylocoques
ou à Bacterium Coli, qu'on a parfois observées à la suite des déchirures
de l'utérus ou du vagin chez les parturientes. Ces cas d'infections sont
de simples péritonites traumatiques accidentelles.

La fièvre puerpérale est une maladie typique, essentiellement épidémique et contagieuse, et le Streptocoque pyogène est son agent exclusif.

La fétidité simple des lochies occasionne une fièvre plus ou moins
durable mais en général bénigne. Le Streptocoque seul tend à déterminer une infection péritonéale rapide.

Les microbes de putréfaction les plus variés se rencontrent dans
les lochies fétides ; et, parmi eux, on rencontre le plus souvent ces
nombreuses variétés de bactéries que nous avons isolées à l'état de
pureté de l'urine pathologique et qui, par voisinage, ne peuvent man-
quer de pulluler dans le vagin et l'utérus des femmes mal soignées.

D'après nos recherches nous croyons exceptionnel que le Streptocoque existe fréquemment dans le vagin avant les couches.

Se propage-t-il par l'air? — Nous ne citerons qu'un seul fait, absolument négatif : toutes les sages-femmes du service d'obstétrique de
l'Hôtel-Dieu de Reims ont été conviées par leur professeur à assister
à l'autopsie d'un cas sporadique de fièvre puerpérale : aucune d'elles
n'a touché le cadavre ni les pièces.

Il ne s'est produit dans le service, à la suite de cette imprudence,
aucun cas de puerpéralité.

Au contraire l'inoculation directe est prouvée par les cas sporadiques
observés à la campagne. Les exemples abondent :

1° Un médecin de l'hôpital d'une petite ville, où il soigne fréquemment des phlegmons et des érysipèles, est appelé pour accoucher

dans un village une mère de huit enfants. Cette femme succombe à la fièvre puerpérale.

2° Un autre médecin inocule la fièvre puerpérale à deux parturientes, et une paysanne qui a lavé, avec des crevasses aux mains, des linges contaminés, succombe peu après à la suite d'un érysipèle phlegmoneux du bras droit.

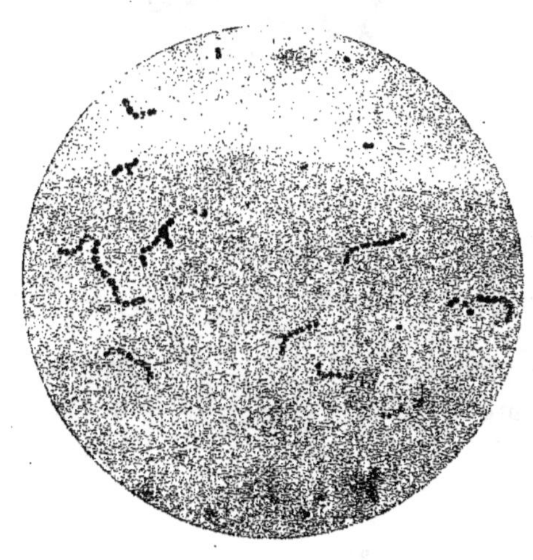

Fig. 512.

Érysipèle phlegmoneux post-puerpéral. (Gr. 1000 diam.)

3° Une sage-femme contracta, en soignant un cas de puerpéralité, une pustule de l'index et un érysipèle ambulant, dont elle mourut. Nous avons obtenu dans ce cas, pendant la vie, de la peau de la jambe où s'était étendu de proche en proche l'érysipèle, une culture pure de Streptocoques.

4° Une autre sage-femme soignait deux personnes atteintes chacune de la fièvre puerpérale. Une nouvelle accouchée reçoit les soins de cette personne et tombe malade à son tour. Nous apprenons que la sage-femme est elle-même souffrante : nous l'examinons et nous constatons qu'elle portait au pouce, sous un cataplasme, une pustule sous-épidermique compliquée de lymphangite, et dont le pus nous a donné des cultures pures de Streptocoques.

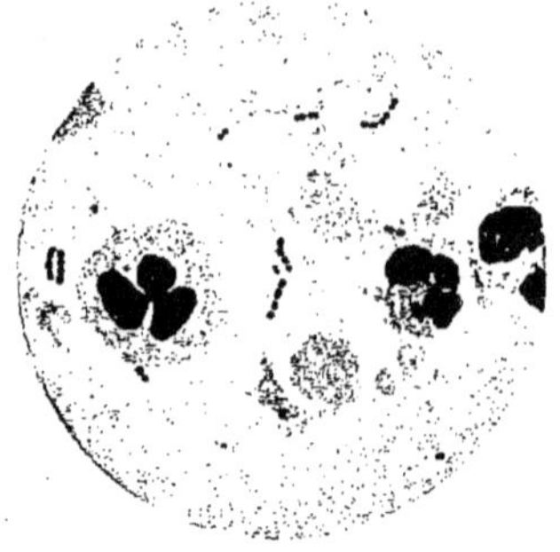

Fig. 513

Pustule du pouce d'une sage-femme contaminée. (Gr. 800 diam.).

La malheureuse, s'exposant elle-même en soignant sans propreté deux femmes préalablement contaminées, avait sans le savoir infecté

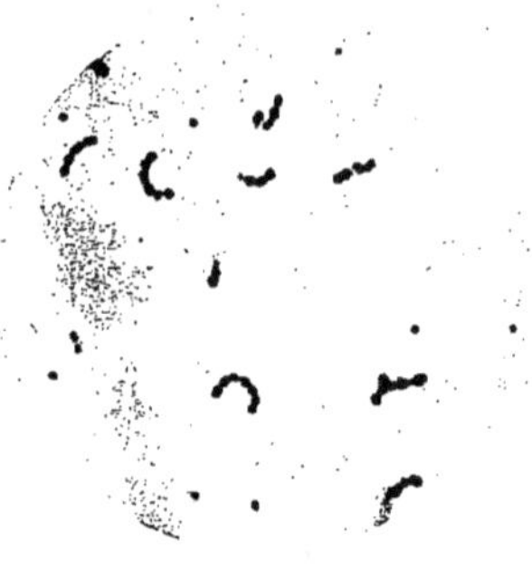

Fig. 514

Sérosité péritonéale d'une des femmes contaminées par cette sage-femme.

directement une troisième parturiente, à peine âgée de 18 ans, qui mourut en quelques jours.

La contagion directe nous paraît donc être la cause réelle de l'infection puerpérale.

Cette maladie est endémique en Europe. Tous les sujets portant des érysipèles ou des abcès à Streptocoques peuvent la propager, de même qu'ils peuvent également s'infecter eux-mêmes.

L'origine de notre épidémie paraît d'ailleurs avoir été une servante des parturientes, atteinte d'érysipèle à répétition.

L'érysipèle à répétition est en effet causé par le même Streptocoque que l'érysipèle commun, et, en examinant avec soin le point de départ habituel de la dermite infectieuse, on trouve toujours une plaque de dermite chronique, qui est, à chaque nouvelle atteinte, le point de départ de l'exanthème.

Nous avons fait dans cinq cas analogues la même observation : Ces érysipèles à répétition sont curables par l'application locale prolongée du sublimé ou d'autres antiseptiques.

DURÉE DE VIRULENCE DES OBJETS CONTAMINÉS PAR LE STREPTOCOQUE

Le Streptocoque peut conserver très longtemps sa virulence. Nous en donnerons quelques exemples probants.

1° Une femme meurt d'érysipèle opératoire à l'Hôtel-Dieu de Reims : son lit est souillé de pus.

On désinfecte les draps, mais non la paillasse.

Une autre opérée, couchée dans le même lit quelques jours après le décès de cette femme, était déjà en voie de guérison : on oublie de changer son pansement ; les liquides de la plaie coulent et viennent s'infecter au contact de la paillasse contaminée ; la malade prend un érysipèle et meurt.

2° Une jeune femme, épousée en secondes noces, meurt de fièvre puerpérale : elle venait d'accoucher sur le même lit que la première femme du même mari, morte plus de 18 mois auparavant de la même maladie. — Les Streptocoques, qui existaient encore à l'état virulent dans le matelas non désinfecté, s'étaient propagés par les lochies jusque dans la cavité utérine.

Comment survient la mort dans la fièvre puerpérale? Nos recherches nous ont toujours démontré des embolies microbiennes généralisées.

La recherche des poisons chimiques produits par le Streptocoque est des plus délicates.

Les poisons albuminoïdes ou toxalbumines nous ont paru jouir d'une importance plus grande que les ptomaïnes cristallisables.

Toutefois la formation des poisons chimiques est inséparable de la présence au sein même de l'économie des Streptocoques.

PHLÉBITES A STREPTOCOQUES

Deux mois et demi après notre communication et le dépôt de ce mémoire à l'Académie de médecine, notre ami le Dr Widal faisait présenter à l'Académie, par le professeur Cornil, le résultat de ses recherches, à peu près contemporaines des nôtres.

Widal, en inoculant à l'oreille du lapin des cultures de Streptocoques provenant de six cas de puerpéralité, a déterminé indifféremment des plaques érysipélateuses et de petits abcès[1].

Il a rencontré, chez les malades atteintes de fièvre puerpérale, le Streptocoque dans l'épaisseur du tissu utérin, dans les abcès métastatiques et particulièrement dans les caillots de la *phlegmatia alba dolens* dont la forme infectieuse, observée après l'accouchement, est en relation avec l'infection par le Streptocoque puerpéral.

Les recherches de Widal ont donc confirmé absolument les observations que nous avions faites sur un plus grand nombre de malades.

Le microbe en chaînettes, décrit par Cozé et Feltz en 1869 dans les cas de fièvre puerpérale, puis par Recklinghausen 1871, Valdeyer, Orth, Pasteur en 1879, est donc bien le seul microbe de l'infection puerpérale type. C'est le Streptocoque de Ogston.

On a prétendu, à l'exemple de Doléris (1880) que la fièvre puerpérale évoluait avec des formes variables suivant le microbe pathogène. Le microbe en chaînettes produirait d'après lui une pyohémie lente. Le diplocoque, des suppurations dites rapides. Les bacilles, une septicémie foudroyante évoluant presque sans suppuration.

---

1. Bull. Acad. méd. 27 mai 1888.

Fränkel en 1884, et quelques autres auteurs, tels que Brieger, en 1888, prétendent avoir observé des cas d'infection puerpérale dus à une bactérie pyogène.

Les conditions spéciales dans lesquelles nous avons pratiqué nos autopsies, presque toutes nos observations ayant été faites pendant la vie ou aussitôt après la mort, nous permettent d'affirmer, comme nous l'avons signalé plus haut, que, dans les cas d'infection puerpérale type, le seul organisme pathogène est le Streptocoque.

Cette origine streptococcique pure de la fièvre puerpérale proprement dite vient d'être vérifiée cette année même par notre ami le Dʳ Marcotte, dans un grand service d'accouchements.

La condition essentielle est d'éviter toute invasion de la flore microbienne cadavérique.

Si l'on fait l'autopsie vingt-quatre heures après la mort, on trouve en effet le plus fréquemment dans le péritoine, à côté du Streptocoque, des bacilles qui ont émigré de la cavité intestinale et déterminé la putréfaction contenue dans la séreuse.

Le liquide péritonéal que l'on peut extraire par ponction pendant la vie ou bien au moment de la mort chez une malade qui succombe à la fièvre puerpérale est bien différent du liquide recueilli à l'autopsie au bout de vingt-quatre heures. Au moment de la mort le péritoine contient une sérosité louche et sans odeur où nagent un certain nombre de fausses membranes fibrineuses purulentes.

Plus tard, on rencontre un liquide sanieux et d'une fétidité remarquable, infecté par divers bacilles, notamment par le *Bacterium coli commune*.

Il n'est pas inutile de rappeler ici que dans plusieurs cas de fièvre puerpérale, terminés par la mort et où le médecin traitant croyait avoir pratiqué l'antisepsie vagino-utérine, nous avons trouvé des Streptocoques à l'état de pureté dans toute l'épaisseur du tissu utérin, dans le péritoine et dans les viscères. Dans ces cas types, la cavité utérine n'exhalait aucune odeur désagréable.

Ces faits sont importants à signaler pour permettre aux cliniciens d'éviter cette erreur qui consiste à attribuer à la soi-disant fièvre de lait, sous prétexte qu'il n'existe pas de fétidité de l'écoulement vaginal, une élévation de température qui est trop souvent un début menaçant d'infection puerpérale.

L'infection puerpérale est donc sans rapport avec la fétidité des lochies. Le Streptocoque à l'état de pureté ne donne aucune odeur, bien que lui seul se montre réellement nocif.

Des femmes malpropres et accouchées sans les moindres précautions antiseptiques guérissent au contraire sans encombre avec des lochies d'une abondance et d'une fétidité extrême, quand le vagin n'est infecté que de microbes saprophytes.

La fièvre puerpérale est *une* au point de vue bactériologique.

Les cas où l'on a observé, comme Fränkel et d'autres auteurs, des Staphylocoques et des Bacilles chez des femmes atteintes de péritonite puerpérale mortelle, se rapportent à des infections multiples ayant pour origine des déchirures cervicales, vaginales ou vulvaires, où végétaient les microbes les plus variés.

La fièvre puerpérale typique, celle qui survient après un accouchement simple et se montre épidémique, est due à la propagation exclusive du Streptocoque.

AUTRES SEPTICÉMIES A STREPTOCOQUES

1º NÉPHRITE ASCENDANTE A STREPTOCOQUES

Nous avons déjà signalé, à propos du Staphylocoque doré, la néphrite ascendante spontanée et expérimentale due à ce micro-organisme.

La néphrite ascendante peut avoir également comme agent pathogène le Streptocoque, soit seul, soit associé aux divers bacilles que nous décrirons plus loin. Nous donnons ci-contre la photographie d'une colonie de Streptocoques dans le rein de l'homme, à la suite de l'évolution d'une néphrite ascendante bi-latérale.

2º ANGINE DE LUDWIG

Parmi les autres formes rapidement mortelles de l'infection par le Streptocoque pyogène, nous citerons particulièrement l'*Angine de Ludwig*.

Cette affection, connue depuis la description clinique faite par Ludwig en 1836, est une sorte d'érysipèle phlegmoneux du pharynx et de la région sous-maxillaire. — Les Streptocoques obtenus des cas mortels sont d'une virulence extrême. — La mort survient d'ailleurs le plus souvent en 24 heures, avec une dureté ligneuse du pharynx et du plancher buccal, compliquée d'infection générale, d'albuminurie et souvent d'œdème de la glotte.

Cette affection n'est donc qu'une manifestation de l'infection générale par le Streptocoque avec point de départ pharyngé. L'importance des angines à Streptocoques a été mise en lumière dans ces dernières

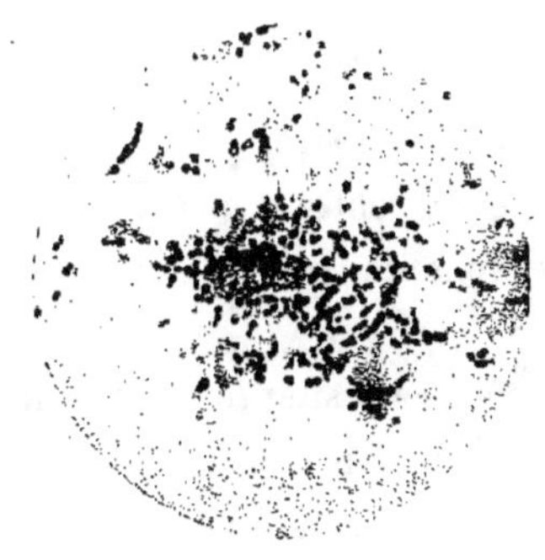

Fig. 515.

Néphrite ascendante. Zooglée de Streptocoques dans le rein. (Gr. 800 diam.)

années par les recherches bactériologiques faites dans les cas de diphtérie scarlatineuse ou vulgaire.

Il est prouvé aujourd'hui que la diphtérie scarlatineuse et la plupart des complications infectieuses de la scarlatine sont dues à la pénétration dans le torrent circulatoire du Streptocoque pyogène.

Les recherches de Klein et des autres auteurs qui ont prétendu avoir isolé de la scarlatine un Streptocoque spécial n'ont pas été confirmées.

L'angine pseudo-membraneuse de la scarlatine peut être suivie de mort comme l'angine de Ludwig. Löffler a observé dans différents cas d'angine scarlatineuse le bacille de la diphtérie uni au Streptocoque pyogène.

L'association dans l'angine diphtérique vraie du Streptocoque pyogène au bacille de Löffler est fréquente. L'importance de cette association microbienne est particulièrement connue depuis l'emploi du sérum de Roux pour la guérison de la diphtérie.

La présence du Streptocoque au cours de la diphtérie est une complication grave et c'est à l'infection streptococcique pure que l'on doit attribuer, comme l'ont démontré Grancher, Roux, Marmorek, etc., un certain nombre de cas mortels où l'on a trouvé, après disparition des fausses membranes et guérison de l'angine, des Streptocoques dans les viscères et dans le sang.

SÉROTHÉRAPIE DE L'INFECTION STREPTOCOCCIQUE

La découverte du sérum anti-streptococcique appartient à Marmorek et à Roux, qui appliquèrent contre le Streptocoque la méthode d'immunisation par les injections de sérum anti-toxique réalisée dans la diphtérie.

Nous passons en effet sous silence les méthodes d'immunisation basées sur l'injection de cultures stérilisées à 120 degrés dans l'autoclave, la température très inférieure de 58 degrés suffisant déjà pour altérer les poisons albuminoïdes et dénaturer entièrement le liquide.

Marmorek et Roux ont pris, bien au contraire, comme point de départ, l'injection au cheval de cultures vivaces et tellement actives, qu'un cent-milliardième de centimètre cube, c'est-à-dire une quantité de bouillon actif tellement faible qu'on n'y rencontre par dose qu'un seul grain de Streptocoque, tue à coup sûr un lapin adulte.

Cette virulence extrême du Streptocoque s'obtient en cultivant un Streptocoque provenant d'un cas d'infection grave chez l'homme dans du sérum de sang humain mélangé d'un tiers de bouillon de bœuf peptonisé à 1 pour 100 et en réalisant des passages successifs, avec cultures intermédiaires, dans le sang du lapin.

Le sérum humain est retiré, dans les services d'accouchement, du sang qui s'écoule du placenta après la ligature du cordon.

Un premier Streptocoque tuait la souris et le lapin en trois jours, la première par l'inoculation sous-cutanée de 0.{}^{cc}5 d'une culture sur bouillon de trente heures, le second par l'injection intra-veineuse d'un centimètre cube du même liquide. Le sang du cœur de ce lapin, ensemencé dans le sérum humain additionné de bouillon et inoculé après 48 heures de séjour à l'étuve, tua le second lapin en 18 heures, à dose moitié moindre, et ainsi de suite.

Pour immuniser un cheval on injecte sous la peau environ 75{}^{cc} d'une

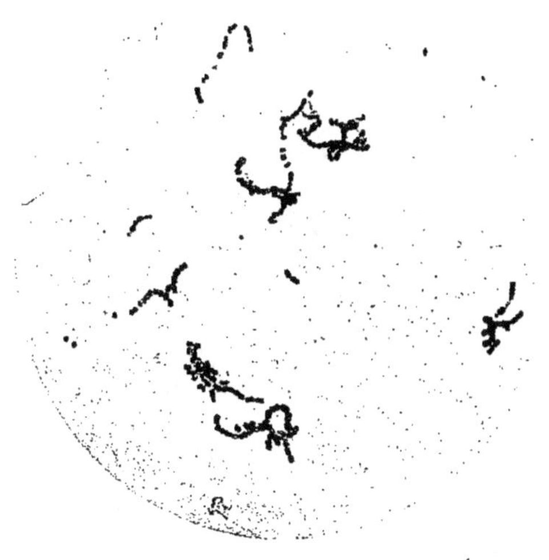

Fig. 546
Jeune culture de Streptocoque pyogène sur le milieu de Marmorek. (Gr. 900 diam.)

culture très virulente. La température monte à 39 degrés. Au bout de quelques jours on injecte une seconde dose un peu plus forte et ainsi de suite. A chaque injection se produit une réaction fébrile simple ou à répétition qui peut atteindre 40 degrés ou même 41 degrés.

Il est nécessaire, pour que le sérum soit très efficace, de provoquer des réactions très énergiques.

Les injections sont faites au nombre de trois ou quatre par mois. On arrive ainsi à obtenir des animaux qui, après avoir reçu, en un certain nombre d'injections, deux litres de culture virulente et plus, fournissent un sérum assez anti-toxique pour préserver le lapin contre les cultures les plus virulentes.

Les animaux en expérience ne doivent servir à un traitement anti-toxique que quatre semaines après la dernière injection.

Jusqu'à la troisième semaine, le sérum demeure toxique et ce phénomène s'observe à chaque période fébrile chez un cheval déjà bien immunisé. Au début de la troisième semaine, l'injection détermine un gonflement local douloureux et un empâtement qui peut être suivi d'abcès. Au bout de quatre semaines cet accident n'est plus à craindre.

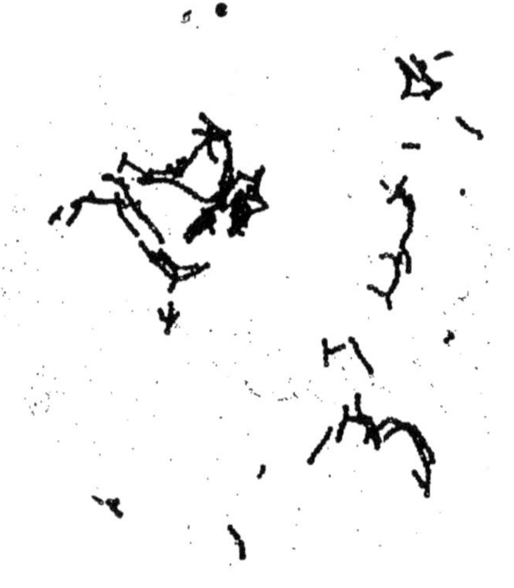

Fig. 517

Culture ancienne de Streptocoque sur le même milieu. (Gr. 1000 diam.)

Il faut environ un an pour préparer un cheval à donner un anti-toxine streptococcique réellement efficace.

Le pouvoir antitoxique du sérum est mesuré en injectant à des lapins d'un poids déterminé des doses variables de sérum antitoxique $0^{cc},1$ par exemple et $0^{cc},2$ pour des lapins de 1500 grammes.

Douze à dix-huit heures après cette injection on leur inocule sous la peau un millionième de centimètre cube d'une culture, c'est-à-dire une dose dix fois mortelle.

Des lapins témoins sont inoculés sous la peau avec un millionième et un dix-millionième de la même culture.

Trente heures après, les témoins sont morts.

Les lapins qui avaient reçu 0^{cc},1 de sérum périssent le dixième et le onzième jour sans trace de Streptocoques dans les organes.

Ceux qui ont reçu 0^{cc},2 demeurent bien portants.

Le quotient du poids de l'animal (1500 gr.) par 0^{cc},2 ou 7000 donne le titre du pouvoir préservatif. Cette dose, équivalente à la 7000e partie de leur poids, aurait dû naturellement être plus élevée si l'on avait introduit au moment de l'inoculation une plus forte quantité de culture ultra-virulente.

Le sérum de Marmorek a été injecté chez l'homme dans les cas les plus variables. Érysipèle avec ou sans albuminurie, fièvre puerpérale, angines graves, scarlatine, phlegmons à Streptocoques, infections post-opératoires. Dans les cas graves il faut injecter d'emblée 20^{cc} de sérum et 24 heures après 10 autres.

L'érysipèle pris au début peut s'atténuer trois heures seulement après l'injection. La desquamation est rapide et se fait par grands lambeaux. L'albuminurie si elle existe disparaît en vingt-quatre à quarante-huit heures. Dans l'infection puerpérale vraie, qui, comme nous l'avons démontré, est toujours streptococcique, les injections de sérum de Marmorek ont donné quelques résultats positifs.

Dans la scarlatine, l'angine streptococcique disparaît et l'état général s'amende. La chute des fausses membranes à Streptocoques se fait aussi vite que celle de l'exsudat diphtérique sous l'influence du sérum de Roux.

Marmorek et Roux ont même immunisé contre le Streptocoque afin d'obtenir un sérum doublement actif des chevaux déjà immunisés contre le bacille de Löffler. Les phlegmons diffus à Streptocoques s'affaissent et se résorbent quand il n'y a pas de pus collecté. S'il existe un foyer purulent, il faut l'ouvrir et il se tarit immédiatement. Le sérum de Marmorek serait enfin indiqué dans beaucoup de complications post-opératoires, celles au moins où le Streptocoque pyogène se trouve être le seul agent infectieux.

L'ANASARQUE INFECTIEUSE DU CHEVAL

ACTION CURATIVE DU SÉRUM DE MARMOREK

On a donné le nom d'anasarque active ou essentielle du cheval (fièvre pétéchiale des Allemands) à une affection presque toujours mortelle et caractérisée par l'apparition de tumeurs œdémateuses à marche rapide et progressive au niveau des membres ou de la partie inférieure de la tête.

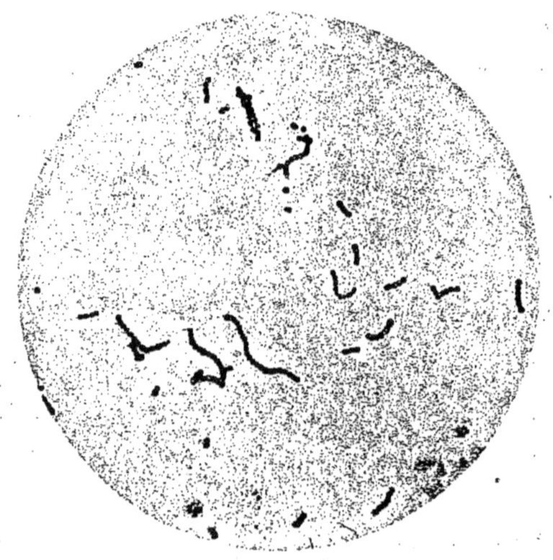

Fig. 518.
Streptocoque de l'anasarque du cheval. (Gr. 1000 diam.)

L'anasarque aiguë peut être secondaire et survenir au cours de maladies infectieuses, telles que la gourme, la morve, les suppurations traumatiques ou viscérales; dans d'autres cas au contraire, cette affection évolue en dehors de toute lésion antérieure et survient inopinément.

Lignières, étudiant l'étiologie d'une série de cas graves d'anasarque aiguë et rapidement mortelle, isola par diverses méthodes, du sang et des viscères, un Streptocoque identique au Streptocoque de Rosenbach et Fehleisen.

Lignières eut l'idée d'étudier d'abord chez les animaux inoculés, puis chez le cheval, l'action immunisante et curative du sérum de Marmorek.

Les expériences furent couronnées d'un plein succès. Chez la souris, l'injection du sérum de Marmorek prévient les accidents habituellement mortels de l'inoculation du Streptocoque de l'anasarque du cheval. Le même sérum est au contraire sans action contre l'infection par le Streptocoque de la gourme de Schutz ; il en est de même chez le cheval.

Lignières a démontré par une longue série d'expériences que l'anasarque infectieuse, traitée à temps par les injections du sérum de Marmorek, amène une prompte défervescence.

Des animaux atteints de tumeurs œdémateuses multiples et présentant des pétéchies hémorrhagiques de la muqueuse pituitaire, avec jetage sanguinolent, avec température de 40 degrés, dyspnée et prostration, ont été guéris en quelques jours.

La mortalité considérable de l'anasarque est réduite dans des proportions presque inespérées. Le rétablissement complet et la remise au travail suivent de quelques jours le début du traitement.

Ces résultats thérapeutiques prouvent qu'il y a une grande analogie, sinon parfaite identité, entre le Streptocoque de l'anasarque et le Streptocoque de l'érysipèle de l'homme.

L'activité remarquable du sérum de Marmorek contre l'infection streptococcique du cheval, où il se montre plus efficace peut-être que chez l'homme, est vraisemblablement en rapport avec l'origine équine du liquide actif.

Les résultats acquis sont donc aujourd'hui suffisants pour que la préparation en grand du sérum de Marmorek s'impose désormais comme la préparation des sérums antitétanique et antidiphtérique.

STREPTOCOCCUS HOMINIS CRASSUS

Nous avons observé à diverses reprises un Streptocoque particulier qui se distingue du Streptocoque pyogène commun par des caractères différentiels constants.

Ce Streptocoque, très analogue au premier sur les préparations colorées et dans les cultures sur le bouillon, ne liquéfie pas la gélatine

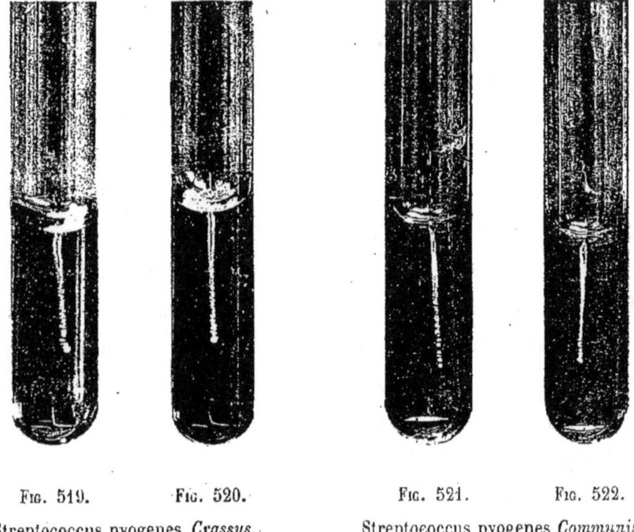

Fig. 519. Fig. 520.

Streptococcus pyogenes *Crassus*.
Culture sur gélatine.

Fig. 521. Fig. 522.

Streptococcus pyogenes *Communis*.
Culture sur gélatine.

et s'y développe le long de la piqûre sous forme d'une trainée plus épaisse que celle du Streptocoque pyogène. Quand l'aiguille a été essuyée dans un premier tube, il se produit dans le second une chaîne de petites colonies sphériques ou lenticulaires un peu plus volumineuses, et sans exception la culture s'étend à la surface du tube sous forme d'un bouton aplati de plusieurs millimètres de diamètre.

Cette particularité ne s'observe jamais pour le Streptocoque d'Ogston, Rosenbach et Fehleisen, qui se développe exclusivement, après ensemencement par piqûre, le long du passage de l'aiguille.

Sur l'agar la colonie est toujours plus grasse et plus large que celle du Streptocoque de Rosenbach.

Un autre caractère différentiel constant est ce fait que les cultures de notre Streptocoque peuvent être transplantées au bout d'un an et plus, parfaitement vivaces, d'un vieux tube de gélose desséché sur un tube nouvellement préparé, tandis que dans les mêmes conditions et sur le même milieu, au bout de deux mois à deux mois et demi seulement, le Streptocoque pyogène de Rosenbach demeure infertile à moins qu'on ne prenne, à l'exemple de Marmorek, la précaution de

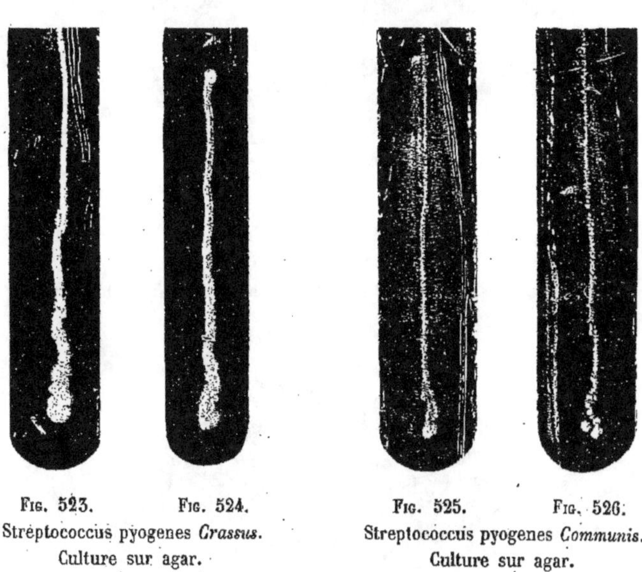

Fig. 523.   Fig. 524.   Fig. 525.   Fig. 526.
Streptococcus pyogenes *Crassus*.   Streptococcus pyogenes *Communis*.
Culture sur agar.   Culture sur agar.

revivifier la vieille culture en versant à sa surface un peu de sérum humain additionné de bouillon.

Nous avons rencontré le Streptocoque que nous décrivons ici dans divers cas de phlegmons sous-cutanés, dans un kyste de l'ovaire suppuré, et dans trois cas d'accidents puerpéraux à marche lente qui ont déterminé la mort au bout de quatre à cinq semaines, en dépit d'une désinfection utérine aussi parfaite que possible et sans trace de péritonite purulente. Nous conservons depuis 7 à 8 ans toute notre série de cultures absolument vivaces.

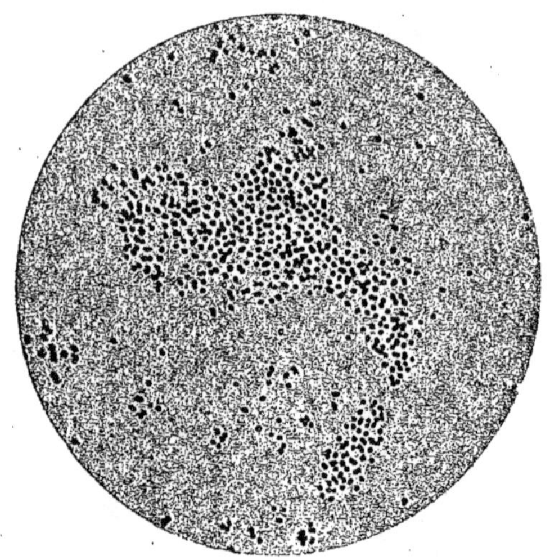

Fig. 527.

Streptococcus pyogenes crassus. (Culture sur agar). (Gr. 1 000 diam.)

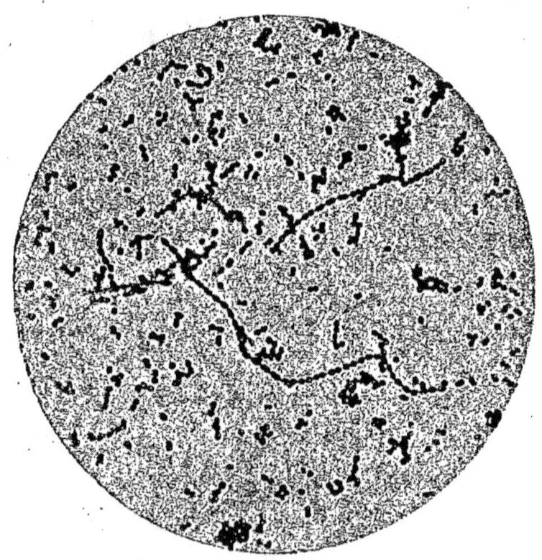

Fig. 528.

Streptococcus pyogenes crassus. (Culture sur bouillon). (Gr. 1 000 diam.)

L'inoculation de cultures virulentes à l'oreille du lapin, que nous avons pratiquée parallèlement à l'inoculation du Streptocoque pyogène provenant d'abcès, de fièvre puerpérale, ou d'érysipèle n'a jamais déterminé de rougeur érysipélateuse, mais un simple abcès.

Cs Streptocoque est donc capable au même titre que le Streptocoque pyogène de déterminer la suppuration locale simple, la septicémie ou la pyohémie, mais ne présente aucun rapport avec l'érysipèle.

STREPTOCOCCUS HOMINIS LIQUEFACIENS

Au cours de nos recherches sur la pyogenèse et la fièvre puerpérale nous avons isolé dans un cas de septicémie *post partum* à marche lente

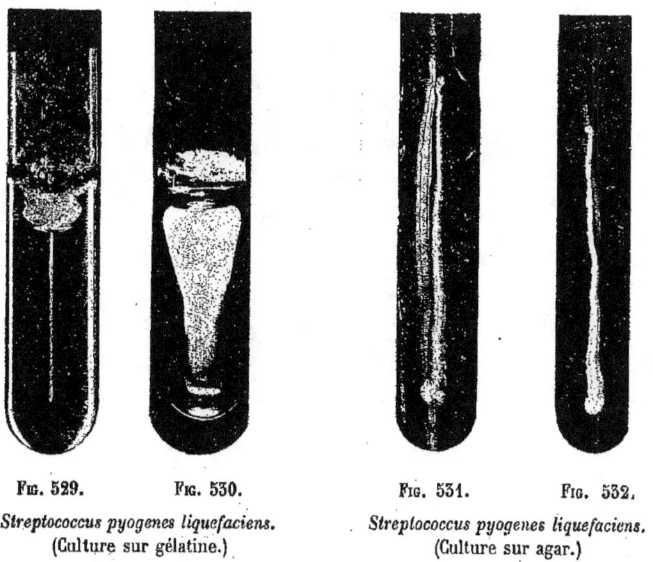

| Fɪɢ. 529. | Fɪɢ. 530. | Fɪɢ. 531. | Fɪɢ. 532. |

Streptococcus pyogenes liquefaciens.
(Culture sur gélatine.)

Streptococcus pyogenes liquefaciens.
(Culture sur agar.)

et mortelle un Streptocoque identique au précédent par ses cultures sur l'agar, mais qui liquéfie la gélatine aussi vite que le Staphylocoque blanc ou doré.

Les cultures sur agar comme sur gélatine sont incolores. Cette liquéfaction rapide de la gélatine nous a causé au début quelque étonnement et nous avons cru nos cultures impures. Après une série de recherches méthodiques au cours desquelles nous avons rencontré une seconde fois le même microbe, nous avons pu le déterminer nettement comme un Streptocoque pathogène pour l'homme et liquéfiant la gélatine.

Les propriétés pathogènes du *Streptococcus liquefaciens* sont identiques à celles du *Streptococcus pyogenes crassus*.

Ces Streptocoques, le *Streptococcus hominis crassus* et le *Streptococcus hominis liquefaciens*, seront d'ici peu l'objet d'une série de

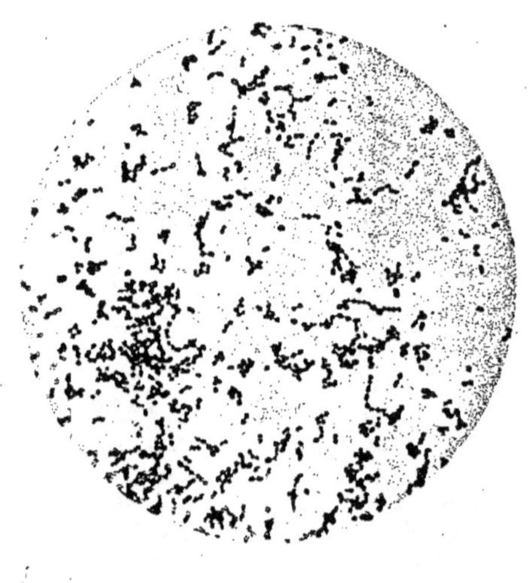

Fig. 555.

Streptococcus pyogenes liquefaciens. (Culture sur bouillon.) (Gr. 1000 diam.)

recherches expérimentales. Nous avons vu que leur inoculation à l'oreille du lapin n'a jamais donné lieu qu'à un petit abcès sans rougeur érysipélateuse.

Nous rechercherons s'il est possible d'exalter la virulence de nos cultures, qui sont demeurées jusqu'ici très vivaces, et nous étudierons chez les animaux inoculés l'action du sérum de Marmorek.

STREPTOCOQUE DE L'IMPÉTIGO

Leroux (1894) a décrit dans l'impétigo un Streptocoque qui paraît être caractéristique de cette affection éminemment contagieuse.

L'impétigo débute par une poussée de vésico-pustules auxquelles succèdent des croûtes jaunâtres, mellifluentes ou verdâtres, qui recouvrent bientôt les téguments atteints.

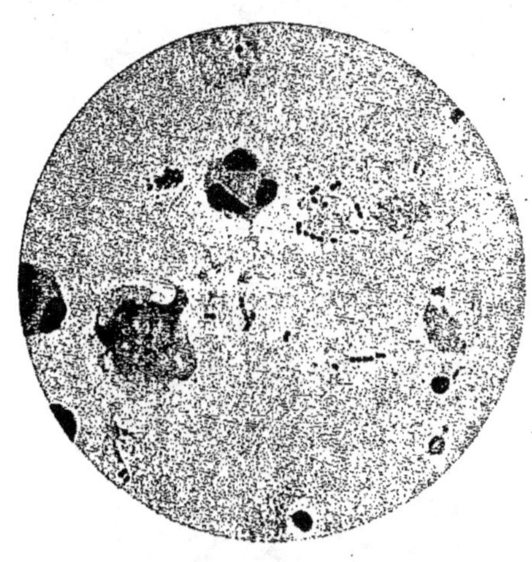

Fig. 554.

Impétigo. — Liquide d'une vésicule récente (Leroux). (Gr. 1 000 diam.)

Il existe souvent une zone inflammatoire rouge à la périphérie. Le derme est tuméfié et les ganglions voisins engorgés et douloureux.

L'impétigo peut présenter une tendance à la chronicité et se montrer très rebelle.

La démonstration clinique de la contagiosité de l'impétigo est depuis longtemps acquise. En raison de la bénignité de l'affection, le Dr Leroux a tenté de nombreuses expériences d'inoculations soit simples, soit en séries. Ces inoculations ont été presque toutes suivies de succès.

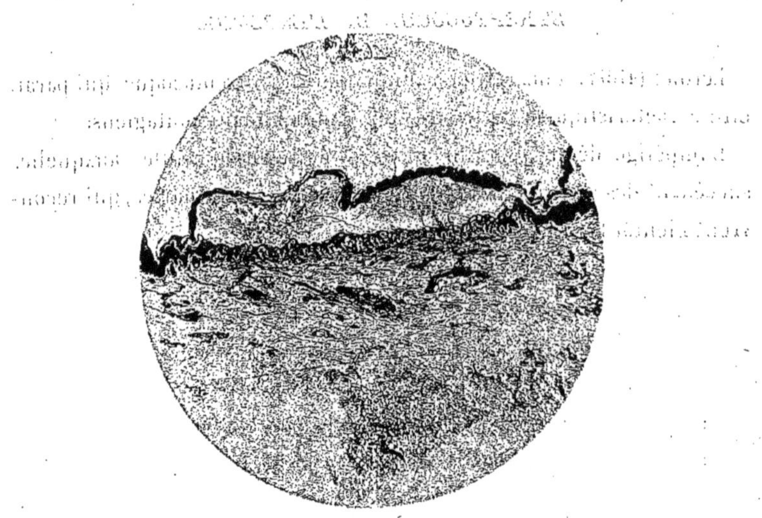

Fig. 535.

Variole. Vésicule jeune. (Gr. 8 diam.)

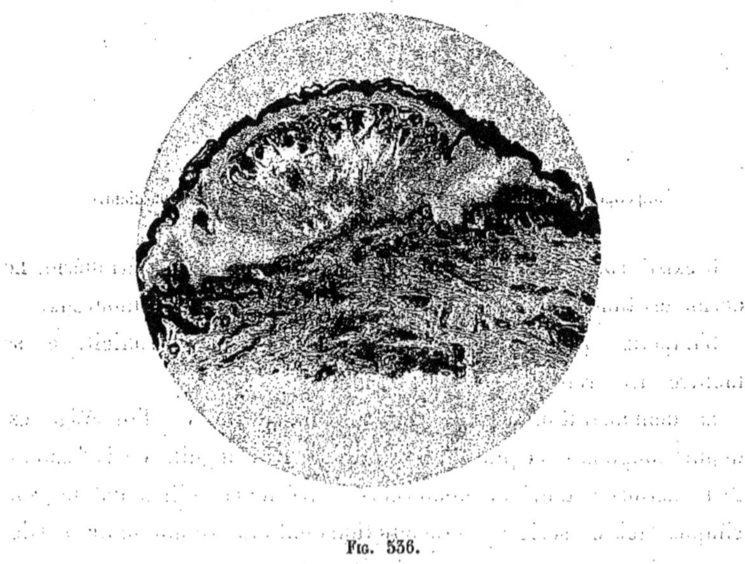

Fig. 536.

Variole. Début de la période de suppuration. Le derme est envahi. (Gr. 20 diam.)

L'examen bactériologique des croûtes et du liquide sous-jacent donne le plus souvent des cultures de Staphylocoques et des autres microbes fréquents à la surface de la peau.

Le Staphylocoque doré prédomine habituellement et l'on observe de très rares chaînettes. Leroux a eu l'excellente idée de pratiquer ces recherches sur les sujets atteints d'impétigo expérimental et avant la rupture de la vésicule. A ce moment on observe de nombreux diplo-coques réunis ou non en chaînettes.

Nous représentons fig. 535 et 536 le mode de formation des vésico-pustules cutanées. Nous avons pris pour type des pièces provenant d'un cas de variole.

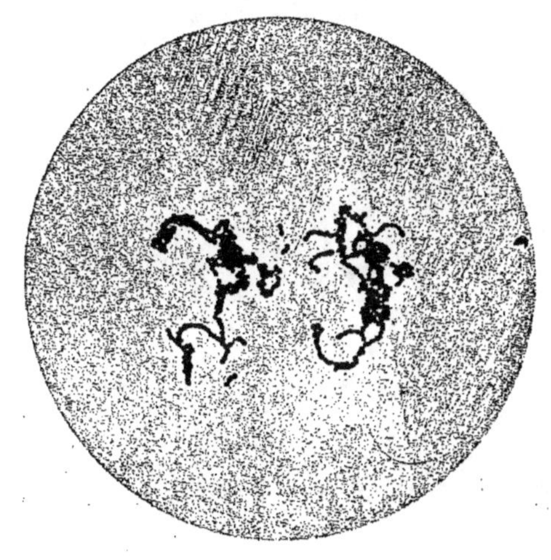

Fig. 537.

Streptocoque de l'Impétigo. Culture sur bouillon (Leroux). (Gr. 1 000 diam.)

Si l'on ensemence ce liquide dans des milieux appropriés, il se forme sur la gélatine, le long de la piqûre, des colonies ponctuées analogues à celles du streptocoque pyogène, sur l'agar des colonies fines en forme de trèfle, et dans le bouillon des chaînettes de longueur variable.

Sur quinze inoculations faites avec des cultures récentes, Leroux a obtenu quatre fois des résultats positifs pouvant se reproduire en séries. Il a observé le même microbe dans l'impétigo secondaire des enfants, c'est-à-dire au niveau des éruptions discrètes ou confluentes qui se produisent sur le cou, les épaules ou les fesses par grattage. On trouve en général dans ces régions la trace des ongles. Ces enfants présentent fréquemment à l'extrémité des doigts des tournioles qui peuvent aboutir à la chute de l'ongle.

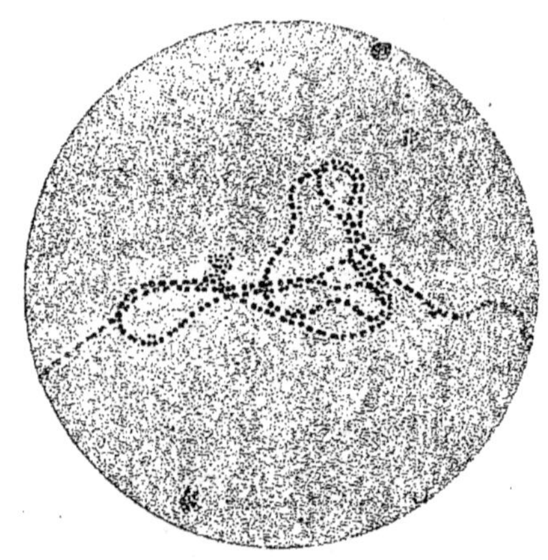

Fig. 558.

Impétigo. Culture sur bouillon (Leroux). Longue chaînette. (Gr. 1000 diam.)

Il peut se produire d'autres manifestations corollaires : conjonctivite purulente, kératite, vulvite et stomatite impétigineuse, cette dernière observée par Bergeron, Comby, Sevestre et caractérisée par la coïncidence de croûtes fendillées d'impétigo sur la face exposée des lèvres ou des commissures avec des pseudo-membranes diphtéroïdes superficielles sur leur face interne et la muqueuse buccale.

Les adénites profondes du cou et les adéno-phlegmons en sont la conséquence fréquente. Lannelongue a décrit des cas d'ostéomyélite survenus chez des enfants atteints de gourme.

ASSOCIATION D'UN STREPTOCOQUE
ET DE LA BACTÉRIDIE CHARBONNEUSE

C'est un Streptocoque analogue qui a été décrit sous la dénomination bizarre de microbe de la septicémie consécutive au charbon.
Nous avons en effet constaté en 1884, dans des cultures de charbon
qui nous avaient été données comme pures, une végétation de Streptocoques pyogènes à côté des bactéridies charbonneuses.

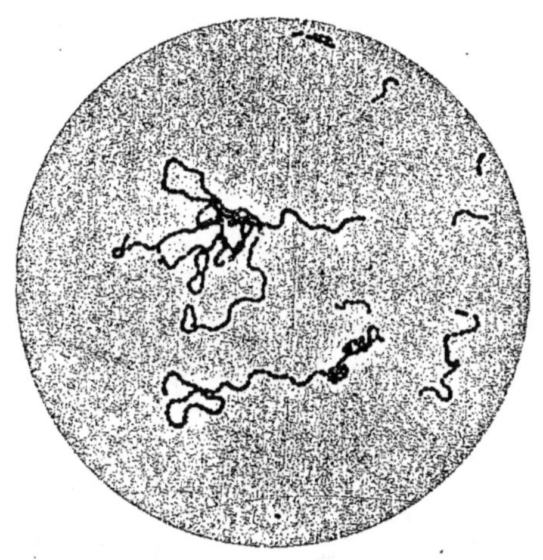

Fig. 539.

Streptocoques et bactéridies associés dans une culture impure. (Gr. 800 diam.)

Sur les cadavres de lapins inoculés avec ces cultures impures, les
Streptocoques seuls se montrent virulents si l'autopsie est faite un
certain temps après la mort.

Nous avons rencontré plus tard le même Streptocoque dans un vaccin impur. Il se développe dans le bouillon charbonneux virulent
ou vaccinal, sans en altérer sensiblement la transparence. Cette association microbienne pourrait expliquer certains cas de mort après vac-
cination anticharbonneuse.

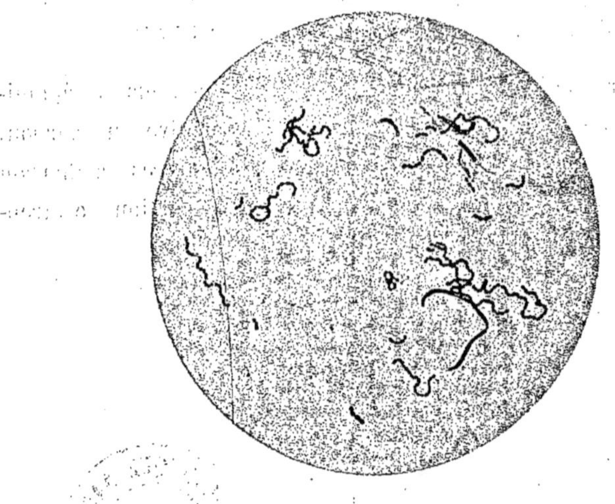

Fig. 540.

Streptocoques et bactéridies associés dans un vaccin impur. (Gr. 800 diam.)

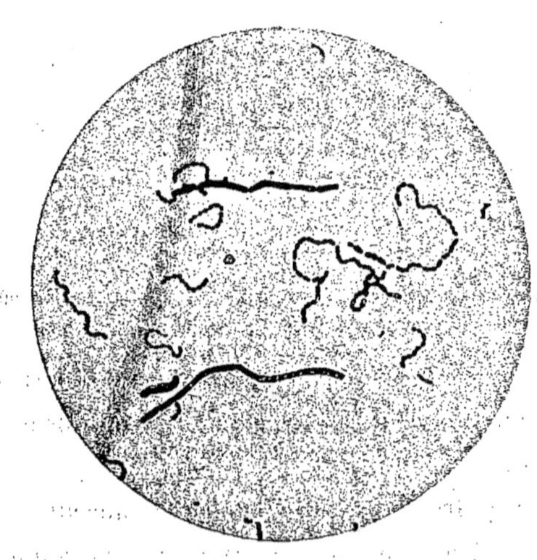

Fig. 541.

Streptocoques d'une culture impure de Charbon sur bouillon. (Gr. 1 000 diam.)

Le Streptocoque que nous venons de décrire comme observation microbienne avec la bactéridie charbonneuse, nous paraît analogue au *Streptococcus pyogenes crassus*. Son action pathogène sur le lapin l'en rapproche tout particulièrement. Nous pouvons donc dès lors affirmer qu'il existe au moins trois types distincts de Streptocoques pathogènes pour l'homme.

1° Le Streptocoque d'Ogston, Rosenbach et Fehleisen, que l'on pourrait nommer, à cause de sa fréquence, *Streptococcus communis*. Ce Streptocoque est l'agent pathogène de l'anasarque du cheval.

2° Le *Streptococcus hominis major* ou *crassus*, d'un diamètre un peu plus considérable et dont les cultures sont plus luxuriantes.

3° Le *Streptococcus hominis liquefaciens*, identique au second, en stries sur l'agar-agar, mais jouissant de la propriété de liquéfier rapidement la gélatine.

BIBLIOTHÈQUE NATIONALE
R F
IMPRIMÉS

TABLE DES MATIÈRES

TABLE DES FIGURES

TRICHOPHYTIES D'ORIGINE ANIMALE

Pages.

STREPTOTRIX

ACTINOMYCOSE

ASSOCIATIONS CRYPTOGAMIQUES DE L'ACTINOMYCOSE

Pages.

MICROCOQUES

MICROCOQUES PATHOGÈNES

STAPHYLOCOQUE DORÉ

STAPHYLOCOQUE BLANC

Page

STAPHYLOCOCCUS CITREUS

BIBLIOTHÈQUE NATIONALE
R. F.
IMPRIMÉS

A LA MÊME LIBRAIRIE

TRAITÉ D'HISTOLOGIE PRATIQUE

PAR

J. RENAUT

De l'Académie de médecine, Professeur d'anatomie générale à la Faculté de médecine
MÉDECIN DE L'HOTEL-DIEU DE LYON

FASCICULES PARUS :

1er FASCICULE. — **Le milieu intérieur et le tissu conjonctif lâche et modelé**, avec 101 figures dans le texte.

2e FASCICULE. — **Tissus du squelette. Tissu musculaire, système vasculaire sanguin et lymphatique**, avec 255 figures dans le texte.

Les deux fascicules réunis en un fort volume in-8° de plus de 1000 pages, 354 figures dans le texte, prix . . . . **20 fr.**

VIENT DE PARAITRE :

1er FASCICULE du tome second. — **Les épithéliums. L'ectoderme tégumentaire.** 1 vol. in-8° broché de 600 pages avec 247 figures intercalées dans le texte. **16 fr.**

LA TUBERCULOSE ET SON BACILLE

PAR

I. STRAUS

Professeur à la Faculté de médecine de Paris
MEMBRE DE L'ACADÉMIE DE MÉDECINE, MÉDECIN DE L'HOTEL-DIEU

1 fort volume in-8° jésus de 884 pages, illustré par 72 figures, dont 62 en chromolithographie, broché. . . . . **36 fr.**

TRAITÉ DE THÉRAPEUTIQUE APPLIQUÉE

Publié sous la direction du Dr Albert ROBIN
MEMBRE DE L'ACADÉMIE DE MÉDECINE

1er FASCICULE. — **Traitement des maladies de la nutrition**, broché . . **6 fr.**

2e FASCICULE. — **Traitement des maladies des reins**, broché . . . **6 fr.**

3e FASCICULE. — **Traitement des maladies des organes lymphoïdes et des intoxications**, broché. . . . . **6 fr.**

4e FASCICULE. — **Traitement des maladies infectieuses**, première partie, broché . . . . **6 fr.**

5e FASCICULE. — **Traitement des maladies infectieuses**, suite et fin, broché. **6 fr.**

6e FASCICULE. — **Traitement des maladies vénériennes et Traitement des maladies causées par les agents physiques**, broché . . **6 fr.**

7e FASCICULE. — **Traitement des maladies de l'appareil respiratoire**, 1re partie, broché. . . . . **6 fr.**

8e FASCICULE. — **Traitement des maladies de l'appareil respiratoire**, 2e partie, broché. . . . . **6 fr.**

9e FASCICULE. — **Traitement des maladies de l'appareil respiratoire**, 3e partie. . . . . **6 fr.**

10e FASCICULE. — **Traitement des maladies de l'appareil circulatoire**, 1re partie. . . . . **6 fr.**

SOUS PRESSE :

11e FASCICULE. — **Traitement des maladies de l'appareil circulatoire**, 2e partie.

12e et 13e FASCICULES. — **Traitement des maladies cutanées.**

34559. — Imprimerie Lahure, 9, rue de Fleurus, Paris.

www.ingramcontent.com/pod-product-compliance
Lightning Source LLC
LaVergne TN
LVHW050133060726
842524LV00001B/199